ハヤカワ文庫 NF
〈NF566〉

〈脳と文明〉の暗号

言語と音楽、驚異の起源

マーク・チャンギージー
中山　宥訳

早川書房

8609

HARNESSED

How Language and Music Mimicked Nature and Transformed Ape to Man

by

Mark Changizi

Translated by
Yu Nakayama
Published 2020 in Japan by
HAYAKAWA PUBLISHING, INC.
This book is published in Japan by
arrangement with
the original publisher, BENBELLA BOOKS, INC.,
FOLIO LITERARY MANAGEMENT, LLC,
through TUTTLE-MORI AGENCY, INC., TOKYO.

目次

第4章　音楽は〝歩く〟　195

※本文訳注は小さめの（ ）で示した。

〈脳と文明〉の暗号

言語と音楽、驚異の起源

序章　読む力は本能なのか？

認知心理学者のスティーブン・ピンカーは、著書『言語を生みだす本能』の冒頭で、言語能力のすばらしさをこんなふうに説明している。

（言語の）能力はごく自然に使いこなせるようになるので、どれほど奇跡的な能力なのかを忘れがちだ。そこで、あらためて実感してもらうために、ちょっとしたことを試してみよう。いまから少しのあいだ、わたしの言葉に想像力をゆだねてほしい。言葉の力で、あなたの脳裏には、くっきりとしたイメージが浮かぶだろう。

・雄のタコが雌を見つけると、ふだんは灰色がかっている体に突然、縞《しま》模様が現わ

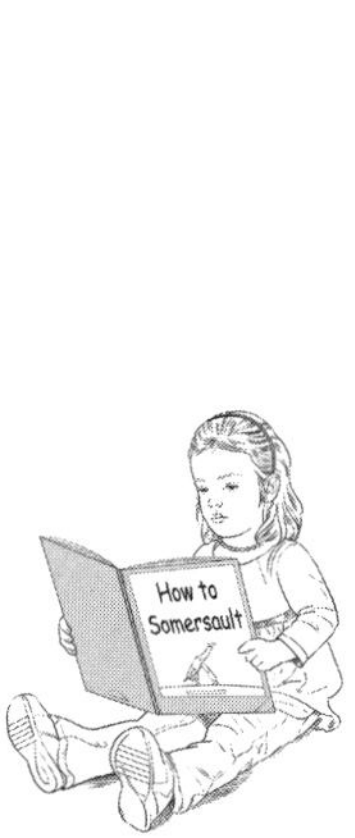

れる……。
・白いスーツにチェリー・ソースをこぼした？　祭壇を覆う布に赤ワインを垂らしてしまった？　急いでソーダ水をかければ、染みにならないはず……。
・ドアを開けたディキシーは、タッドが立っているのを見て唖然とした。てっきり死んだと思っていたからだ……。

このように、ほんの短い言葉を見聞きしただけで、わたしたちの脳は心の中の広大な世界のあちこちへ連れて行かれ、あらたな情報を植えつけられる。「死んだはずのタッド」のくだりはテレビのメロドラマ『オール・マイ・チルドレン』に出てくるエピソードで、個人的には前から知っていたけれど、みなさんはたぶんご存じなかっただろう。けれどもいまは違う。数少ない単語がそれなりの順序で並んでいるのを眺めただけで、ある事実を把握することができたわけだ。

この種の脳力は偶然生まれたわけではない、とピンカーは主張する。古くからの社会科学者の説では、「人間はきわめて順応性に富んだ、まっさらな石板のような脳を持つ」とされてきたが、その程度の脳では、現実のわたしたちのように言語を学んで使いこなすことなどできそうにない。言語は気が遠くなるほど複雑だ。その証拠に、現代の技術ではまだ完璧な音声認識装置をつくれない。ところが、人間は不思議なほどやすやすと音声を認識できる。子どもたちは苦もなく短期間で言語を習得する。べつに努力をしなくても、みんないつのまにか言葉を理解できるようになる。言葉はわたしたちの生活を覆い尽くしていて、汎用の脳の機能ではとても対応できるものではない。どうやら脳には言語をつかさどる特定の部位があるらしい、とだいぶ前からわかっている。世界のあらゆるところに言語があり、いろいろな言語に多数の共通点がある事実から見ても、人間はもとから言語の本能を持っているのではないか？

ピンカーはこの推論を音楽にまでは広げようとしていない（音楽をほんのおまけと見なし、「聴覚のチーズケーキ」と呼んだのは有名な話だ）が、一部の研究者たちは、音楽も同じ性質を持つのではないかとにらんでいる。たとえば、『歌うネアンデルタール』の中で、著者のスティーヴン・ミズンは、複雑なはずの音楽を人間がなぜか巧みに処理していること、脳内には音楽を処理する特定の部位があるらしいこと、音楽は世界のほぼいたるところに存在し、基本的な特徴が共通することなどを指摘している。

つい勘違いしがちだが、人間の脳は何でも学べる機械ではない、とピンカーは強く主張していて（ほとんどの著書でこの点を論じている）、わたしももっともだと思う。言語はあちこちに精巧な仕組みが秘められているとの指摘も、非常に説得力がある（ほかの研究者によれば、音楽にも同じような特徴が見られる)。言語や音楽と、人間の脳とは、うまく嚙み合うようにできているのだ。

ただし、やっかいな問題が一つあって、ピンカー自身、著書の一ページ目でそれを暗に認めている。ちょうど先ほど引用した箇所だ。つまり、タコ、ソーダ水、メロドラマのエピソードはどれも文字で記《しる》されている。ピンカーの挙げるいろいろな具体例をわたしが理解できるのは、ひとえに文字を読む能力のおかげだ。どの著書をひもとくにしろ、いや本に限らず、わたしがピンカーの説を知って、敬意を表するためには、どんな場合も文字に頼ることになる。

言語や音楽の本能を論じるのに、なぜここで〝読む能力〟を問題にしなければならないのか? じつは、言語や音楽を扱う能力と同じように、文字を読む能力もまた、緻密な仕組みで成り立っているが……それでいて、明らかに、生まれつきの本能ではないからだ。人間にとって読む能力が本能であるはずはない。なにしろ、文字はごく新しく、数千年前に発明されたばかりだ。ほんの何世代か前まで、人類の大半には読み書きの能力が根づいていなかった。みなさんの祖先だって、五世代もさかのぼれば、たぶん文字を読めなかっただろう。

だから、脳の中に文字を読むためのメカニズムが内蔵されているとは考えにくい。にもかかわらず、読む能力も、言語や音楽の能力とよく似ていて、本能ととくに違わないかたちで身についている。読む能力もやはり驚くほど複雑で、じゅうぶん実用的な手書き文字認識装置はいまだに開発されていないほどだ。なのに、人間はいとも簡単に読む能力を発揮する。生まれてから話し言葉を理解できるようになるまでの年数と、文字を読めるようになるまでの年数には、およそ二倍の開きがあるものの、事前に積み重ねた経験の量をくらべると、読む能力のほうはごくわずかな蓄積しかない時点で身につく。ほかの能力と照らし合わせるなら、たいていの子どもは、シリアル食品に牛乳をかける、おしりをふくといった基本的な動作さえまだじょうずにできないうちに、早くも文字を理解し始める。でんぐり返しをしたり、ジャングルジムに登ったりするなどの、サルが得意な動きもできないのに、文字は読めるのだ。いったん覚えると、あとは苦もなく自然に文字が読めるし、現代の生活には話し言葉よりむしろ書き言葉が多くあふれているようだ。

読むというすばらしい能力を持つわたしたちの脳には、読むこと専用の部位がきちんと備わっている、と論じる学者もいる（「視覚性単語形状領野」と呼ばれる。神経科学者のスタニスラス・ドゥアンヌやローラン・コーエンらがその存在を主張し、ドゥアンヌは最近の著書『Reading in the Brain』の中でも取り上げている）。読む能力は本能なのだとする説を裏づけるかのように、なるほど、文字は世界中ほとんどいたるところに存在する。

今日、ほぼあらゆる人間社会に文字を書くという行為が見られ、しかも大きな共通点がいくつかある（たとえば、アルファベットのような表音文字の場合、ひと文字あたりの画数や、線と線の交差のしかた。拙著『ヒトの目、驚異の進化』第四章参照）。

もし、実際には〝読む本能〟などないのに、あたかもあるように感じられるのなら、言語や音楽についての本能も、じつは幻想にすぎないのかもしれない。言語や音楽が生まれ出る仕組みは、もしかすると、読む能力が生まれる仕組みと同じなのではないか（どんな仕組みかはともかく）。

本を通じて言語の力を実証するには、音声ではなく文字を使うしかない。先ほどのスティーブン・ピンカーもその点に気づいていて、タコ・ソーダ水・メロドラマのくだりのあと、こんなふうに書いている。

たしかに、いま試してもらったことは、読み書きの能力が土台になっている。時や場所が隔たっていても、べつに親しい間柄でなくても、コミュニケーションを図れるのだから、ますますすばらしい。ただ、文字は明らかに添え物にすぎない。言語で意思を疎通するときの真の原動力は、子どものころ習得する話し言葉だ。

文字は「添え物」だとピンカーはいうが、いったい何への添え物なのだろう？　話し言葉と書き言葉は、はっきりと別の機能を持つ。ピンカーも指摘するとおり、音声と違って、文字で書かれたものは空間や時間を越えて伝わっていくことができるのだ。文字のおかげで、言語の力《パワー》は〝スーパーパワー〟になるといってもいい（たとえば、みなさんが本書を読む時点でわたしがもう死んでいたら、みなさんは霊の言葉を読み取っていることになる！）。また、前著『ヒトの目、驚異の進化』に書いたように、文字は、音声の録音（同じく時空を超越するもの）ではできない役割を果たす。すなわち、読む行為のおかげで、人間は適宜、他人の意識に触れて、新しい情報を効率よく取り込むことができ、単純なホモ・サピエンス（知恵を持つヒト）から、あらゆる用途に向けて〝プログラミング〟できる、いわばホモ・チューリンギピテクス（数学者アラン・チューリングが定義したような、思考するヒト）へ進化できたのだ。文字にこのような独自の働きがある以上、添え物と片づけるわけにはいかないだろう。なにしろ、歴史の記録も現代の文明も、文字に頼っているのだから。

添え物かどうかの問題はいったんさておき、とにかく人間は文字を読めるようにできているらしい。にもかかわらず、本能ではないと考えられる。そんなことがありうるだろうか？

理にかなった答えは一つ。文字を読むという用途に合わせて脳ができているのではなく、文字のほうが脳の仕組みに合わせてつくられたということだ。文字は長い年月にわたって文化的な淘汰を受けながら、人間の視覚系に適したメカニズムになっている。わたしたちに読む本能があるわけではない。文字が、脳の本能に訴えかけるような性質を備えているのだ(すなわち、人間は、もとから脳内にある機能を使い回して、まったく新しい能力を本能と同じくらい完璧に体得できるらしい。前出のスタニスラス・ドゥアンヌは、これを「神経回路のリサイクル」と呼んでいる)。

「脳の仕組みに合わせて、文化が文字を形成していった」とするこの説を裏づけるため、わたしはいままでの研究や前著『ヒトの目、驚異の進化』でいろいろな証拠を示してきた。簡単にいえば、文字はそれぞれの文化の中で淘汰され、ごく自然に見えるかたちに整えられたと考えられる。おかげで、人間の視覚系は、進化の過程で読む本能を手に入れたわけでもないのに、まるで生まれつきの才能であるかのように効率よく文字を処理できる。文字を読む力は、太古からの本能でもなければ、進化の途中で備わった本能でもない。

つまり、文字の場合、そのかたちを決めたのは本能ではない。生来の能力によってではなく文化によって淘汰され、かたちが整えられたのだ。脳が文字に合わせたというよりも、脳に合わせて文字ができあがったため、脳と文字はしっくりと噛み合う。このようなことが可能なのは、ヒトという生物が、昔から持つ脳の機能をうまく利用して新しい用途に対応し、本能と同じくらい自然に使いこなせるからだ。これをわたしは「先天的な脳機能の転用」と呼んでいる。

以上を踏まえて、いよいよ本書の目的を明かすことにしよう。

もし、文化的な淘汰によって、文字が自然な形状になり、人間の視覚系にふさわしく整うとすれば――しかも、ほんの数千年でそれが可能なら――話し言葉や音楽も、何万年、何十万年というあいだに文化の影響を受けて、人間の聴覚系にふさわしく進化し、脳に最適なかたちになった、と想像することもできるのではないか？　文字、話し言葉、音楽がすべて文化の産物で、ただし――人間はどんな物事にでも対応できる構造ではないため――脳に合わせて精巧につくられたテクノロジーだと考えたらどうだろう？

もっと突っ込んでいえば、読み書きが本能に見えるのと同様、音声にかかわる二つの能力――話し言葉と音楽――も、本能のように感じられるものの、じつは言語や音楽など前提にしていない、人間が昔から持つ非常に効率的な脳のメカニズムを転用しているのではないか？

とはいえ、話し言葉や音楽は、いったいどんな本能をどう活かしているのだろうか？それが本書のテーマだ。しかし、話し言葉や音楽について議論する前に、生まれつきの能力をあらたな目的に転用するとはどういうことなのか、もう少し一般的に深く掘り下げてみたい。そのような転用が、文字、話し言葉、音楽のみなもとだとわたしは考えているし、それだけでなく、今日のわたしたちの姿を解き明かす鍵にもなるはずだ。では、そのあたりを第一章で取り上げていこう。

第1章　脳力のリサイクル

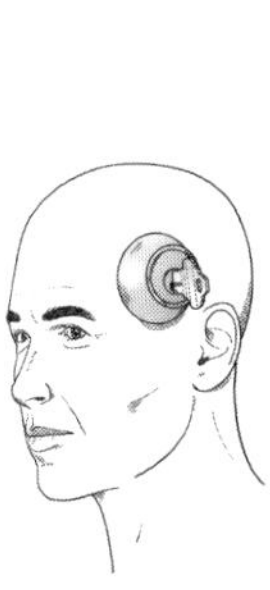

奥深き秘密

他人の前で内緒話《ないしょばなし》をするのは行儀が悪い。先日、六歳の娘にそう言い聞かせなければいけなかった。内緒の話があるから、かがんで耳を貸して、と何度もせがんできたからだ。驚いたことに、娘は、人前で父親だけにメッセージを伝えて何が悪いのか、まるきり理解できずにとまどっていた。

あらためて考えてみると、わたし自身も不思議な気がし始めた。こっそり話すことの、どこがどう悪いのだろう？　むしろ小声で話したほうがふさわしい場面もある。たとえば、自宅に知人を招いてしゃれた夕食を楽しんでいる最中、妻に恥ずかしい思いをさせないように耳元へ口を寄せ、「おい、おでこにチョコレートがついてるぞ」とささやいたとする。いけないだろうか？　気づいていながら黙っていたり、みんなに聞こえるような声でいったり（あるいは、本の中でばらしたり）するよりも、ましではないか？

声をひそめて話す行為が何もかもまずいわけではない。内緒話の悪いところは、その場に居合わせた人がふとこう思ってしまいがちなことだ。「すごく大切な話らしいな――たぶん、わたしに関する何かだ。じゃなかったら、わざわざ聞こえないようにするはずがない」。つまり問題は、わたしたちがみんな被害妄想ぎみで、「わたし、わたし、わたし!」と考えすぎる点にある。その結果、内緒話を勝手におおごとにしてしまう。実際には、おでこについたチョコレートみたいな、たわいない話題がほとんどなのに……。

隠し事に神経をとがらせ、つまらないことこそ話を重大に受け止めやすいばかりか、ときには、秘密などまったくないのに、あると思い込んだりする。人間のそういう性向のせいで、古くから、神秘主義やオカルトのたぐいがもてはやされ続けている。たとえば占星術、手相見、数秘術(誕生日占いや字画占いなど)は、星の並びかたや、手のひらの皺《しわ》、数字の組み合わせに、深い意味が秘められているという前提の上に成り立つ。神秘主義者は、いにしえからの宇宙の神秘――神、生、死、幸福、霊魂、気質など――に身を捧げているのだと疑わず、自分たちこそが人類で最も深遠な存在であると考える。占星術のホロスコープは、今朝の通勤渋滞の予想などしないし、手相占い師にしても、「冷蔵庫に入れてあるヨーグルトを食べてはだめ。もう腐ってるから」といった実用的なお告げはしてくれない。もっと奥深い秘密だけを扱う。ただ、そのわりには個人的な内容であることが多い。わたしたち自身や、宇宙におけるわたしたちの役割……。「わたし、わたし、わたし！」の過剰な自意識を満足させるためだ。

神秘主義なんてもったいぶったまやかしだから信じない、と冷ややかな態度の人も、ときには、古い時代の謎めいた秘密を追ってフィクションの世界に没入したりする。だからこそ、ダン・ブラウンの『ダ・ヴィンチ・コード』があんなに人気を呼んだのだ。あの小説では、暗号を解くとまた次の暗号が現われる。すべての奥に、ある重大な深い秘密が隠されていて、それを知るためなら命を犠牲にしてもいいと考える人々がおおぜい出てくる。

秘密は、わたしたちの心をくすぐる。けれども、星や手相や数字には、深遠な古代の謎など隠されていない（古代に限らず、追究する価値のある謎は秘められていない）。『ダ・ヴィンチ・コード』のような物語は、ようするに、〝お話〟だ。現実の世界は、ダン・ブラウンの小説ほど冒険やロマンにあふれてはいないし、神秘主義者が信じ込んでいるほど摩訶不思議でもない。おあいにく様。

しかし、太古からの奥深い秘密が、思わぬところに本当に存在するとしたらどうだろう？　怪しげなまやかしではなく、本物の秘密だ。しかも、あなたに関する秘密、宇宙におけるあなたの立場を解き明かす秘密だとしたら？　神秘主義者や小説の読者は、まるで見当違いの場所を探していたのだとしたら……？

それこそが、本書で取り上げるテーマだ。みなさんに教えたい秘密がいくつかある。しかも、いずれわかるとおり、昔から伝わるこれらの秘密は、意外なほど身近に、明らかなかたちで存在する。なにしろ、本書を執筆中のわたしは、太古からのきわめて奥深い暗号を三種類使いながら作業している。その暗号とは何か？　ヒント。わたしがいまこの瞬間、同時にやっている三つの行為に関係あり。すなわち、文字を読む（自分が書いた文章を確認しているから）、会話を聞く（午前二時、眠気を追い払うために、つまらないテレビドラマをつけっぱなしにしてあるから）、音楽を聴く（ドラマの中で感傷的なBGMが流れているから）。この三つの行為ができるのは、ほとんど人知れずひっそりと存在する暗号のおかげなのだ。

「暗号？　何をぐだぐだいってるんだ、この著者は？」と、しびれを切らした人もいるだろう。「とっておきの秘密がどうの、じらしたあげくに、文字、会話、音楽なんていうありきたりの話題を持ち出しただけか！　古代の巻物や、聖杯、隠されたパスワード、忘れ去られた錬金術のたぐいは出てこないのか？」

だが、わたしにも言い分がある。文字、会話、音楽の土台をなす秘密は、非常に奥深い。この秘められた暗号が、サルと人間との重大な分かれ目なのだ。いや実際、この違いでサルからヒトへ進化を遂げることができた。みなさんがいままで耳にしたどんな秘密よりも重みがある！

そのうえ、これ以上ないほどの真実だ。だから、雑誌の星占いやダン・ブラウンの小説はテーブルの隅へ押しやって、ぜひ本書を広げてほしい。この先、つくり話いっさい抜きで、太古から受け継がれる暗号、いまだかつてなく奥深い秘密を解き明かしていく。わたしたち人類をつくりあげた暗号、といってもいい。

まず手始めに、次節では、この暗号の性質について少しばかり説明しておこう。読み進むにつれ、暗号の陰にひそむ鍵は、自然界そのものだとわかってもらえるだろう。

脳と文明の暗号

わたしたちにごく近く、しかし言葉を持たない類人猿が、もしどこかで氷漬けで発見されて息を吹き返したら、人間の社会に接してひどい違和感を覚えるだろう。その類人猿の脳が大自然に合わせてできあがっているのに対し、人類が住む現代社会のようすは、ありのままの自然とはかけ離れている。コンクリート、車、服、ひっきりなしの会話——もしかすると類人猿は、手近な冷凍庫へ飛び込んで、この混乱の世が収まるまでもう二度と目が覚めませんように、と祈りたい気分になるかもしれない。

ただ、本質を考えた場合、現代社会はそこまで類人猿を震え上がらせるようなものだろうか？　現代の都市と古代の草原は、見かけがずいぶん違うものの、根本は似通っているのでは？　現代文明にも昔ながらの自然のなごりが残っていて、類人猿もわりあい容易に慣れるのではないか？　だとすると、なぜだろう――なぜ自然がまだ残っているのか？　まさか本当に、人類のはるか祖先を温かく迎え入れるためではないはずだが……。

結局のところ、わたしたち人間は、文明の中に生まれ落ちただけで、文明と完全に溶け合ってはいない。社会が発達していく一方、その中で暮らすわたしたちは、生物としてたいした進化を遂げておらず、野生の動物とそう変わらないのだ。祖先の類人猿と同じように、自然を好む。というのも、わたしたちの脳に内蔵されている、コンピュータに似た高度なメカニズムは、進化の方向性に沿って活用されてこそ効率よく働く。肉体にしろ脳にしろ、現代文明の中で暮らしやすいようにと進化してきたわけではないからだ。

むしろ文明が――もちろん、タイムスリップしてきた類人猿ではなく――人間に合わせて形成されたと考えられる。自然界の大きな特徴が文明の中にも見られるとすれば、それはおそらく、進化で備わった能力を脳からとことんまで引き出し、現代社会に活かせるようにだろう。自分たちに似つかわしい環境をつくった結果、類人猿でもなじめる世界になっているのかもしれない。

文明は、自然界をお手本にしてできあがっている……？　そう、それがわたしの考えだ。

大通り沿いに樹木を植えるといった程度の話ではない。人間性の根源を支える大きな柱のいくつかは、原始時代から特徴をそっくり引き継いでいるのだ。そのことを、これから先、本書で証明していこうと思う。もしそうやって自然が持つ要素を取り込まなかったら、柱は崩れ、〝とても賢いサル〟（つまり、類人猿）にとどまっていたはずだ。現代の人類の姿には遠く及ばなかっただろう。

そんな大切な柱の中でもとりわけ重要なのが、言語（話し言葉）と音楽だ。言語を持っていることこそ、わたしたちがただの類人猿ではない最大の理由だ。また、音楽は、人間が芸術性という特殊な側面を持つ事実をよく表わしている。

本書を読み進めてもらえばわかるとおり、話し言葉や音楽は、自然界の音と特徴が似ている。おかげで、人間は言葉や音楽をスムーズに身につけることができた。言葉も音楽も、時代が進むにつれて文化的に発展し、現在では自然界との共通点はほのかに残っているにすぎない。だから、言葉や音楽がすぐ目の前、耳元に存在するのに、古くからの特徴は奥深くに秘められてしまい、歴代の科学者たちが熱心に研究したにもかかわらず、見逃されてきた。重大な暗号はいつも、重大な力を秘めている。言葉や音楽の威力が、〝賢いサル〟を〝地球を支配するヒト〟へ進化させたのだ。自然界と特性が似ているぶん、わたしたちの祖先の脳はやすやすと言語や音楽を取り込めた。言語や音楽を処理できるように脳そのものが進化する必要はなかった。こうして、本来なら言語とも音楽とも無縁だった類人猿の脳がうまく流用され、巧みにコミュニケーションをとったり、音楽を楽しんだりできるようになった。

この点からわかるのは、言葉も音楽も持たない、はるか時代を隔てた類人猿の脳と、みなさんやわたしの脳とのあいだには、根本的な構造の違いがほとんどないことだ。タイムスリップしてきた類人猿も、現代社会でじゅうぶんまともに暮らせるかもしれない。類人猿の脳も、言語や音楽に対応できるはずだからだ。先ほど、氷の中から目覚めた類人猿は手近な冷凍庫へ飛び込みたくなるのではないか、と書いたけれど、少し慣れさえすれば、工学部に通《かよ》って次世代の冷凍庫を発明するという道を選ぶ可能性もあるだろう。

言語や音楽が生まれたのは、脳が進化してそういうものを扱えるようになったからではなく、言語や音楽が文化的に進化して脳の本能に近づいたせいではないか。それらは何千年、何万年のあいだに、わたしたちの脳にふさわしいかたちに研ぎ澄まされた。脳はもともと自然界に合わせてできているから、言語や音楽はおのずと自然界を真似る結果になって……サルをヒトに変えた。

自然界の痕跡が目立たない理由

言語や音楽が自然界を真似ているのなら、なぜ共通点がもっと明白ではないのだろう？　秘密として埋もれている必要はあるのか？　わたしたちが自然界の特徴を知らないはずがない。国際宇宙ステーションに住んでいるわけでもあるまいし、いや、宇宙ステーションの住人だって、もとは地上で育ったはずだ。数えきれないほどの実例に接して、自然界の見かけも音も、よく知っているように思える。日ごろなじんでいるにもかかわらず、言語や音楽の全般を通じて（わたしが「あるはず」と主張する）自然界の痕跡に気づかないなどということがあるだろうか？

少し不思議かもしれないが、じつは、ふだん自然界に親しんでいるからといって、自然界の見かけや音のようすを意識的に把握できるとは限らない。わたしたちが知覚しているものはすべて、いったん感覚器官や脳で処理し、解釈した結果の寄せ集めだからだ。どんな人間でも同じ。家の中でごろごろしてばかりの不精者であれ、マダガスカルから帰ってきて翌朝にはタスマニアへ発つようなベテランの旅行ガイドであれ、自然をありのままに受け取ってはいない。

たとえば、わたしはいま喫茶店にいる（この設定を今後たびたび使うつもりだ）。書きかけの原稿からふと顔を上げると、客やテーブル、マグカップ、椅子が目に入る。つまり、意識の上では、こういった〝物体〟をひとまとまりのものとして認識している。けれども、脳の中ではもっと複雑な処理がおこなわれている。わたしの脳内の第一次視覚野——網膜から入ってきた視覚的な情報をまず最初に処理する部位——は、それぞれの輪郭をとらえるものの、輪郭の組み合わせまでは認識できない。第二次視覚野は、いくつかの輪郭の簡単な組み合わせ——たとえば、LやYの文字のような直線の結びつき——までわかるが、立体物は認知できない。立体物をありのままに認識できるのは、高次視覚野のおかげだ。脳のこの部位の働きによって、わたしはいろいろな物体をとらえ、意識している。ただ、下位レベルの視覚野がどんなとらえかたをしているかについては、ほとんど気づいていない。

たとえば、本章の冒頭（19ページ）にあった挿絵を覚えているだろうか？　人間の頭部についた鍵穴に鍵が刺さっている絵だ。さて、いまみなさんは、物体をさす言葉によって、絵全体を思い出したことになる。わたしが使った「人間、頭部、鍵穴、鍵」という四つのキーワードだけで、挿絵を思い浮かべられた。これに対して、もし「T字形が六個とL字形が四、五個からなる絵を思い出してほしい」だったら、頭が混乱しただろう。さらにいうと、わたしが「およそ四〇の輪郭からなる絵」だと伝えて、それぞれの輪郭の幾何学的な特徴を並べたて始めたりしたら、みなさんは、カクテルパーティーで顔を合わせても、わたしに近寄ろうとしないだろう。

下位レベルの視覚野が感じ取った構図は、ふだん意識に上らないばかりか、意識してみようと思っても容易にはできない。視覚情報科学（すなわち、視覚を持つ機械をつくるための研究）者か、計算視覚科学者でもない限り、画像の中で輪郭がどう組み合わさっているかなど、考えたこともないはずだ。「そもそもあの挿絵にはTやLなんて見あたらなかったし、何をいっているのかさっぱりわからない！」と思う人もいるだろう。三次元の風景を眺めていながら、輪郭の向きや形状について議論するのも、非常に骨が折れる（前著『ヒトの目、驚異の進化』で取り上げた錯視の理論にも通じる）。

たとえば、椅子がどんなかたちをしているか知っているつもりでも、じつをいうと、広い意味ではあまりわかっていないのだ。とくに、下位レベルのさまざまな特徴は意識できていない。脳の一部では、椅子の下位レベルの見かけをとらえているが、脳内でわたしたちの意識へ伝達する手段がない。つまり、目には映っていても、その下位レベルの視覚的な特徴を正確には把握できない。そのせいで、多くの人は、見えているものを絵に描くことが非常に苦手なのだ。より下位レベルに意識を向けるには、ふつう、特殊なトレーニングを積まなくてはいけない。一部の偉大な画家（たとえばヤン・ファン・エイクなど）は、キャンバスに画像を投影し、下位レベルの構図をなぞって描いたりしたらしい。

さて、わたしたちは自然界のありのままの姿をよく知らないばかりか、ありのままの音についてもわかっていない。音を聞いたとき、意味を持つものなら認識するけれど、音を成り立たせている下位レベルの要素は意識していない。いまちょうど、隣のテーブルに座っている女性客が何かを切ったらしく、ナイフと陶器の皿がぶつかって音をたてた。その音を構成する下位レベルの要素は、わたしの意識には届いていない。が、脳内の下位レベルの部位は、むしろそういう要素のみを聞き取っている。

つまり、視覚も聴覚も、別々の機能を持つ神経領域が上位から下位まで階層をつくって、めいめい独立した〝小さな人《ホムンクルス》〟のように、外界からの刺激を各自のレベルで処理しているのだ。もしそういう〝小さな人〟と軽く飲みにでも行ければ、中位や下位のレベルの特質をすっかり教えてもらえるかもしれない。しかしあいにく、〝小さな人〟はふだんわたしたちに多くを語ろうとしない。そのため、わたしたちは最終レベル、すなわち階層の最上位だけしか明確には意識できず、ほかは無意識の闇に沈んでいる。立体物を見たり、物音を聞いたりするものの、それぞれを構成する細かな要素ははっきりと見聞きできない。

というわけで、そろそろ納得してもらえたと思うが、言語や音楽が自然界を真似ていても、わたしたちは気づかない可能性がある。とくに、言語や音楽が下位や中位のレベルだけで自然界を模倣していても、最上位には類似点が現われていないとしたら……？　下位で働く〝小さな人〟たちが、ある種の刺激をごく自然なものとしてとらえ、めいめい適切に効率よく処理しても、階層の最上位にとって自然なものでなかったら、わたしたちの意識の上では、自然とは異なる人工物としか感じ取れないだろう。

では、言語や音楽が実際にそういう特徴を持つ——つまり、自然界を模倣しているのに、最上位レベルだけでは類似性がなく、そのせいでわたしたちが意識できない——という説の根拠は何か？　本当に模倣しているなら、最上位レベルでも模倣するはずではないか？

ここで忘れないでほしいのは、自然界を模倣するだけが言語や音楽の目的ではないということだ。当然、本来の目的はほかにある。文字は、考えを記録に残すのが役割だし、話し言葉は、考えを他人に伝えるために存在する。音楽はおそらく、ほかの人々の心に感情を呼び起こすといった役目を果たしている。言語も音楽も、脳に入りやすいように、自然界の構造をなるべく取り込む一方、もともとの役割を果たさなくてはいけないから、必要に応じて、模倣はある程度あきらめるしかない。

役割を務めるうえで、ときに自然界の模倣がないがしろになるのはしかたないだろう。しかし、よりによってなぜ、わたしたちが意識しやすい最上位のあたりが犠牲になるのか？　おもな理由はこうだ。受け取った刺激をもしいちばん下位レベルが理解できなかったら、その下位レベルは意味不明な情報を一段階上へ伝えることになって、それより上のレベル全部が混乱に陥ってしまう。あるレベルでつまずくと、その先すべてのレベルに悪影響が及ぶ。

わたしはいままでの研究や前著『ヒトの目、驚異の進化』で、文字は自然界を模倣している、と論じてきた。とくに、文字は視覚的な物体に似ている、と。ただ、だからといって脳の階層すべてで文字が自然に見えるわけではない。文字の一画一画は物体の輪郭にあたり、文字全体は輪郭が構成する物体に似ているから、下位や中位の視覚にとっては問題ない。けれども、アルファベットで文字を表記する場合、つづりは発音に応じて決まるので、単語一つをまるまる物体のかたちに似せるのは無理だ（たとえば英単語は、線を連結させてできた文字をただ横に並べただけだから、その単語がさし示す事物の姿とは関係ない）。わたしたちがじかに意識しやすい脳の最上位レベルは、文字の羅列という、自然のかたちから離れた見かけだけを認識する。とはいえ、視覚的な表現と物体の外見がかなり似ていると最上位で感じられれば、自然界との類似性を認識できる。だから、アルファベットよりも、会社などのロゴマークや漢字のような表意文字が（わたしたちの意識には）自然界の物体に近いと思えるわけだ。

「言語や音楽は自然界を模倣している」という本書の主張は、この点を頭に入れて理解してもらう必要がある。模倣しているといっても、〝すべてのレベルにおいて〟ではない。文字、話し言葉、音楽が一見する限り自然界のものに似ていないのは――先ほど文字について述べたとおり――本来の働きをよりよく果たすために、脳の高いレベルでは自然らしさが表われていないからだ。

こう考えていくと、言語や音楽が自然界を模倣していながらなぜ何千年ものあいだ気づかれずにいたのか、理解できるだろう。下位レベルの視覚や聴覚が自由にしゃべれればよかったのだが……。そうしたら、言語や音楽が自然を真似てできあがっている事実は、とっくの昔に知れわたっていただろう。下位の〝小さな人〟もわたしたちのからだの一部なのだから、脳の特定の部位はこの長年にわたる秘密をずっと知っていたことになる。体内のある箇所は、真相をつかんでいたけれど、まわりに告げられなかったのだ。この観点からいえば、本書は精神分析論の一種と見てもいい。心の奥深くにしまわれている〝小さな人〟の知識を呼び起こし、どうやって今日のあなたができあがったかを検証していく。

自然界の原理

「言語や音楽は、自然界を模倣している」。

本書を通じて、わたしはこの主張をみなさんに納得してもらおうと思う。しかしながら、つい先ほど論じたとおり、ある刺激が自然界に由来するものかどうかを判定することは人間には難しい。では、自然界の要素に似ている・いないを決めるにはどんな方法をとればいいのだろうか？　そもそも「自然界を模倣する」という表現はかなりあいまいではないか？

そう、たしかにあいまいだ。本書ではこれから先、この点をもっと明確にし、具体的にいうと自然界のどの要素が言語や音楽と共通しているのかも明らかにしていきたい。けれども、そんなことが本当に可能なのか？　わたしたちのはるか祖先が生きていたころの自然界の細かな特徴など、いまさら把握できるだろうか？　なにしろ、脳が進化の過程で参考にしたのは太古の自然だ。言語や音楽がそういった遠い昔の自然環境を真似ていると実証するためには、まずどうしても、大草原をはじめ、祖先たちが暮らしていた場所の光景や音をよく知ることから始めなければいけない。

最善の方法は、当時を再現することだろう。天然のままなので、もちろん、大草原にはいろいろな特徴や背景が交じり合っている。視覚的、聴覚的な要素を片っ端から集めなくてはいけない。草原のいたるところの画像が必要だ。アカシアの樹、丈の高い草、夕陽、岩、キリン、ライオンのたてがみ、シロアリの巣……。さらに、そういう環境で聞こえるはずの音を録音する必要もある。風、木の葉のさざめき、鳥の歌、虫の鳴き声、サイのうなり声……。こうして祖先が生きた世界の風景や音を百科事典なみに集めたあと、ようやく、言語や音楽が自然界を模倣しているかどうかの検討に入れる……。

いや、ちょっと待ってほしい。申し訳ないけれど、その案には乗れない。わたしがこれからやろうとしているのは、そんな方法ではない。カメラと録音機をたずさえてタンザニアのセレンゲティ国立公園あたりをめぐる旅はすばらしいだろうが、科学的な探究には向いていない。大草原に存在する要素をありったけかき集めればいいというものではなく、わたしたちの祖先にとって自然界はどんなふうに見え、聞こえたのかをもっと一般化してあぶり出す必要がある。自然界の基礎をなす、いわば〝文法〟をつかむべきなのだ。自然を適切な境界ごとに切り分けてばらばらにし、構造をすっきりと単純化していく。そうやって浮かび上がってきた〝文法〟を把握できれば、自然界を模倣した事物とはどんなものかがほぼ予想できるようになり、結果として、言語や音楽の本質も見通せるはずだ。

とはいえ、原始人が住んでいた場所は地球上の各地に散らばっている。どの場所にも共通する根本的な規則性などあるのだろうか？　地域によって明らかに大きな違いが見られるのに、その一方、深いところではすべてに共通点があるのか？　大草原その他、わたしたちの祖先をつくった生活環境には、それぞれ独自の特徴が数多くあるけれど、どこの風景や音にも相通《あいつう》ずる〝核文法〟のようなものが存在する……？

もし自然界にそんな〝核文法〟があるのなら、人類が進化する中、つねに変わらない背景になっていたはずで、ヒトの視覚や聴覚の形成に大きな影響を及ぼしたに違いない。一方、大草原など当時の生活環境に合わせてできた感覚器官は、その後も、きわめて柔軟に断続的な進化を続けてきたはずだから、わたしたちの視覚や聴覚の起源をたどる手がかりにはなりにくい。

ぜひ知りたいのは、やはり自然界の根幹だ。とはいえ、そんなものはあるのか？　大丈夫、ある。自然界の見かけや音は、揺るぎない〝核文法〟の上に成り立っている。自然界の構造には〝普遍的な原理〟があるのだ。わたしは本書でまずその点を実証し、続いて、言語や音楽がそういう原理を真似てできあがっていることを示そうと思う。とりあえず次節では、原理の実例をいくつか挙げてみたい。わたしの説の大前提を——つまり、おおいなる秘密を、いよいよ明らかにしていこう。

秘密の中身

ここまで論じてきたのは、言語や音楽がじつは自然界を模倣していて、おかげでわたしたち人間は言語や音楽をたやすく扱えるのではないか、ということだ。また、もしそうなら、なぜわたしたちが模倣にすぐ気づかないのかという理由も取り上げた。さらに前節で、言語や音楽の起源をたどるうえでは、自然界の基本的な特徴を浮き彫りにすることが大切なのだと、あらためて強調した。ここから先は——大草原のさまざまな要素を集め回るのではなく――自然界の構造の支えになっている原理を明らかにし、そうした原理がはたして言語や音楽の土台になっているかを検証する下準備に入りたい。

もっとも、言語や音楽が自然界の原理を真似ているとさかんに繰り返したわりに、わたしはまだ、具体的な例を一つも挙げていない。すなわち、〝太古からの秘密〟をまったく明かしていないわけだ。このあたりでそこへ踏み込むとともに、言語と音楽にまつわる本書の二つのテーマを簡単に説明しておこう。

本書の第二章では、言語の奥深くに横たわる秘密を暴《あば》いていく。その秘密をひとことでいえば、「人間の話し言葉は、固体の物理現象と音が似ている」。断っておくが、木の葉のこすれる音やサイのうめき声など、動植物にかかわる音ではない。話し言葉が真似ているのは、自然界にきわめて広く存在する音、つまり、固体と固体のあいだで起こる現象が引き起こす音だ。ごくわかりやすい例としては、固いもの同士がぶつかって砕ける音。これが、聴覚の基本構造にはっきりと影響を及ぼしている。人間の話し言葉にその明らかな影響が見られることを、のちほど実証したい。つまり人間は、自然界の衝突音を聞き取るために昔から持っている聴覚のメカニズムを流用し、話し言葉を脳へ伝えるのだ。この秘密の類似性のおかげで、話し言葉を処理する専門のメカニズムがなくても、人間は話し言葉を理解できる。

さて、本書の第三、四、六章（アンコール）では音楽について取り上げるが、その陰にひそむ秘密を簡単にいうと、「音楽は、人間の自然な動作（たいがいの場合、何かを表現しようとする動作）に伴う音に似ている」。ここで注意してもらいたいのは、「自然な動作」という言葉がさす範囲だ。心臓の鼓動、荒い呼吸、正常位の性交、スキップなどによって生じる音は、対象外。ごく日常的な振る舞いの音だけを範囲に含む。ふつう誰かが何かしら行動を起こすと、音が生じる。その音を聴覚がとらえ、他人の行動についていろいろな意味を感じ取る。音楽は人の動作に特徴的な音の構造を持っているから、ほかの人々の動作を理解するときに使う聴覚メカニズムを経由して、脳に伝わる。何かを表現する人の動きと似た音の仕組みが隠されているおかげで、音楽は聴覚系にすんなり入り込み、理解されるのだ。脳の中には音楽を専門に処理する部位がないにもかかわらず……。

本書では、話し言葉と音楽に秘められた太古からの暗号をそっと解き明かしていくわけだが、わたしがこの種の秘密を取り上げるのは初めてではない。前著『ヒトの目、驚異の進化』では、テーマの一つとして、「人間はなぜ文字で歴史を記録するようになったのか」を論じた。鍵は、「文字は、不透明な物体がつくりだす三次元の情景に似ている」こと。文字は自然界と似た特徴を持つ。もっとも、さっきと同じように、非常に広い意味での自然界をさす。アカシアの樹やシロアリの巣といった動植物にかかわる光景を思い浮かべる必要はない。文字がお手本にしているのは、ありのままの自然界に見られる、不透明な（つまり、肉眼で確認できる）物体の輪郭の組み合わせだ。結果として、書かれた単語は、目に見える物体の構造と似通っている。だから、物体を目で認識するときのメカニズムを借りて、文字は脳に伝わっていく。自然界と見た目が共通しているおかげで、わたしたち人間は、脳内に文字を読むための部位がないにもかかわらず、読むことができる。

話し言葉、音楽、文字の起源が自然界にあるという説明は、アカシアの樹など、ヒトの祖先を取り囲んでいた雑多な要素とはまったく関係がなく、固体の物理的な現象や、人間の動作音、三次元の世界における不透明な物体にかかわっている。わたしのいう「自然界」はかなり広い概念なので、理論を発展させたり、経験的な検証をしたりすることがじゅうぶんに可能だ。

もっとも、「自然界」の概念が広いからといって、何もかも含むわけではない。たとえば、「固体の物理的な現象」は幅広い内容をさすものの、空気や水が生みだす音は含まない。また、「三次元の環境における不透明な物体」という定義は広範にわたるが、半透明な物体（はるか上空の雲など）は範囲外となる。

文字、話し言葉、音楽の三つは、深いところで共通点がありながら、表面上、じつに変化に富んでいるわけだが、なぜそんな関係にあるのかは、物体などの表面的な特徴（ものによって大きく異なる）と根本的な特徴（ほとんど、あるいはすべてに共通する）の違いに注目すれば理解しやすい。もし自然界が根本的な特徴だけで成り立っていて、事物のあいだにほとんど差がなかったら、人間の視覚や聴覚は、そのごく限られた刺激だけをうまく処理できるように進化したにちがいない。そんな脳を利用してできた言語や音楽は、非常に幅が狭く、一見同じような構造ばかりになっていただろう。しかし、実際の自然界は、奥深くの一部分だけが構造上共通するだけで、ものによって大きな違いがあるため、脳がたやすく受け入れられる範囲も広いと考えられる。いちばん効率よく処理できるのは根本的な特徴を備えた刺激だとしても、もっとさまざまな刺激にそれなりの対応ができるはずだ。このように柔軟な脳を活かすのだから、言語や音楽も、文化圏ごとにかなり多様な姿であってておかしくない。ただ、一定の共通性はある。地球上のあらゆる言語や音楽は、まさにそのような状態にあると説明するのがふさわしい。つまり、それぞれの文化によって大きく異なるものの、構造の要《かなめ》には、文化の枠を越えて共通する特徴がある。

言語や音楽に太古から隠されていた秘密は、これで少しだけおわかりいただけたと思う。この秘密が世界中のいたるところを覆っていることや、言語や音楽にこの自然界の構造が採り入れられている可能性もありながら、わたしたちは気づきにくいということを、ある程度理解してもらえたのではないだろうか。次節では、第一章のしめくくりとして、言語や音楽の起源をめぐるほかの学説と「脳がもともと持つ機能を転用した」とするわたしの説とがどのように違うのか、できるだけ明らかにしたい。と同時に、言語や音楽を「たんに脳に依存するもの（すなわち、脳の仕組みに合わせてできたもの）」ではなく「自然界から派生したもの（すなわち、自然を模倣してできたもの）」だととらえたほうがしっくりくる、という根拠を肉づけしていくことにしよう。

脳の〝想定利用〟と〝想定外利用〟

本書の序章で、言語や音楽の起源をめぐって大きく二つの異なる見かたがあることを紹介した。一つは、ヒトが進化するうち、脳内に言語や音楽を扱う専門の部位ができあがった（したがって、人間には言語や音楽の本能がある）とする説。もう一つは、まったく対照的に、ヒトは進化の結果、幅広い物事を学べる機械になっていて、だから言語や音楽にも対応できるとする説だ。前者に関して、わたしは、そういう専門の本能が存在しているとは考えにくいと否定的な意見を述べた。よく似たものとして、文字の読み書きの能力について検討してみると、まるで本能のように感じられるけれど、本能であるはずがないからだ。しかしわたしは、後者の説に関しても、疑いを投げかけるデータや議論が数多くあると指摘した。スティーブン・ピンカーの著書をごく簡単に引用しながら、何にでも対応できるまっさらな脳など、わたしたち人間が持っているとは思えない、と論じた。では、前もって役割分担が決まってしまっているなら、脳はどうやって言語を覚えたり、音楽を鑑賞したりできているのか？　言語や音楽は、この世で一番といってもいいほど複雑で高度な仕組みを持つのに、専門に扱う部位が脳の中にあるわけでもなければ、あらゆる物事に対応できるような驚くべき学習能力が秘められているのでもないとしたら、いったいどういうからくりなのだろう？

じつは、文化が芽生えると、いわば〝目に見えない不思議な修理人〟が現われる。文化が進化していく中、この〝修理人〟がわりあい短いあいだに言語や音楽のかたちを調整して、各部位の働きがすでに決まっている（まっさらな状態ではない）脳が学び取れるようなものに変えたのだ。つまり、「脳が言語や音楽を習得した」というより、「言語や音楽をどうすれば脳に合ったかたちにまとめられるか、文化がコツをつかんだ」と表現したほうが適切だろう。文化の修正力が、人体のさらなる活用法を生みだしたわけだ。

本書の原題『Harnessed（有効活用されている、の意）』は、そのような脳力の転用をさす。ただ、「文化の働きによって、人間は当初と違う能力も持つようになった」「文化が生みだしたものは、脳が処理しやすい構造につくられているのではないか」といった発想は、けっして新しくない。けれども、今回わたしが提示したい説は、あらたな視点を含んでいる。文化が人体の機能をほかの目的に転用する際、具体的にはどんな方法を使うのかに関してだ。「言語や音楽は脳に合わせてできあがったのかもしれない」と指摘しただけでは、言語や音楽のありようを理解するうえでたいして役に立たない。そもそも脳の仕組みがよくわかっていないからだ。どうやって脳に合わせているかを広く筋道だてて説明できれば、有益になる。そこでわたしが提唱するのが、「自然界を参考にしているのではないか」という説だ。

すでに述べたとおり、脳が進化して言語や音楽に関する本能を備えたのではなく、言語や音楽が修正を重ねて、脳の本能にふさわしいかたちになった、とわたしは考える。しかしさらにいえば、言語や音楽は、脳の本能ではなく自然界の本能なのではないか。そこが本書の論点だ。言語や音楽が内に持つ構造は、脳よりむしろ自然界を手本にしている――その結果、もちろん脳にも適したかたちになった。脳は自然界にふさわしくできているからだ（図表１参照）。

ただし注意しなくてはいけないが、本来、自然界に合わせてできたとはいえ、自然界には存在しない刺激にも、脳はときに積極的な反応を示す。人体のメカニズムは、わたしたちの遠い祖先が体験しそうな刺激に合わせて最適化されている。そういう自然界の刺激そのものが入ってくれば、もちろん、人体のメカニズムは、もともとの用途（つまり〝想定

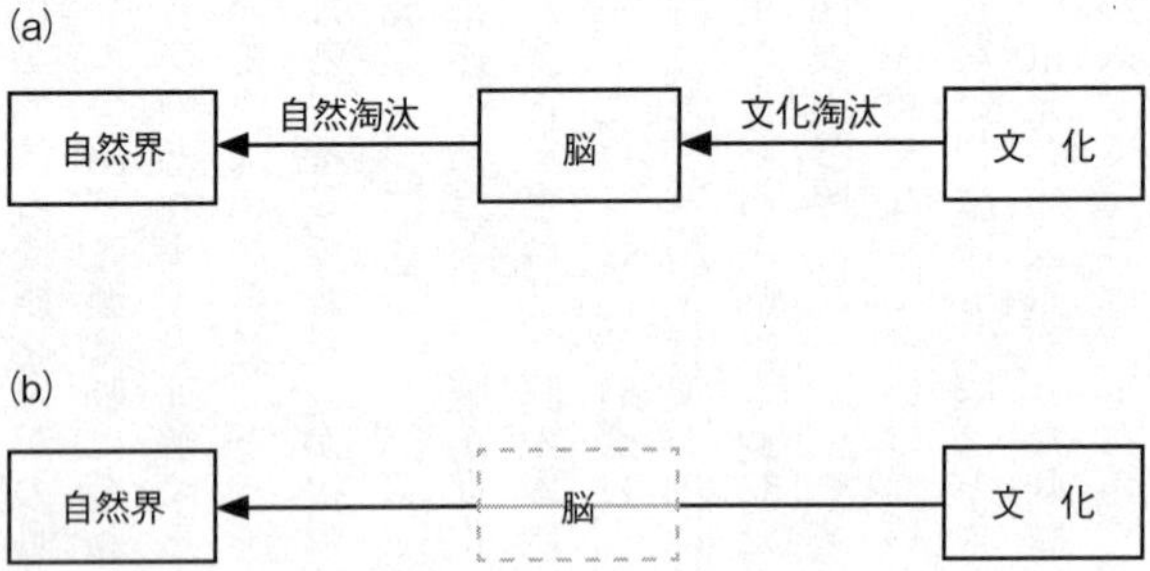

図表1

(a) 自然淘汰により、脳が自然界に合わせて形成され、文化淘汰により、文化が脳に合わせて形成される。

(b) 自然界と似たかたちに近づくことで、文化は脳にきわめて適した構造になっていく。おかげで、脳のメカニズムがまだくわしく解明できていなくても、脳と文化の関係などを研究できる余地がある。矢印が、文化から脳をすり抜けて自然界まで達しているのは、わたしが唱える「脳機能の転用説」を表わす。これが本書の主題でもある。つまり、こんなふうに矢印が1本しかなく、文化は直接、自然界を模倣してできあがっていくというのがわたしの説なのだ。2段階を踏む図（a）より少しだけ単純だが、研究者にとってはありがたいたいへんな単純化で、この世でいちばん複雑に思える物体――すなわち脳――を“方程式”から排除できる。

利用〟）に沿って働く。しかし、自然界に由来しない刺激が入ってきたときも、まったく無反応という場合はあまりなく、何かしら反応を示す。どんな反応かは、メカニズムの具体的な働きによる。本来は想定していない刺激だけに、突拍子もない反応をしかねない。いわば想定外利用だからだ。たとえば、ときに光の点滅がてんかんを引き起こすのは、おそらくそういった想定外利用の弊害と思われる。

脳は想定利用に向けて淘汰されつつ進化したのだが、結果としていろいろな想定外利用も可能になっている。言語や音楽が文化の力によって進化する際、脳に適した構造をめざすとはいえ、想定利用か想定外利用かは関係なく、脳にうまく処理してもらいさえすればいいはずだ。けれども実際のところ、もし文化が脳の想定外利用をおもに活かしているとしたら、この先、長々とページを費やして論じるほどのことはないだろう。つまり、わたしが本書で訴えたいのは、文化は基本的には脳の想定利用の力を有効に使い、言語や音楽を処理できるようにした――自然界を模倣して、わたしたちの脳のメカニズムに本来の働きをさせ、想定利用の能力を借りた――ということだ。

では、有効活用しているのは想定利用なのか、想定外利用なのか？　文化は、自然界の見かけや音を模して、脳の力を転用しているのか、それとも、独自の構造を改良していき、脳から偶発的な想定外の機能を引き出しているのか？　つい先ほど述べたとおり、文化の進化の観点から見ると、脳に必要な働きをさせることさえできれば、本来の用途かどうかは関係ないから、言語や音楽が人間生活の一部に溶け込むうえで、想定利用と想定外利用は当然どちらもかかわっているはずだ。逆にいうなら、すべてに想定外利用しかかかわっていないと考えるのは不自然だろう。とすれば、想定利用も何かしら役割を果たしている、自然界の模倣がおこなわれているに違いない、ということになる！

したがって、脳の有効利用について理解したければ、自然界の模倣をまったく無視するわけにはいかないのだ――がしかし、わたしがいいたいのはその程度のことではない。文化が発展の過程で脳をどのように活かしたのか解明していくためには、むしろ、自然界を模倣した想定利用こそが鍵であり、想定外利用はささやかな脇役にすぎないと思う。けっして想定外利用が主役ではないと考える理由は二つある。第一に、想定外利用はあまり利口な方法ではない。第二に、わたし自身もあまり利口な人間ではない。

まず、ばかばかしい想定外利用の例。たとえば、わたしがホッチキスを一八〇度めいっぱいに開いて、下半分を握り、上半分をヌンチャクの要領で振り回して、あなたに襲いかかったとしよう。わたしはちょっとした武器を生みだした（そして読者をひとり失った）ことになる。ホッチキスの本来の用途を離れて、〝想定外〟の使いかたをしたわけだ。ホッチキスはもともと武器としてつくられていないし、そんなふうに振り回すための道具でもない。したがって、そういった使用目的には向いておらず、どこをどう見ても、人を襲う道具として効率的な構造にはなっていない。結局のところ、わたしのホッチキスは史上最悪のヌンチャクにすぎない。こんな想定外の流用では、優秀な機能を手に入れるなど無理だ。これに対して、もしこのホッチキスを葉っぱを束ねるのに使うとしたらどうか。こんどは想定利用になるだろう。ホッチキスは葉っぱを留めるための道具ではないけれど、葉と紙は明らかに似ていてホッチキスにふさわしく、ホッチキス本来の機能をそのまま活かせる。先ほど、想定外利用は脇役にすぎないはず、と述べた理由はまず一つこれだ。文化が進んでよりよいものが取捨選択されていく中、無理やりの使い回しがそう生き残るとは考えにくい。やはり、じつに巧みにできあがっている人体という傑作が有効活用されるに違いない。

想定外利用はちぐはぐな感じだが、進化の過程でときには文化の中へ取り入れられる。たまに想定外利用が便利なのは、現実生活でも同じだろう。ペン先でホッチキスの針を外したり、ネジ回しの取っ手で釘を打ったり……。じつはこれが、おのずと想定外利用の第二の問題につながる。わたしが知恵を絞っても、想定外利用はそう深く追究できそうにないということだ。まずなにしろ、想定外利用には共通の特徴がない。脳が自然界にはない刺激を受けると、いつも何かしら想定外の反応を起こす。が、自然界の刺激には普遍的な原理があると思われるのに対し、不自然な刺激にはこれといった一貫性がない。たとえば、ペンを転用してできる動作を思い浮かべると、人や物を刺す、歯のあいだの食べかすをとる、かゆいところを掻《か》く、アイラインを引く、硬貨を遠くへはじき飛ばす、ドーナツの穴をつくる……当然ながら、きりがない。一方、ペンの本来の用途はひとことで表わせる。紙の上に何かを書くことだ。

このように、あるメカニズムの想定外利用は無数に可能性があるうえ、メカニズムがその場その場でどう作用するかを一概にまとめることはできない。その点、ペンが正規の機能を果たす際にメカニズムがどんな働きをするかであれば、簡潔にいえる――「片手で握って、紙の表面上を軽く動かすと、動かした跡にインクが残る」。想定外利用ではメカニズムの活用法がまちまちで、正規のメカニズムの説明ではまったく触れられないようなペンの物理的特性がかかわったりする。たとえば、硬貨をうまく遠くへはじき飛ばせるかは、ペン軸がほどよい堅さかどうかにもよる。わたしがいま握っているペンは、砂を入れる容器として使えなくもないが、そういう用途なら、ペンの内部に空間が余っているかどうかが鍵になるだろう。メカニズムのこういった意外な特性は、本来の機能とほとんど関係ない。ただし脳についていえば、残念ながらメカニズムがろくに解明できていないため、どの特性が本来の働きに深くかかわっていて、逆にどれが付随的なのか、区別が非常に難しい。想定外利用だと理解しづらく、想定利用ならシンプルであることは確かなのだが……。自然界に見られる普遍的な基本ルールを中心にすえ、脳の本来の反応（想定利用）を分析していくことは、じゅうぶん可能だと希望を持てる。しかし、想定外利用をくわしく把握することをめざす研究は、ほぼ絶望的だろう。

簡単にまとめよう。脳の活用の幅を広げる場合、想定外利用ばかりが使われるとは考えにくい。たいていの想定外利用が何をするにしろあまり有効ではないのにくらべ、想定利用は、なにしろ有効性を最優先にしているから、あらたな目的にも活かされている可能性がきわめて高い。もちろん部分的には、言語や音楽も、自然界を模倣しているというより想定外利用に合わせているような面が多少あるだろう。けれども、以上の理由により、わたしはそういった想定外利用は無視したい。効率の悪さにもかかわらず、言語や音楽がある程度想定外利用を活かすようになったとしても、その部分の解明は、わたしの手にはとても負えないので、将来の研究者にゆだねたい。

さて、想定外利用を除外すると、自然界を模倣する仕組みは、前に示した図表1(b)（44ページ）のようになる。「自然界→脳→文化」の流れから脳を外せば、自然界と文化だけが残り、文化が自然界を模倣しているという仮説に焦点を絞れるわけだ。

図表2は、わたしが注目して研究を続けている三つ――文字、話し言葉、音楽――の模

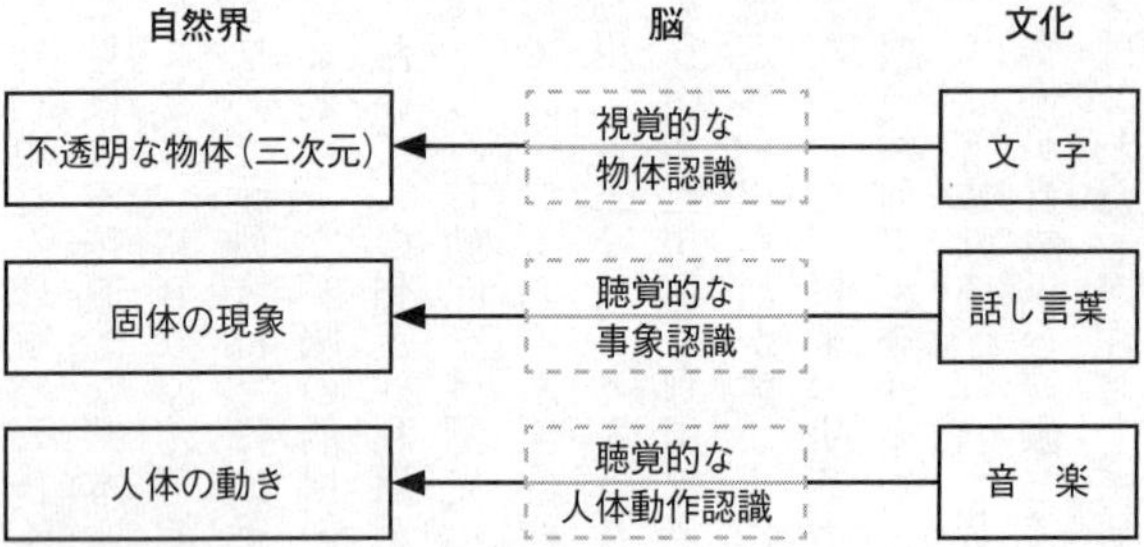

図表2
本書の論点のおおまかな骨組み。たとえばいちばん上の図は、文字が（文化淘汰によって）かたちを整えて、目で物体を認識するときの脳のメカニズムに合わせ、そのメカニズムは（自然淘汰によって）不透明な物体が散らばる三次元の風景に合わせてできあがっている、という関係性を示す。脳の“想定外利用”ではなく、おもに“想定利用”に向けて進化したとすれば、文字は、不透明な物体が存在する三次元の風景を模していると思われる。本書では、とくに2つ目と3つ目の図について論じたい。

倣パターンだ。それぞれが活かす脳のメカニズムと、そのメカニズムが本来処理する自然界の刺激を表わしている。文字については、すでに前著『ヒトの目、驚異の進化』で扱った。本書では、残る二つの文化的な創造物、話し言葉と音楽を大きく取り上げ、自然界の模倣を論じていくことにする。

さて、これでいよいよ本題に入る準備ができた。続く第二章では、話し言葉が固体の物理現象とどのように似た響きなのかを述べ、そのあと第三章、四章、アンコールにわたって、音楽が人間の動作音とどう似ているかを説明していこう。わたしはすでに前著『ヒトの目、驚異の進化』の第四章で、文字が不透明な（肉眼で確認できる）物体の散らばる三次元の風景に似ていると論証した。文字、話し言葉、音楽という三つのパターンを通じて、わたしたち人間がこうしたものを操る能力を身につけたのは――本能のおかげでも、脳の汎用性のおかげでもなく――自然界の特徴を借りて既存の能力を転用しているからなのだと、読者のみなさん自身に納得していただきたいと思う。

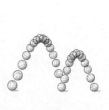

第2章　言語は〝ぶつかる〟

カンフーの達人

M・ナイト・シャマラン監督の映画『ヴィレッジ』では、アイビーという名の若い娘が、入ってはいけないとされる森に踏み込んでいく。森の向こう側から薬をもらってきて、大けがを負った恋人の命を助けたいと、年上の村人たちを説得したのだ。娘はそれまで狭い村から一歩も出た経験がない。草原のかなたに広がる禁断の森は不気味な雰囲気だ。得体の知れない獣が棲《す》んでいるらしく、ときおり村を襲うその獣にペットが惨殺される事件も起きている。

これだけでもじゅうぶんスリリングだが、もう一つ重大な問題として、その娘は目が見えない。一方、じつをいうと、村の有力者らは草原の向こう側に何があるかを知っている。獣などいない（自分たちが獣に扮していただけ）。ありきたりな森を越えた先には、現代文明が広がっている。何もかも、子どもたちを文明の害悪から隔離するためのでっちあげなのだ。だから村人らは、アイビーを森へ行かせてやる。しかし、アイビーと同じ年ごろの若者たちは真実を知らない。映画の観客であるわれわれも知らない。アイビーの無事を祈ってはらはらする。やがて、森の中でアイビーが本当の危機にさらされる。獣（実際には、獣の衣装を着けた村の若い男）がこっそり跡をつけてきて、アイビーに襲いかかる……。

もしこの映画の主役が、目ではなく耳が不自由な娘という設定だったら、だいぶつまらなくなっただろう。盲目だからこそ、両腕を広げてあたりを探ったり、からみ合う蔓《つる》に足をとられたりするわけで、目が見えていれば、鹿が残した獣道《けものみち》をたどって、とくに問題なく森を通り抜けられるはずだ。いや実際、現代人の多くはふだんそんなふうに、ヘッドホンを着けて耳を聾《ろう》する大音響で曲を聴きながら、難なく近所の公園をジョギングしている。周囲の音が聞こえないだけでは、シャマラン監督が意図したようなスリルはまず生まれないだろう。耳の不自由な人物が森をさまよっても、観客が手に汗握る映画にはなりそうにない。目が見えない大変さにくらべると、耳が聞こえない苦労はだいぶましと、つい思ってしまう。人の話し言葉が聞き取れないとなったら大問題だが、それ以外の物音などがもし聞こえなくなっても、さほど支障はないのではないか、とわたしたちは考えてしまいがちだ。

しかし、この映画のストーリーにはもうひとひねりあって、聞く能力について多少とも再認識させられる。というのも、目が不自由な主人公は、結局、襲ってきた男に勝つのだ。なんと、男を殺してしまう。木々にぶつかるなど、おぼつかない足取りではあるけれど、耳がいいおかげで、近寄ってくる男からすばやく逃げられる。落ち葉が地面を覆っているので、なおさらだ。逆にもし娘の耳が不自由だったら、男は、アコーディオン演奏をバックに『ディキシー』を口笛で吹きつつ尾行しても、気づかれずに不意を衝くことができただろう。

なのに、「耳の聞こえない娘がひとりきりで森を歩く」という設定だと、なぜ観客はあまりスリルを感じないのか。それはひとえに、わたしたちがふだん耳の役割を過小評価し、言語を聞き取る能力のほかはあまり重要と感じていないせいだ。だが実際には、忍び寄る足音に気づくほかにも、聴覚はさまざまな能力を人間に与えてくれている。

耳の力を最大限に活かしている例が、目の不自由なカンフーの達人だ。昔の人気テレビドラマ『燃えよ！　カンフー』のホー先生がちょうどそれにあたる。この盲目の老師から教えを授かり「コオロギ」とあだ名された弟子は、周囲の音に耳を傾けて状況を分析し、自分を取り囲む敵の人数、位置、構え、武器、目的、自信の有無などをつかみ、さらには首領が誰なのかまで把握できる。わたしが昔見た映画では、そんな弟子のひとりの痩《や》せこけた男が、野球のバット一本を振り回して六人の敵を倒した。しかし、べつに伝説的なカンフーの達人ではなくても、聴覚を存分に活かして、世界のようすを察知することはできる。みんな、日常そうやって生きているのだが、「コオロギ」ほど意識的にやってはいないだけだ。当のわたしたちにはまったく自覚がなくても、脳は聴覚を操る達人といえる。

正直なところ、わたし自身、話し言葉が自然界の音に似ているのではと考え始めた当初、でも自然界の音なんてそんなに重要だろうか、と思い悩んだ。初めのうち、どうにも納得がいかなかった。脊椎《せきつい》動物のほとんどが耳を持つけれど、それほどまで役立っているのか？　自分の生活を振り返った場合、耳はおもに話し言葉を聞き取るための器官に思えた。となると、言語を持たないほかの脊椎動物にも必ず耳があるのは不思議な話だ。もちろん、わたしは耳のおかげで、誰かが忍び寄る気配を察知したりできるが、そんな単純な用途のためなら、こんなに精巧な聴覚器官は必要ないだろう。

しかし、数カ月のあいだ深く考えたすえ、音によって世界や身のまわりの出来事を認識できるという能力のすばらしさを、ようやく実感できるようになった。コツッ、カチン、シュッ、ブクッ、ツルッといった物音一つひとつに意識が向くようになった。また、物音をたてずに動くのは非常に難しく、たいがい、自分が何をしているかは音で周囲に伝わることに気づいた。娘がハロウィンにもらったお菓子をそっと盗み食いしようとしても、それなりの音でばれてしまう。みなさんもぜひ、自宅で家族が何かやっているとき、目を閉じて耳を澄ましてみてほしい。たとえば、コーヒーカップにスプーンがぶつかる音、引き出しが開くこすれるような音、壁板にクレヨンで落書きしている音などが聞こえてくるにちがいない。また、理解できない物音の場合は、音を感じるまで少し間《ま》が空くことが多い。一九八〇年代末、心理学者のウィリアム・ガーヴァーは、被験者にいろいろな環境音を聞かせ、何の音かわかるかをたずねた。その結果、人間はこの種の聞き分けが驚くほど得意らしいと判明した。階段を駆け上がる音と駆け下りる音の違いなども、ほとんどの被験者が区別できた。この種の実験は心理学者ウィリアム・H・ウォレンによる一九八〇年代なかばの研究が先駆けで、以後、人間は音を手がかりにして一部の物体のかたちや材質まで感じ取れることがたびたび実証されている。

人間の耳や聴覚器官はきわめて巧みで優秀な構造になっており、身のまわりで何が起きているかを感じ取って理解できるのだ。文化が発展する中でぜひとも有効に活用したい、貴重な〝装置〟といえるだろう。本章では、自然界の音をじゅうぶん吟味して、さまざまな規則を洗い出していこうと思う。ほとんどどんな場所でも――ジャングル、ツンドラ、現代都市など、どこであれ――あてはまるような規則を導き出したい。わたしたち人間の聴覚器官は、そういう規則に囲まれながら何億年もの時を経て進化するうち、やがて規則を〝内蔵〟するようになったと考えられる。とすれば、入ってくる音がそのような規則に従っている場合、聴覚は最も効果的に機能するはずだ。まずそのあたりを論じたあと、言語全般にわたって話し言葉の響きはそういった規則にのっとっているのではないかという仮説を検証していこう。もし言語がわたしたちの古くからの能力を有効活用しているのなら、この仮説は正しいにちがいない。

聴覚の得意分野

大学での講義中、何か発言したがっている学生がいても、わたしのほうはなかなか気づきにくい。適宜ようすを見渡しているつもりなのだが、全員立ったまま講義を受けるかたちの教室だから、静かな挙手くらいでは、つい見落としがちだ。そこで、学生たちはしかたなく、飛び跳ねたりおおげさに手を振ったりして、こちらの注意を引こうとする。けれども、それはそれで周囲に迷惑なので、いっそのこととばかり、わたしはなるべく電灯を消してしまっている。結果として、わたしに視覚的な合図を送ろうとすると、三つの壁に阻まれかねない。①わたしが板書の最中で、背を向けている。②自分がほかの学生や柱の陰に隠れていたりする。③暗いせいで目立ちにくい。

じつは、まずこの三つの問題点があるからこそ、世界中どこの言語も、視覚ではなく聴覚を軸にしているのだ（もっとも、耳の不自由な人は例外で、次善の策として文字や手話を用いるが）。視覚に頼ると、背後や物陰や暗闇で役に立たない。聴覚を活かせば、たとえ背後、物陰、暗闇でも、意思の疎通ができる。これら三種類——前記の①②③——の障害が一つ以上ある状況では、視覚はあてにならず、聴覚の利用がふさわしい。講義中のわたしと学生たちの場合は三つすべてにあてはまるから、視覚を通じてわたしの気を引こうとしてもほとんど無駄だ。そんな立場に置かれた学生は、相手の注意を引きつけるうえで音声がいかに大切か、身をもって感じることになる。わたしが講義しながらヘッドホンで大音量のベートーベンでも聴いていれば話は別だが、そうでもない限り、学生は音声のありがたみをつくづく感じるだろう。

以上に挙げた視覚の三つの弱点だけ考えても、言葉によるコミュニケーションにはなぜ音声が好まれるのかよくわかるだろうが、もっとはるかに根本的な原因がある。たとえ、わたしたちの後頭部にも目があって、そのうえ夜でも明るい不思議な土地に住み、視界をさえぎるものが一つもない野原にいたとしても、こちらの原因は揺るがない。これを理解するには、まず、視覚と聴覚それぞれの得意分野を把握しておく必要がある。

視覚が非常に長けているのは「これは何か？」「どこにあるか？」という疑問に答えることだ。反面、「何が起こったか？」に答えることは苦手にしている。ちらりとひと目見ただけで、身のまわりにどんな物体が、どんな位置関係で存在するか、いやでもわかるだろう。けれども、目に入る物体はほとんどが静止している。ほぼすべて、自然界の断片にすぎず、現時点では何の動きにも加わっていない――が、視覚的には「わたしはここにいるよ！　ここにいるよ！」と、どれもこれもが自己主張している。その理由はごく単純で、ようするに光のせいだ。何の出来事にもかかわっていない物体までもが、わたしたちに向かってが光を反射する。興味深い事実を訴えていてもいなくても、その場のあらゆるもの反射光を放っている。しかも、物体はまったく動いていないのに、変化に富んだ動的な刺激が視覚に届くことも多い。いちばんありがちな例は、わたしたち自身が動いている場合だ。わたしたちの位置がずれると、視界内の物体はそのつど大きく変化する。かたちも変わるし、近い物体ほどすばやく動き、見えていたものが陰に隠れたり、その逆になったりする。だから、目に映っている情景の中で移動や変化が起こっても、現実世界で何かが発生したとは限らないのだ。つまり、本当になんらかの現象が起こった場合と、じつは起こっていない場合との区別がつきにくいため、視覚は、いろいろな現象を感じ取るのに最適な手段とはいえない。

たとえるなら、わたしたちにとって視覚は〝おしゃべりな仕事仲間〟であり、いちいち取り合っていられないほどだ。聴覚は（皮肉にも）〝物静かな仕事仲間〟で、本当に肝心なときだけぽつりと「上からピアノが落っこちてきました」などと伝えてくる。つまり、聴覚は「何が起こったか？」をつかむのに向いている。ある現象が実際に生じたときだけ信号を感知するからだ。視覚ではとらえられないもの――わたしの講義中、身振りで気を引こうとしている生徒など――を把握できるうえ、視界内でいま起こりつつある出来事についても警告を発してくれる。じつは何も起こっていない場合、視覚的にはあわただしい変化があっても、音はまったくしないものだ。したがって、聴覚なら、よけいな要素に邪魔されず出来事を純粋にとらえられる。音波が発生するのは、本当に何かが起こったときだけだからだ。

そんなわけで、視覚より聴覚のほうが「何が起こっているか」を本質的に把握しやすい。出来事の認知には、聴覚が適している。日常の言語コミュニケーションに視覚ではなく聴覚が向いているのも、この点が大きな理由といえる。コミュニケーションは一種の出来事だから、やはり、聴覚を活かすのが自然だろう。なにしろ、人と人が交わす日常会話は、その場ですぐ相手に理解してもらいたいような内容なのだ。しかし文字は違う。ふつう、わたしたちは自分の考えをもっと長期的に記録しておきたいときに用いる。文字を使いながらも、至急、相手にメッセージを伝えたい場合は、すぐ読んでもらえるようにそれなりの対策をとる。たいがいは音を使う。メールやショートメッセージが到着すると着信音が鳴るのは、その一例だ。

言語が視覚よりも聴覚を活かしていることは、広い意味でいえば、〝既存の能力の有効活用〟にあたる。人間がすでに持っている感覚器官をできるだけじょうずに使おうと、自然界の音の性質を真似たのだ。自然界では出来事の発生が音によって伝わる仕組みだから、言語も、文化的な淘汰のすえ、聴覚に頼るようになった。

しかし、音声が届く範囲ならそれでいいものの、少し遠くにいる相手とはコミュニケーションがとりにくくなる。電信文を送るモールス信号は、やはり音（トン、ツー）を活かした伝達手段だが、読み取る速度の世界記録保持者、テッド・マケルロイでさえ、一分間に七五・二語しか判読できなかった（一九三九年に残した記録）。これに対し、英語の一般的な会話は一分間あたり一五〇語くらい、努力すれば毎分七五〇語近くまで可能だ。ファックスやモデムも音を応用した通信機器だが、あんなふうにピーピー、ガーガーといった音声で会話する言語は存在しない。どう考えても、聴覚に頼るコミュニケーションには限界が伴う。そこで、本章のテーマの出番だ。わたしたちの聴覚を最大限に活用するには、どんな響きの音を使うべきか。それを探るための第一歩として、自然界の音の〝原子《アトム》〟、すなわち根本的な構成要素を探していこう。視覚に関しては、自然界にある物体の輪郭線が鍵を握っているが、さて聴覚はどうだろうか。

自然界の音素

以上のように、進化において視覚と聴覚が果たす役割の違いを考えると、言語に活かすなら聴覚のほうが適していることがわかる。自然界のいろいろな出来事はなによりも音を通じて認識されるのがふつうだから、言語もまた、メッセージを確実に受け取ってもらえるように、音の力を借りる。しかし、もっと具体的に突き詰めると、脳をめいっぱい有効活用するためにはどんな種類の音がふさわしいのだろう？　もちろん、自然界と同じ音だ。とはいえ、自然界には膨大な数の音が存在し、人間はそのうちかなりの音を器用に真似られる。たいがいは口を、ときには手や腋《わき》の下も使って、さまざまな音を出す。「よくできた言語は自然界の音を利用する」などと指摘したくらいでは、「食料品店にはサンドイッチがある」というのと同じ程度の、あたりまえでおおざっぱな内容にすぎない。自然界のうちの、どんな音を真似ているのかが問題だ。風が吹く音、水が跳ねる音、木が倒れる音（聞いている人がいるとしよう）、葉がそよぐ音、雷鳴、動物の鳴き声、関節が鳴る音、卵が割れる音……。言語はどこを出発点にしているのか？

自然界にはありとあらゆる種類の音が存在するものの、でたらめなようでいて、それなりに秩序立っている。わたしたちが耳にする出来事のほとんどは、たった三つの構成要素で成り立っている――すなわち、〝ぶつかる〟〝すべる〟〝鳴る〟。

〝ぶつかる〟は、固体と固体が衝突したときに起こる。たとえば、あなたが歩くと、足と地面がぶつかる。ノックすると、拳《こぶし》とドアがぶつかる。テニスは、ぶつかることを基本にしたスポーツだ。ボールがラケットにぶつかり、ネットにぶつかり、地面にぶつかる。物と物がぶつかると、それぞれ特有の音が生じる。ぶつかった瞬間、突然、爆発的なエネルギーが発生して、音になる。

〝すべる〟も、固体と固体のあいだで起こりがちな物理的現象だ。二つの表面がある程度長い時間こすれ合うことをさす。あなたが指でこの本の文章をなぞれば、指が紙の上を〝すべる〟。床に置いてある箱を押すと、〝すべる〟。この〝すべる〟ときに生じる音は、〝ぶつかる〟場合と本質が異なっている。〝ぶつかる〟のような瞬間的なエネルギー発生と違い、〝すべる〟の場合、あまり突然ではなく、「シャー」というホワイトノイズに似た音がやや長めに続く。〝ぶつかる〟にくらべて、起こる頻度は低い。なにしろ第一に、二つの表面がしばらくこすれ合うという、特別な状況が必要になる。〝ぶつかる〟のほうは、知覚科学者にいわせれば「一般的」であり、とくに珍しい条件がそろわなくてもしょっちゅう発生する。第二に、〝すべる〟場合、たいてい、摩擦のせいでその事象のエネルギーが大幅に失われるので、一連の出来事がそこで終わってしまうことが多い。第三に、

〝ぶつかる〞は連続して繰り返される——たとえば、ピンポン球が何度も、だんだん小さく跳ねるなど——可能性がある（すぐあとで述べるとおり、〝鳴る〞も伴う）のに対し、はっきりとした〝すべる〞現象が延々と繰り返されることは考えにくい。もし繰り返されるとすれば、〝すべる〞現象がいったん止まって、次の〝すべる〞現象が始まるという順序になるだろうが、そんなふうにいったん止まるには、いずれにしろ、〝ぶつかる〞現象がからんでくるはずだ。

わたしたちがふだん経験する範囲では、固体同士の物理的な相互作用は〝ぶつかる〞と〝すべる〞に限られる。遠い祖先が経験したのも、おもにこの二種類にちがいない。人間は、陸生の哺乳動物だからだ。固体と液体が接すると〝（水などが）跳ね散る〞現象が起こり、これは〝ぶつかる〞や〝すべる〞とはまた異なるものの、人間の聴覚に大きな影響を及ぼしているとは思えない（カワウソ、アザラシ、クジラなどの聴覚の形成には深くかかわっているかもしれないが……）。

したがって、固体と固体の物理的な相互作用が二種類あるほかは、人間の生活にとって基本的な自然現象といえばあと一つしかない——〝鳴る〞だ。物理的な相互作用、つまり〝ぶつかる〞や〝すべる〞が終わったあとで、固体には〝鳴る〞という現象が起こりうる。固体に物理的な力が加わると、揺れたり震えたりする。そのようすは肉眼ではほとんど見えないものの、音で感じ取ることができる。たとえば、ペンが叩いているのは机なのか、パソコンなのか、コーヒーカップなのか、音で区別できる。それぞれ振動音が異なるからだ。また、どれも同じペンで叩いたということまで音でわかるかもしれない。

物体の振動音は、めいめい特徴的な「音色《おんしょく》」を備えている。音色とは、知覚できる全般的な特質をさす。一例を挙げると、ピアノの「ド」の音とバイオリンの「ド」の音は、音の高さ、つまり周波数は同じだが、音の質、印象が違う。これが音色だ。ほとんどの物体は、〃鳴る〃といってもごく短い時間にすぎず、銅鐸《どら》のように長く鳴り響くわけではないが、たしかに〃鳴る〃。いったん気をつけ始めると、いたるところで〃鳴る〃音がしているのに驚くだろう。また、〃鳴る〃きっかけは〃ぶつかる〃だけでなく、〃すべる〃にもある。二つの物体がぶつかり合って発生する振動と、その二つの物体がこすれ合った結果の振動とは、共通点が非常に多い。だから、もしコーヒーカップが机の上をすべっていれば、音でわかる。カップが机にぶつかったときと音の特徴が共通しているからだ。

このように、自然界の基本的な音素は〃ぶつかる〃〃すべる〃〃鳴る〃の三つといえる(図表3参照)。固体と固体が作用を及ぼし合って振動すると、結果的にこの三種類が生じる。この三つは自然界の根本をなす特別なものだが、しかし、動物の発する〃言葉〃が必ずこの三種類にもとづいていなければいけない、というわけではない。イヌのうなり声、

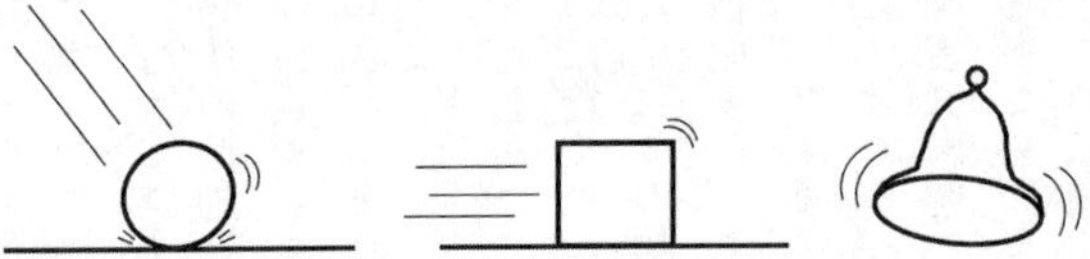

図表3
3つのおもな物理現象。(a) ぶつかる、(b) すべる、(c) 鳴る。それぞれ、人間の言語の破裂音、摩擦音、共鳴音に不思議なほど似ている。

ネコのねだり声、ウマのいななき、クジラの歌、いろいろな鳥のさえずり……どれも、三種類の音素とのつながりは感じられない。ファックス機の通信音にしても、無関係だ。けれども、人間が持つ聴覚を有効利用しながら言語をつくりあげるなら、やはり〝ぶつかる〟〝すべる〟〝鳴る〟の音を活かすことになるだろう。

では実際、人間の言語はこの三種類の音素をもとにできているのか? 答えはイエス。人間の話し言葉の最も普遍的な共通点は、この三つの音素が基本単位に――いわば言語の〝原子《アトム》〟に――なっていて、自然界の音素と対応していることなのだ。言語と照らし合わせると、〝ぶつかる〟〝すべる〟〝鳴る〟は、それぞれ「破裂音」「摩擦音」「共鳴音」に相当する。

破裂音――たとえばb、p、d、t、g、kのような音は、あらゆる言語に存在する。突然に爆発的なエネルギーが放出されるという特徴を持つ。〝ぶつかる〟に性質が近い。図表4(a)は、わたしが小さなプラスチック製のカップを机にぶつけたとき、音の周波数が時間の推移とともにどう変わるかを示している。衝突の瞬間、幅広い周波数帯の音が一気に生じていることがわかるだろう。同じ図の少し右側は、わたしがkの音を発音したようすだ。やはり、最初の一瞬、急に広い周波数帯の音が出ていて、〝ぶつかる〟音と特徴が似ている（また、少なくとも英語の場合、衝突を表わす単語に破裂音が多く含まれていることにも注目したい。例：bam, bang, bash, blam, bop, bonk, bump, clack, clang, clink, clap, clatter, click, crack, crush, hit, klunk, knock, pat, plunk, pop, pound, pow, ponch, push, rap, rattle, tap, thump）。

言語の代表的な音素の二つ目は、摩擦音――s、sh、th、f、v、zなどの音――だ。やや長めの耳障りな音で、〝すべる〟音に似ている。〝すべる〟現象が〝ぶつかる〟現象ほど多くないのと同じように、摩擦音は破裂音ほど多用されない。破裂音は人間のどんな言語にもあるが、摩擦音は存在しないという言語も少なくない（とくにオーストラリアの言語）。図表4(b)の左側は、わたしが小さなカップを机の上ですべらせたときの音を周波数で分析したもので、〝ぶつかる〟現象とは違い、出だしがくっきりとはしていない。また、音が長く、幅広い周波数をまんべんなく出し続けている。図表4の右側もそっくり

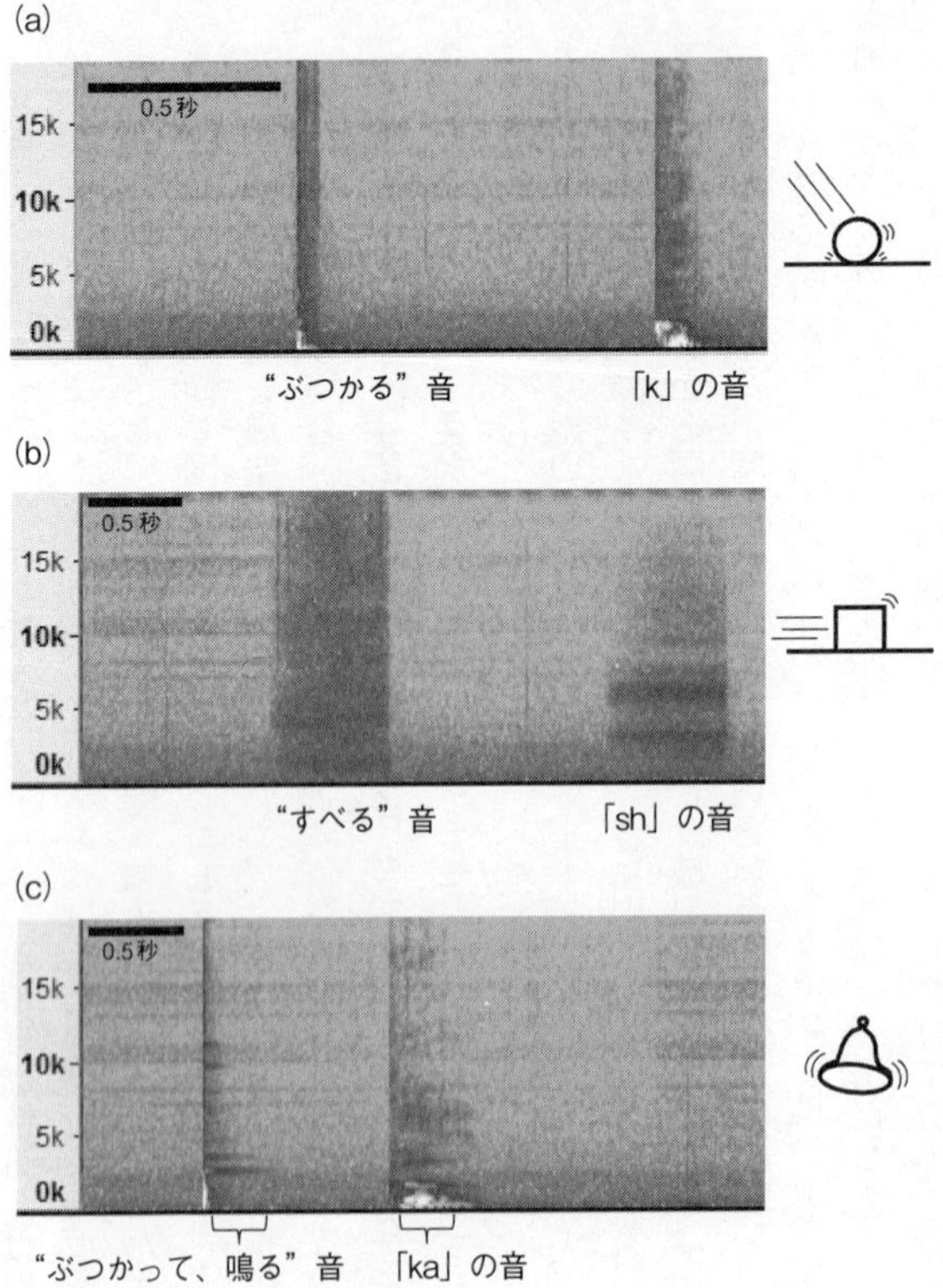

図表4
破裂音、摩擦音、共鳴音が、それぞれ“ぶつかる”“すべる”“鳴る”とよく似ていることを示す図。縦軸が時間経過、横軸が周波数を表わす。(a) は“ぶつかる”音と破裂音、(b) は“すべる”音と摩擦音、(c) は“ぶつかって、鳴る”音と共鳴音の比較。

のグラフだが、こちらはわたしがｓｈを発音したようすだ。摩擦音には〝すべる〟音の特徴が明確に表われている（また、少なくとも英語の場合、〝すべる〟現象にかかわる単語には摩擦音が多く含まれている点にも注目してもらいたい。例：fizzle, hiss, rustle, scratch, scrunch, shuffle, sizzle, slash, slice, slip, swoosh, whiff, whiffle, zip）。

人間の言語に見られる三つ目の基本的な音素は共鳴音で、ａ、ｅ、ｉ、ｏ、ｕのような母音のほか、l、r、y、w、m、nのような子音に使われている。いずれも、強く反復する振動を含み、分析すると複雑な波形になる。音の特徴は〝鳴る〟に似ている。図表4(c)の左側は、わたしがコーヒーカップを叩いたあとの振動を示す。特定の周波数が表われたあと、振動はすぐに収まっている。カップのかたちや材質によって、どんな周波数帯を占めるかが異なる。図表4(c)の右側は、わたしがｋａを発音したようすだ（破裂音のｋが、叩く動作に相当する）。コーヒーカップと同じように、特定の周波数が強く出ていて、これがａの音の特徴ということになる。

なんとまあ！　人間の言語に含まれるおもな三つの音素は、自然界の三種類の音素とそっくりではないか。わたしたちは〝ぶつかる〟〝すべる〟〝鳴る〟で言葉をしゃべっているのだ！

いやしかし、言語の音素と自然界の音素が似ていることにあまり興奮する前に、重大な疑問点を一つ片づけておかなくてはいけない。わたしたち人間は、もっと違う音も発声できるのだろうか？　〝ぶつかる〟〝すべる〟〝鳴る〟に似た音しかそもそも出せないという可能性はないか？　もしほかの音を出せないとしたら、本章の論旨には説得力がなくなってしまう。もとから持っている聴覚をうまく転用するため、文化的な淘汰を通じて〝ぶつかる〟〝すべる〟〝鳴る〟に似た音を活かしつつ言語ができあがっていった、と主張したいのだが、もしも人間の口がそういう音しか発することのできない構造であれば、淘汰の説は成り立たない。次の節ではこの問題を取り上げよう。

舌先の動き

火星探査車が火星に着陸する状況を思い浮かべてほしい。まず、風船のような緩衝材の上で、探査車が何度かバウンド。やがて緩衝材がしぼみ、探査車がゆっくりと赤茶色の地面を進み始める……。もしあなたがその場にいて着陸に立ち会っていたら――大気圧が低いせいで鼓膜の激痛に苦しみながらも――〝ぶつかる〟音を数回聞き、その合間に〝鳴る〟音を聞いたにちがいない。その後、探査車が適当な場所を見つけ、火星の土壌のサンプルを採取して容器に入れる段階では、土壌をすくう際に〝すべる〟ような音を、さらには、採取アームに振動が伝わって〝鳴る〟ような音を聞いただろう。火星でも〝ぶつかる〟〝すべる〟〝鳴る〟が発生するわけだ！　この〝ぶつかる〟〝すべる〟〝鳴る〟は、地球上の自然界の音素というより、物理学上の音素と考えたほうがふさわしい。固体と固体が相互作用を及ぼすところならどこでも、この三つが出来事の基本的な音素となる——わたしたちの口の中でも同様だ。

口の中には、動く部分がいくつかある。力強くきわめて緻密な動きをする舌。ふっくらしていて操りやすい唇。岩のように硬い歯を備えた顎《あご》。わたしたちは、これらの部分を複雑なやりかたで物理的に組み合わせて、言葉を発するという動作をこなしている。ただ、発話も物理的な現象の一種だから、〝ぶつかる〟〝すべる〟〝鳴る〟が物理現象の基本なら、話し言葉もやはり、口の中の〝ぶつかる〟〝すべる〟〝鳴る〟で成り立っていなければおかしい。そう考えると、話し言葉の音が〝ぶつかる〟〝すべる〟〝鳴る〟に似ているのはむしろ当然だ。発話は物理的な現象だから、物理現象の基本をなす音素でできあがっているにすぎず、聴覚を有効利用するかどうかの問題ではなさそうにも思える。

しかし、言葉をしゃべるとき、わたしたちの口は、舌、唇、生えそろった歯をただ単純に利用しているのではない。たとえば、上の歯と下の歯をぶつけて音を出すとか、歯ぎしりの要領で歯をこすり合わせるとかいった程度の動作にはとどまっていない。口を鼻、喉、肺と連動させながら、固体の物理現象の〝原子《アトム》〟——〝ぶつかる〟〝すべる〟〝鳴る〟—

――とは次元の違う、はるかに精巧なメカニズムによって音を発している。〝ぶつかる〟〝すべる〟〝鳴る〟は最も基本的な物理現象だが（なにしろ、最も基本的な物理現象は固体にまつわる現象なので）、しかしこの三つしか現象が存在しないわけではない。ほかにも無数にある。とくに、液体や気体の流れにからむ物理現象は数多い。言葉を発音するときの口の中でも、〝ぶつかる〟〝すべる〟〝鳴る〟は実際にはまったく起こらず、空気の流れだけが関係している場合もある。それでも結局、空気の流れは〝ぶつかる〟〝すべる〟〝鳴る〟を真似ているのだ。たとえば破裂音を例にとると、口の中で固体同士がぶつかってはいないものの、急に空気を放出することで似た種類の音をつくりだしている。摩擦音にしても、口内で何かの表面がこすれ合っているのではないけれど、空気が狭い空洞を少し時間をかけて通り過ぎることで類似の状況を生んでいる。共鳴音も同様で、物体が〝ぶつかる〟〝すべる〟によって振動するのではないが、空気が抜けるときに声帯が震えている。

〝ぶつかる〟〝すべる〟〝鳴る〟を起こさずに、〝ぶつかる〟〝すべる〟〝鳴る〟の音を出している。なんという偶然！　人間の言語は、空気の通り道を利用して三種類の基本的な音をつくっているが、それらは結果的に、固体と固体が物理作用を及ぼし合ったとき生じる三種類の基本的な音とそっくりだ。まったく異なるメカニズムなのに、同じ響きの音。

偶然と見るにはできすぎている。そこで、脳の機能が転用されているという説がしっくりあてはまる。空気の流れで巧みに音を出せる口が、大別すると三種類の音しか言語に用いていない──その三種類は、固体が物理作用を起こす際の音と同じなのだ。

だが、結論を急ぐのはよそう。空気の流れを活かすメカニズムが、もし〝ぶつかる〟〝すべる〟〝鳴る〟に類する音しか出せないとしたら……？　もっと絞り込むと、人間の口で実現可能な空流メカニズムが、〝ぶつかる〟〝すべる〟〝鳴る〟に近い音しか発生させられないという可能性はあるだろうか？　いや、そんなはずはない。人間の口は、固体同士が生じさせる音よりもはるかに多彩な音を出せる。いろいろな動物の鳴き真似だってできる。ガーガー、モゥー、ワンワン、ゲロゲロ、ニャーオ……。人間ならではの音も出す。ズズッ、ゲップ、ハクション、ファーア……。どれ一つとして、〝ぶつかる〟〝すべる〟〝鳴る〟では成り立っていない。気体の流れでさまざまな音を真似られるわたしたちの口は、もちろん、気体の流れの音そのものを真似ることもできる。炭酸水の蓋を開けた音、風の鳴る音、さらにはおならの音……やはり、〝ぶつかる〟〝すべる〟〝鳴る〟とは関連のない音だ。ほかにも、ベーコンが焼ける音、炎が燃え上がる音など、熱そうな音も真似られる。バイクのエンジン音、ファックスの機械音、デジタル時計のアラーム音、電話の呼び出し音、エイリアンの宇宙船の飛行音……これまた、〝ぶつかる〟〝すべる〟

〝鳴る〟とは無縁だ。

このように、空気の流れで音を出す人間の口はとても幅広い音色を出せるのだが、にもかかわらず、言語には、せっかくの模倣の才能をほんのわずかしか活用せず、目に見える固体同士の作用で生じる三種類の音だけをわざわざ採用している。生まれつきの都合で〝ぶつかる〟〝すべる〟〝鳴る〟の音でしゃべっているのではない。なのに、それら三種類がどの言語にも含まれているとなると、人間がもとからある脳の機能を有効利用するためではないかと考えられる。

このあとの節では、口から発することができるのに言語には使われていない、という種類の音にも注目してみたい。なぜそれが興味深いかといえば、ちょっと聞いた範囲では、言語に使われる音とよく似ているように感じられるからだ。そのあたりを掘り下げることによって、同じくらい簡単に出せる音が数多くありながら、どうして言語に使う音と使わない音に分かれるのかが浮かび上がってくる。たとえば、次の節では、波打つような感じに〝ぶつかる〟〝すべる〟音を取り上げて、口で出せるのに言語には使っていないこと——と同時に、物理現象には存在しない音であること——を確かめていこう。その次の節（「自然界のもう一つの音素」）では、〝すべって、ぶつかって、すべる〟音をどちらも出せるのに、後者だけが言語に採用されている不思議について述べる。

これもまた、物理現象とぴったり符合している。さらにあとの節（「〝ぶつかる〟音はじつは二種類」）では、ごく単純な信号音（ビーッ）が、音素として存在するにもかかわらず人間の言語には使われていないことや、現実の世界でもそのような音は発生しにくく、傾向が似ていることを指摘する。おおまかにいえば、この先の五つの節にわたり、わたしは虫眼鏡を取り出して、〝ぶつかる〟〝すべる〟〝鳴る〟の構造をくわしく分析し、破裂音、摩擦音、共鳴音のそれぞれと細部までそっくりなのかどうかを論じていきたいと思う。

〝鳴る〟音の揺らぎ

ハーモニカという楽器は見くびられがちだ。値段が安いし（ネット通販では五ドルで売られている）、年端のいかない子どもたちが吹く小さな金属のかたまり、という印象が強い。わたしは二個持っているのだが、いつまで経っても吹きこなせない。そもそもふつうは三つの基本的な和音しか演奏できないうえ、出せない音もある楽器だ。いい加減に吹いてもある程度まともな音が鳴る反面、わたしなどは練習しても上達しなくていらいらしてしまう。ところが、本格的なブルース演奏者の手にかかると、おもちゃほどの小さなものが発しているとは信じられない、じつに豊かな音を奏でることができる。

ハーモニカが見かけに似合わない力を発揮する理由は、一つには、不完全な楽器だからだ。楽器の半分だけと呼ぶべきか——だから安いのかもしれない。楽器の残り半分は、人間の手。だから、ハーモニカの名手は演奏中ずっと手をあちこちに動かし続けているわけだ。「ハンドビブラート」と呼ばれるこの奏法などを使って、ハーモニカのわずか二〇個ほどの音では表現できないはずの豊かな音楽を生みだす。聞き手の耳に届くのは、ハーモニカから直接くる音だけではない。その環境内のいろいろな物体にいったん反射する音もある。ハンドビブラートを駆使する演奏者の場合、手に音をバウンドさせているわけだ。何かにぶつかってバウンドするたびに、その物体に吸収されやすい周波数とされにくい周波数があるため、音色《おんしょく》が変化する。全体としての音色は、ハーモニカから耳へ直接的に伝わる音と、周囲のあらゆるところから間接的に伝わる音とを合わせたものになる。こういう複雑な音の総和が聴衆に届くことを意識して、演奏者はさかんに手のひらをひらつかせる——その一方、音響エンジニアが細心の注意を払ってコンサートホールを設計する。

楽器（あるいは〝半楽器〟）がブルース演奏ライブやコンサートホールで美しいメロディーを響かせる際、大切なのはハンドビブラートと音の反射だけではない。その場でかかわっているさまざまな物体が優しくハミングする——つまり、〝鳴る〟。物体の大きさ、かたち、材質が合わさった独自の音色を出す。ハーモニカの音に限らず、このような共鳴音も、環境に応じて微妙に変化する。わたしたち人間の脳は、交じり合った音の構成要素を聞き分けて、耳に届いた音色の特徴だけをヒントに、周囲の状況を感じ取ることができる。そのあたりは一九八五年、心理学者のジェームズ・J・ジェンキンズが、目隠しした学生たちを使った実験で証明している。学生たちは、多少の練習のあと、信号音などの聴覚情報だけを頼りに、障害物をうまくよけながら歩けるようになった。

周囲の環境が音にどのような影響を与えるか、音響学的に分析してみると、〝鳴る〟音の内部構造には重大な特徴がある。〝鳴る〟音は、揺らぎを伴う場合が多いのだ。これにはいくつかの原因がからんでいる。まず第一に、〝鳴る〟現象を引き起こすような出来事は、同時に、その鳴っている物体を動かす可能性が高い。つまり、ぶつかったり、すべったりする動きが関係してくる。〝鳴る〟音が耳に伝わるときの波形は、物体の環境によるので、物体が鳴りながら動くとなると、時間の経過につれて音色に変化が表われる。第二に、そういった事象に出会う場合、むしろわたしたち自身が動いていることも多い。音色は聞く位置によっても左右されるから、聞いている側が移動していれば、やはり時間とともに変わっていく。いずれにしろ、動く側がわたしたちであれ物体であれ、鳴っている物体の音色は変化する可能性が高いわけだ。これが、少なくとも潜在意識の範囲では、音の揺らぎとして感じられる。

こうして動きのせいで鳴っている音が微妙に揺らぐほか、音色が変わる原因になりやすい要素はもう一つある。音高（ピッチ）だ。すなわち、音の高さ、低さ。動きがからむと――聞く側が動くにしても、事象に関係する物体が動くにしても――ドップラー効果が生じる。この現象はおなじみだと思うが、近づいてくる音は高くなり、遠ざかる音は低くなる（ドップラー効果とその言語への影響については、本章のもう少しあとの節「未終了の合図《サイン》」も参照のこと。また、その先の音楽に関する章でも、くわしく取り上げる）。

以上のように、〝鳴る〟音は、音色も音高も時間が経つにつれて変わりやすい。つまり、一つの音であっても、本質的に変化をはらんでいる。〝ぶつかる〟音や〝すべる〟音はどうだろう？

〝ぶつかる〟はほとんど一瞬だから、単純にいって、時間の経過とともに何かが起こったりするはずがない。あるとすれば、次々にぶつかって連続的に違う音がするケースくらいだ。当然ながら、短いあいだにぶつかる音が連続して発生することもある。たとえば、ペンを落とすと、片方の先端が床にぶつかった直後、もう片方の先端がぶつかる。しかしこの場合、物理的な相互作用が一回ではなく二回起こったと見なすべきだろう。〝鳴る〟現象は一回のうちに音が揺らぐ可能性があるのに対し、一回限りの〝ぶつかる〟現象なら、音が揺らぐ余地はない。

〝すべる〟はどうか？　こちらの現象はかなり長い時間続くこともあるから、理屈でいえば、発生中に音が変化していってもおかしくない。ただし——たとえば、雪の斜面を橇《そり》ですべり下りると、一回の〝すべる〟現象がしばらく続くものの——たいがい（一瞬ではないけれど）それほど長くない。エネルギーが急速に消耗されるせいで、ときにはすぐ終わってしまう。実際のところ、〝すべる〟音が時間とともに変化することはありうるのだろうか？ 答えを出す前に、〝すべる〟音の定義を明確にしておこう。すでに述べたとおり、〝すべる〟現象が〝鳴る〟を誘発する場合もあるけれど、いま問題にしたいのはそういう音の移り変わりではない。肝心なのは、〝すべる〟現象で二つの表面が物理的に作用し合うときの音——物体の表面のざらざらが生みだす、耳障りな摩擦音そのものだ。したがって、〝すべる〟音が揺らぐとすれば、すべっていく表面のざらつきに変化があるから、摩擦音が徐々に変わっていくにすぎない。ざらつき具合が一定していない材質はよくあるものの、秩序正しく段階的にざらつきが変化していく物体は皆無に近く、〝すべる〟現象の音は明確な変化をしない傾向が強い。

というわけで、〝鳴る〟音は揺らぐ可能性が高いのに対し、〝ぶつかる〟〝すべる〟音は揺れ動かない。もし言語が自然界の音を真似つつ文化的に進化したのなら、共鳴音（〝鳴る〟に相当）はときどき動的に変化し、破裂音（〝ぶつかる〟に相当）や摩擦音（〝すべる〟に相当）は変化しないはずだ。

では現実の言語はどうかといえば、たしかにそのとおり、共鳴音は、発音の最中に音が変わることが多い。英語を例にとると、sit（**シッ**トゥ）や set（**セッ**トゥ）に含まれる母音は単一だが、skate（ス**ケイ**トゥ）や dive（**ダイ**ヴ）のような語の母音は途中で変化している。たとえば skate（ス**ケイ**トゥ）を発音してみれば、母音の部分の途中で口のかたちが変化し、音の調子が変わるのがわかるだろう（とくに、専門用語でいえば「ホルマント構造」あるいは「フォルマント構造」――いわば、音に含まれる周波数の成分――が変わる）。このような母音は「二重母音」と呼ばれている。ほかに l、r、y、w、m など、共鳴音に属する子音も、音の響きの変化を伴う。たとえば、yet（**イエッ**トゥ）と発音すると、y の途中で唇が横に広がって音が変わるのがわかるはずだ。これらの子音には音色の変化が組み込まれている。

先ほどの話を思い出してもらうと、自然界の〝鳴る〟音は、ドップラー効果によって音高も変わる可能性がある。言語の共鳴音にも、そんなドップラー効果に似た変化が見られるだろうか？　じつは、世界各地の音調言語（中国語など）の多くに見られる。母音を発音している最中に高低を変化させるだけで、まったく違う意味になることも多い。

このように、共鳴音は揺らぐのがごくふつうで、発音しながら複数の〝鳴る〟音をうまく組み合わせたりする。それに対し、一つの音素の中で破裂音を複数組み合わせるという例は、世界中どこの言語にも見あたらない。理論的には、二つの破裂音をすばやく連続する音素が存在しても不思議ではないはずだ。ectoplasm（エクトプラズム）のct（クトゥ）のように、わたしたち人間は破裂音を連続して発音しようと思えばできる。にもかかわらず、言語では、たまに破裂音の連続があるにしろ、それ単独で語の基本要素、すなわち音素を構成することはない。

では〝すべる〟音、つまり摩擦音についても、自然界と同じく、揺らぎは生じないのだろうか？　ひとまず、しゃべっているあいだに摩擦音が動的に変化するとはそもそもどういう状態をさすのか、明らかにしておこう。ためしにfs（フス）と発音してみてほしい。スローモーションで再現すると、最初は下唇を嚙むfの音で始まり、少しずつ口が変形して、最終的にはsになる。この連続する摩擦音は、げんにpuffs（パフス）のような単語に含まれている。だから理論的には、fsという音素を持つ言語があってもおかしくない。共鳴音の場合は、一つの音素の中に二つ連続して入っていたりするのだから、一つの音素の中に摩擦音の動的な組み合わせがあってもいいはずだ。ところが、人間の言語には、そういった例は見あたらない。

自然界では〝鳴る〟音だけが揺らいで、〝ぶつかる〟〝すべる〟は揺らがず、文化的な淘汰の結果である言語にも、まったく同じ法則があてはまる。共鳴音の音素は動的に変化することがよくあるのに対して、破裂音や摩擦音の音素は、動的に変化しない。わたしたちの聴覚メカニズムは、動的な〝鳴る〟音ならすんなり受け入れられるけれど、動的な〝ぶつかる〟〝すべる〟音にはなじめない。文化によって取捨選択された言語にも、そっくりの傾向が見られる。

音素の内部での動的な変化にとどまらず、音素と音素がつながって単語になる仕組みにも、同じ規則が見て取れる。複数の共鳴音がつながった単語はありふれているものの、複数の破裂音や複数の摩擦音がつながっている語は数少ない。英単語を例に検証してみよう。以下、本章の第二段落の原文に使った英単語から、いくつか適当に拾ってみる。たとえばharrowing（ハロウィン）という単語は、共鳴音が六つ連続している（a、rr、o、w、i、ng。語尾ngは鼻孔共鳴音）。village（ヴィリジ）は三つ連続、generation（ジェネレイシャン）は五つ連続、eventually（イヴェンチュアリ）は四つ連続と、かなり続く単語が珍しくない。その一方、わたしたちは破裂音を連続して発音することもできるし――たとえばpackedのkt（クトゥ）、grabbedのbd（ブドゥ）など――摩擦音を連続することもできるはずなのだが――puffsのfs（フス）、givesのvz（ヴズ）、isthmusのsth（スス）など――破裂音または摩擦音が三つ以上連続する単語はめったになく、五つや六つも連続する語ともなると、まず存在しない。

　以上で、物理現象の〝原子《アトム》〟ともいうべき三種類のそれぞれについて、発生中どんなふうに、どのくらいの頻度で音が変化するかがわかった。しかし、まだ検証していないケースがある。三種類のうちのどれかから別の種類のどれかへ動的に変化することは、あるのかないのか？　異種間の簡単な組み合わせの中で、きわめて頻繁に発生するもの――認識するためにわざわざ専用の聴覚メカニズムができあがっていて、言語にまで転用されそうなもの――はあるだろうか？　次節ではこの点に目を向けて、とても基本的な物理現象がもう一つ存在していること、そして言語の第四の音素になっていることを明らかにしたい。

自然界のもう一つの音素

　いままでわたしは〝ぶつかる〟と〝すべる〟を単純に別の物理現象として扱ってきた。しかし、〝すべる〟は〝ぶつかる〟よりずっと複雑だ。なにしろ〝すべる〟を細かく分析すれば、非常に弱い〝ぶつかる〟が無数に繰り返されているともいえる。仮に、紙の上を爪でひっかくと、顕微鏡レベルでは、数えきれない回数の微小な衝突が起こる。あるいは、閉じた本の小口《こぐち》を爪で横にひっかくと、全体としては〝すべる〟現象にあたるものの、細かく分ければ爪の先端が一ページずつ順に軽く〝ぶつかる〟ことになる。しかしだからといって、自然界の現象の基本要素を〝ぶつかる〟と〝鳴る〟の二つだけに絞り込むのは、さすがに妥当ではないだろう。なにしろ、一回の〝すべる〟には、〝ぶつかる〟が百万回も必要になったりするのだ。小規模な衝突が猛スピードで連続発生するわけで、ごく単純に物体同士がごつんと衝突するのとは質的に違うから、やはり〝すべる〟は別個の現象や音素として扱いたい。

とはいえ、〝すべる〟が大量の〝ぶつかる〟で成り立っている事実から推測すると、こんな可能性が浮かび上がってくる——〝ぶつかる〟にも〝すべる〟にもはっきりとは分類しがたいような基本事象もあるのではないか？　この新しい種類の事象をとらえるために、〝すべる〟に含まれる無数の〝ぶつかる〟を眺めてみよう。無数の中でも最初の一回の〝ぶつかる〟がとくに強い場合を想像してほしい。すると、この〝すべる〟のスタート時は、ふつうなら〝ぶつかる〟の特徴として挙げられるような、明確ですばやい動きが生じることになる。ただ、以後〝ぶつかる〟が延々と連続するので、やはり全体的に眺めれば〝すべる〟の出だしと見るべきだ。こうした〝ぶつかって、すべる〟現象がもし広く一般に存在するなら、〝ぶつかる〟にも〝すべる〟にも単純には分類しきれない。

そういった現象は実際、存在する。いくつかの点を考え合わせると、そう結論せざるをえない。第一に、そもそも〝すべる〟は〝ぶつかる〟に誘発されて起こりやすい。たとえば、本を一冊、机の上ですべらせるとしたら、どうだろう。まず最初、〝すべる〟を引き

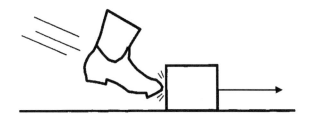

図表5
“ぶつかって、すべる”は、第四の基本的な物理現象といえる。その音のようすは、言語における「破擦音」、すなわち「破裂音の直後に摩擦音が続く音素」によく似ている。

起こすために、あなたの手が本に〝ぶつかる〟はずだ。すなわち、〝ぶつかる〟現象に引き続いて〝すべる〟現象が発生する（図表5参照）。〝ぶつかる〟を抜きにするには、用心深く、そっと本に触れる必要がある。そのままこんどはいったん本をつかんだあと、すべらせてみてほしい。そうすれば、初めに手と本が〝ぶつかる〟ことはない。が、このやりかたでも、たいていまず〝ぶつかる〟に似た現象が起こると思う。物体をすべらせるには、静止摩擦――すべり出しを妨げる力――を上回らなければいけない。そのため、最初に強く押す動作は、〝ぶつかる〟に近い。押す力が静止摩擦をついに超えた瞬間、図表4(a)で見たような、幅広い周波数帯で突然の爆発的な変化が起こって音がする。やはり、〝すべる〟は〝ぶつかる〟から始まることが多いのだ。

第二に、〝ぶつかる〟は、おのずと〝すべる〟を伴う場合が多い。もしあなたが真っ正面から壁にストレートパンチを見舞ったら、拳《こぶし》がただ〝ぶつかる〟だけで、そのあと〝すべる〟は起こらないだろう。しかし、腕をやや斜め方向に伸ばして、クロスぎみのパンチを繰り出した場合、拳がぶつかったあとで壁は軽く横揺れする——つまり、〝すべる〟可能性がある。

〝ぶつかる〟のあと〝すべる〟のはごく自然な流れだが、〝すべる〟のあと〝ぶつかる〟という順序は、自然界にそうよくある物理現象ではない。まず第一に、〝ぶつかる〟は、〝すべる〟抜きで唐突に起こるほうが一般的だ。ためしに何かを叩いてみてほしい。いまあなたはおそらく、準備動作としてすべったりせず、いきなり叩いた、つまり〝ぶつかる〟を引き起こしたと思う。

第二に、〝すべる〟が生じた場合、その現象が〝ぶつかる〟につながる必然性はあまりない。もちろん、〝ぶつかる〟につながる場合——たとえばカーリングのたぐい——もあるけれど、じつのところ、二つの別の事象が連続で起こっていると見なすべきだろう。それに対し、〝ぶつかって、すべる〟は、つい先ほど説明したとおり、実質的には一つの事象だと考えられる。

言語が自然界の音を模倣しているとすれば、言葉の発音も同じように、〝すべって、ぶつかる〟より〝ぶつかって、すべる〟が多いはずだ。本章のもう少しあと（「自然界の単語」と題する節）で、人間のいろいろな言語に共通する特徴として、音素が組み合わさって単語になる際、〝ぶつかって、すべる〟のルールがたしかに優勢であることを実証したい。しかしいまここでは、単純な音素だけに話を絞ろう。〝ぶつかって、すべる〟がやや特殊ながらも物理現象の〝原子《アトム》〟の一つで、〝すべって、ぶつかる〟はそうではないとすると、問題は、言語の音素についても同様の傾向が見られるかどうかだ。〝ぶつかって、すべる〟に似た音素が存在し、〝すべって、ぶつかる〟音素は存在しないのか？

言語も、自然界と同じく、この点では偏《かたよ》りがある。多くの言語には「破擦音」と呼ばれる音素が含まれている。破裂音で始まって摩擦音につながるものだ。英語を例にとれば、ｃｈ（チ）がこれにあたる。単一の音素でありながら、破裂音のｔ（トゥ）で始まり、すばやく摩擦音のｓｈ（シュ）へ変化する。この音はchair（**チェ**ア）やcongratulate（コングラッ**チュ**レイトゥ）のような単語に含まれているほか、たとえばtrash（トゥラッシュ）も、現実にはchrash（**チュ**ラッシュ）に近く発音されるときが多い。別の例として、ｊ（ジュ）も同様だ。破裂音のｄ（ドゥ）で始まったあと、ｓｈ（シュ）という音素を有声化した音に変わる。ｃｈを「ｔで始まるｓｈ」と表現することもできるが、ｔをはっきり発音してから急いでｓｈをつけ加えるのとは、音が違う。ｃｈの音素はｔとｓｈが非常に密接に結びついているから、物理現象の〝原子〟としては一つに感じられる。それにくらべ、hotshot（ホッ**トゥショ**ットゥ）という単語に含まれるtshの響きは、ふつう、chとは明らかに異なり、もしhochot（ホッ**チョ**ットゥ）と発音したら別の単語のように聞こえてしまう。

自然界によくある〝ぶつかって、すべる〟は、言語にも音素として採り入れられているが、〝すべって、ぶつかる〟は自然界にまれなだけに、聴覚メカニズムの転用説が正しければ、言語では〝すべって、ぶつかる〟が単一の音素になっていないという予想が成り立つ。実際、予想はみごと的中。言語には、破擦音の逆のパターン――摩擦音で始まり、破裂音へ変化――は存在しない。人間がそういう音を発音できないわけではない。げんに、このパターンにあたるstという音の組み合わせば、英単語に数多くある。が、一つの音素にまとまってはいない。同様の組み合わせであるfkやshpにしても、言語によっては一つ単語の中に含まれているが、やはり、独立した音素にはなっていない。

本節では、物理的にていねいに考察した結果、事象の四つ目の基本要素として〝ぶつかって、すべる〟があることがわかった。また、ほか三つの物理現象の〝原子〟が言語の基本をなす音素として迎え入れられたのと同じように、この第四の〝原子〟も、音素として採用されている。また、ちょうど逆のパターン〝すべって、ぶつかる〟は、自然界の基本的な事象とはいえず、したがって——聴覚が本当に転用されているのなら——言語には摩擦音から破裂音へ変わる音素は見あたらないはずだ。そして事実、見あたらない。

歌う摩擦音

もういちど振り返ると、〝すべる〟は、本質的には、きわめて数多くの小さな〝ぶつかる〟の連続で成り立っている。一回の〝すべる〟の中でどんな〝ぶつかる〟がどう続くかに関しては、こすれ合う素材の性質による。また、この続きかたのパターンしだいで、〝すべる〟とき生じる音が決まる。たとえば、鉛筆で紙の上に落書きした場合、紙の表面は顕微鏡で見るとかなり不規則な凹凸だから、大量に〝ぶつかる〟音はやや耳障りな、ラジオの雑音にも似た音で、とくに音色と呼べるほどの特徴はない（落書きの際、机や鉛筆がいくらか〝鳴る〟かもしれないが、ここでは〝すべる〟の音だけに注目しよう）。

こんどは、ズボンのファスナーを下ろしてみてほしい。これも〝すべる〟の一種だ。しかし、鉛筆で紙に落書きするのとは違い、ファスナーは規則的な間隔で歯が並んでいるため、固有の音色がある。また、ファスナーをすばやく開けば、それだけ音が高くなる。〝すべる〟は〝歌う〟こともできるのだ。つまり、〝すべる〟は〝鳴る〟に似た性質を持つ可能性がある。物体の周期的な振動によってではなく、〝すべる〟を構成する無数の小さな〝ぶつかる〟の規則性によって〝鳴る〟。

素材の種類がどうであれ、このようにそれぞれ特徴のある音がするので、人間の脳は進化して、〝すべる〟音を聞き取るべき基本要素ととらえるようになり、規則的な〝すべる〟音と不規則的な〝すべる〟音の差などをはっきりと認識している。音の違いが、その現象にかかわっている物の正体を知るうえでだいじな手がかりになるからだ。〝歌う〟音がすることもあるが、そうでない場合のほうが多い。歌のような音が出せるほど整った規則性を持つ材質は珍しく、たいていはもっと不規則な材質なので、たんなる雑音に近いありふれた摩擦音が発生する。

人間の言語も、歌に似た〝すべる〟音と、耳障りな〝すべる〟音とを区別して扱っているのだろうか？　そう、言語の摩擦音もやはり二種類あって、有声摩擦音と無声摩擦音に分けられる。有声摩擦音の例は、z（ズ）、v（ヴ）、theのような語のth（ザ）、j（ジュ）の出だし（前節「自然界のもう一つの音素」で論じた破擦音の性質を思い出してもらいたい）など。無声摩擦音としては、s（ス）、f（フ）、thickのような語のth（ス）、sh（シュ）などが挙げられる。歌のような〝すべる〟音には特殊な条件がそろう――規則的に繰り返し何度も〝ぶつかる〟が続く――必要があるため、耳障りな〝すべる〟音より珍しいのと同様に、有声摩擦音は無声摩擦音より数が少ない。ジョン・L・ロックが一九八三年の名著『Phonological Acquisition and Change』の中で報告したデータによると、世界中でｓの音が存在する言語は、スタンフォード大学の便覧*に載っている一九七種類の言語のうち一七二（八七パーセント）、カリフォルニア大学ロサンゼルス校の音韻体系データベース（The UCLA Phonological Segment Inventory Database）に載っている三一七種類の言語のうちでは一〇二（三二パーセント）だという。これに対し、ｚの音（つまりｓの有声音）は、一九七言語のうち七七（三九パーセント）、三一七言語のうち三六（一一パーセント）にとどまる。同様に、ｆの音は一九七言語のうち一〇六（五四パーセント）、三一七言語のうち一三五（四三パーセント）に存在するが、ｖの音は一九七言語のうち六一（三一パーセント）、三一七言語のうち六七（二一パーセント）にしかない。これらのデータを見くらべると、言語一つあたりの中には無声摩擦音が有声摩擦音のおよそ二倍含まれていると推定できる（また、少なくとも英語の場合、歌のような〝すべる〟音に関係する単語は有声摩擦音を含むことが多い点にも注目してほしい。rev, vroom, buzz, zoom, fizz など。逆に歌らしさのない〝すべる〟音に関わる単語は無声摩擦音を含むこと

* *Handbook of phonological data from a sample of the worlds languages; A report of the Stanford Phonology Archive*（一九七九年、スタンフォード大学言語学部）

が多い。slash, slice, hiss など）。

言語に有声摩擦音と無声摩擦音があるのは、自然界の〝すべる〟現象が二種類の音を発するからだ。じつは〝ぶつかる〟にも有声音と無声音があるものの、物理的な理由がまるきり違う。では、そろそろズボンのファスナーを上げて、この問題に目を向けてみよう。

〝ぶつかる〟音はじつは二種類

毎日、おそらく一〇億人以上の人々が、目覚まし時計の音で目覚め、腕を伸ばしてボタンを叩き、アラームが止まったのをいいことに、もうあと五分くらい眠ろうとする。このよくある状況では、〝ぶつかる〟事象がむしろ〝鳴る〟音を止めるわけで、いままで取り上げてきた例とは正反対だ。もちろん、ボタンを叩けば、時計本体が周期的な振動を起こす（ついでに、寝ぼけまなこの誰かさんの手もしびれる）が、アラームのうるささが耳に残っているせいで、聞こえない可能性が高い。

目覚まし時計のスヌーズ・ボタンを叩く動作は、純粋な物理現象によって音を止めているのではないけれど、純粋に〝ぶつかる〟が〝鳴る〟を止める状況も、実際にある。大きな鐘《かね》を何度か突いて、音が鳴っている最中だと想像してほしい。ここで突然、あなたが手のひらを鐘に当ててじっとしていると、ふいに音が鳴りやむはずだ。急に手のひらを当てたのだから、これは〝ぶつかる〟に相当する。〝ぶつかったあと、くっついた〟といえるだろう。おかげで振動が抑えられて、〝ぶつかる〟が〝鳴る〟の停止につながった。ただ、手をくっつけたままにしなくても、音を弱める方法はほかにもある。最初に鳴らしたときよりもずっと弱く鐘を突けば、鐘の周期的な振動を小さくできるのだ。

鐘の振動をほぼ止めて無音にもできるが、じつは、弱めるだけにとどめて小さく鳴らしたまま残すこともできる。静止している鐘を一つ力強く突くと、いきなり耳を聾《ろう》するような音が鳴る。〝ぶつかる〟事象のせいで、静止状態から突如、振動数が急上昇したのだ。しかし、すでにけたたましく鳴っている鐘をまた突くと、こんどは逆にいきなり振動数が落ちる。〝ぶつかる〟前の大音響が嘘のように、ふと音が静まって、せいぜい残響音くらいになってしまう。

つまり、「自然界の音素」の節では〝ぶつかる〟をひとくくりにしたが、細かくいえば〝ぶつかる〟は二種類の響きを生みだす。幅広い周波数を一気に出現させるだけでなく、幅広い周波数をかなり急に抑え込むこともできる。両方とも〝ぶつかる〟の響きとはいえ正反対に思える。しかし、まったく同じ種類の〝ぶつかる〟がどちらの結果を出すこともありうるわけだ。もっとも、前者にくらべて後者の響きはやや珍しい。〝ぶつかる〟対象が事前にもっと高いエネルギーで鳴っている必要があるが、ふつう、〝鳴る〟現象はすぐに勢いが衰えてしまう。

自然界の事象を効率よく処理する脳の力が、言語に転用されているとすれば、この〝ぶつかる〟音も、二種類ともに活かされているのではないか? そう、そのとおり。前に取り上げた破裂音は、息の流れをいったん止めて圧力を高めたあと、一気に息を開放する音だ。しかし、息をいったん溜めて、そのまま開放しなくても、破裂音が生じることがある。このような発音のしかたになるのは、単語の語末に破裂音があるときが多い。たとえば、What book is this? という文の What を発音する場合、舌のかたちはtの構えになるが、舌を離してはっきりとtを発音したりしない(怒った口調でわざと一音ずついうなら話は別だが)。このような無開放型の破裂音(専門用語でいうと「内破音」)はいろいろな言語によくあるけれど、開放型の破裂音にくらべると少数派にとどまっている。無開放型の破裂音を嫌う言語は数多く存在するものの、開放型の使用を認めない言語は一つもない。スタンフォード大学の便覧をもとにジョン・L・ロックがまとめたデータによれば、単語中のどの位置にどんな音素が含まれるかを調査可能な言語、合わせて三二種類のうち、語頭(つまり、必然的にそのあと呼気が開放される位置)で使用できない破裂音は皆無だが、語尾(たいがい開放されずに終わる位置)だと使用できない破裂音が七九個ある。また、一八種類の言語から破裂音の例を一万八九二七個抽出して調べたところ、一万六一三〇個

（八五パーセント）は直後に共鳴音が続いていた（したがって呼気が開放される）のに対し、開放されない破裂音は、残る二七九七個（一五パーセント）にすぎなかった。さらに、両方のタイプを使い分ける言語（英語など）にしても、やはり破裂音は開放型を使う頻度のほうが高い（少し先の節「すべての始まり」でくわしく取り上げたいと思う）。以上のような偏りは、〝ぶつかる〟事象が音を静める場合より、急に大きな音を発生させる場合が多いという、自然界の傾向と一致している。

言語は、二種類の〝ぶつかる〟音を個別に利用しているほか、自然界と同じように、開放型のtと非開放型のtを同一の音素として扱う。これは驚くべき話で、なにしろこの二種類は、部分的に見ると正反対だ。一方は小さな破裂だが、他方はむしろ破裂を軽く食い止める。理屈だけで考えると、この二つのtを——一つの音素を二種類に発音し分けるのではなく——まったく別の音素として扱う言語が世界のどこかにあってもよさそうに思える。けれども、聴覚の構造は自然界に合わせてできているという観点で見れば、そんな言語が存在しないことは少しも不思議ではない。同じ〝ぶつかる〟事象でも、二つのかなり違う音のどちらを発する可能性もあるわけで、言語はそういう自然界のありかたに合わせてつくられているのだ。

〝ぶつかる〟が二種類の音に活かされているのにくらべ、出そうと思えば簡単なのに、言語には音素として採り入れられていない音がある。ビープ音——単純な電子音、『ロードランナー』のような懐かしのビデオゲームに使われている音——だ。ビープ音は、突然始まり、しばらく続いて、突然終わる。ちょっと考える限りでは、音を通じたコミュニケーションの基本要素の一つであってもよさそうに思える。これ以上シンプルな、ありのままの音があるだろうか？　ところが、直感的には単純な気がするビープ音も、物理学に照らすと単純ではない。現実世界で物体と物体のあいだに起こる物理的な出来事のうち、ビープ音が生じるとしたら、〝ぶつかる〟（突然、音の発生）のあと、〝鳴る〟（音の継続）が続き、しめくくりに音を静めるタイプの〝ぶつかる〟（突然、音の停止）が起こる、という場合しかない。こうして基本的な事象がうまく三つそろわない限りビープ音は発生しないから、単純そうで単純ではない。言語でも事情は同じで、ビープ音に似た単一の音素は存在しない。その種の音を発音するには、まず開放型の破裂音、そのあと（途中で変化しない）共鳴音、最後に非開放型の破裂音と、三つの段階を踏む必要がある——ちょうど、「ビープ」という単語を発音するときのように。

ためらいがちに〝ぶつかる〟

バスケットボールがはずむ事象は、これ以上ないほど明快だ。バスケットボールが床に

〝ぶつかる〟。続いて〝鳴る〟。すでに論じたとおり、ぶつかった瞬間、幅広い周波数の音がはじけ出て、その後、バスケットボールと床が周期的な振動を続けるせいで、わりあい特徴のある音が響く。しかし、単純な〝ぶつかる〟も、超スローモーションで観察すれば、もっと複雑な現象だ。床に着いたボールは、バネのように縮み始める。ある程度縮んだあと、もとに戻りながら、上方向へ跳ね返っていく。ぶつかっているボールの圧縮と復元はふつう、非常にすばやいものの、一瞬というほどではない。ぶつかっている最中に、短いながらも多少の時間、物理的な変化が生じるわけだ。何が起こるかは、かかわる物体の性質による。

音の側面できわめて興味深いのが、この手の衝突では〝ぶつかる〟が完全に終わるまで〝鳴る〟は始まらないことが多いという点だ。理由はいくつかある。まず第一に、ぶつかったボールが床に接し続け、床の振動を抑える役割を果たすからだ。同様に、接し続けている床が、ボールのほうの振動を抑え込む。第二の理由として、圧縮の最中のボールは絶え間なく変形し続けているため、いくらか振動が生じるにしろ、音色とピッチがきわめて速く変わっていく。前に取り上げた〝鳴ったあと、揺らぐ〟とは比較にならない速度の変化だ。あまりにも短い時間単位で振動が変わり続けるので、衝突中は〝鳴る〟が生じてもそうとはまったくわからない。第三に、ボールが最大限に縮むまでのあいだ、ボールと床のあらたな部分同士が〝ぶつかる〟現象を起こし続けている。つまり、つぶれていくボールと床の接する面積がつねに広がりつつある。いや、たとえ面積が広がらなくても、ボールの質量が下方向へかかり続け、接触面をつねに上から押さえつけている。ボールが縮むあいだは、こうして小規模な〝ぶつかる〟現象がひっきりなしに発生するので、〝鳴る〟が少しくらい起こっても、新しい小さな〝ぶつかる〟でかき消されがちだ。

以上のようないくつかの理由が組み合わさって、衝突のあとで〝鳴る〟現象が始まるのは、ふつう、ぶつかった物体が縮んでまた戻る過程がすべて終わってからになる。バスケットボールの例でいえば、ボールがバウンドしてふたたび宙に浮き上がった瞬間、〝鳴る〟音がはっきりと響く。こうやって超スローモーションで分析してみると、明快な事実が一つ浮かび上がる――つまり、衝突の始まりと音の鳴り始めには、たいがい時間差があるのだ。

では、時間差の長さを決めている要因は何だろう？　バスケットボールに空気がぱんぱんに入っていて、しかも床が硬ければ、ボールと床が接している時間は非常に短く、〝ぶつかる〟と〝鳴る〟の始まりの時間差もごくわずかにすぎない。けれども、ボールの空気がだいぶ抜けている――つまり、空気圧が低い――場合、床と相互作用を及ぼし合う時間が増える。柔らかい泥の上でバウンドする場合も、やはり接触の時間が長くなる（図表6参照）。図表7(a)は、しわくちゃの紙の上に本を落としたときの音の波形を表わす。この

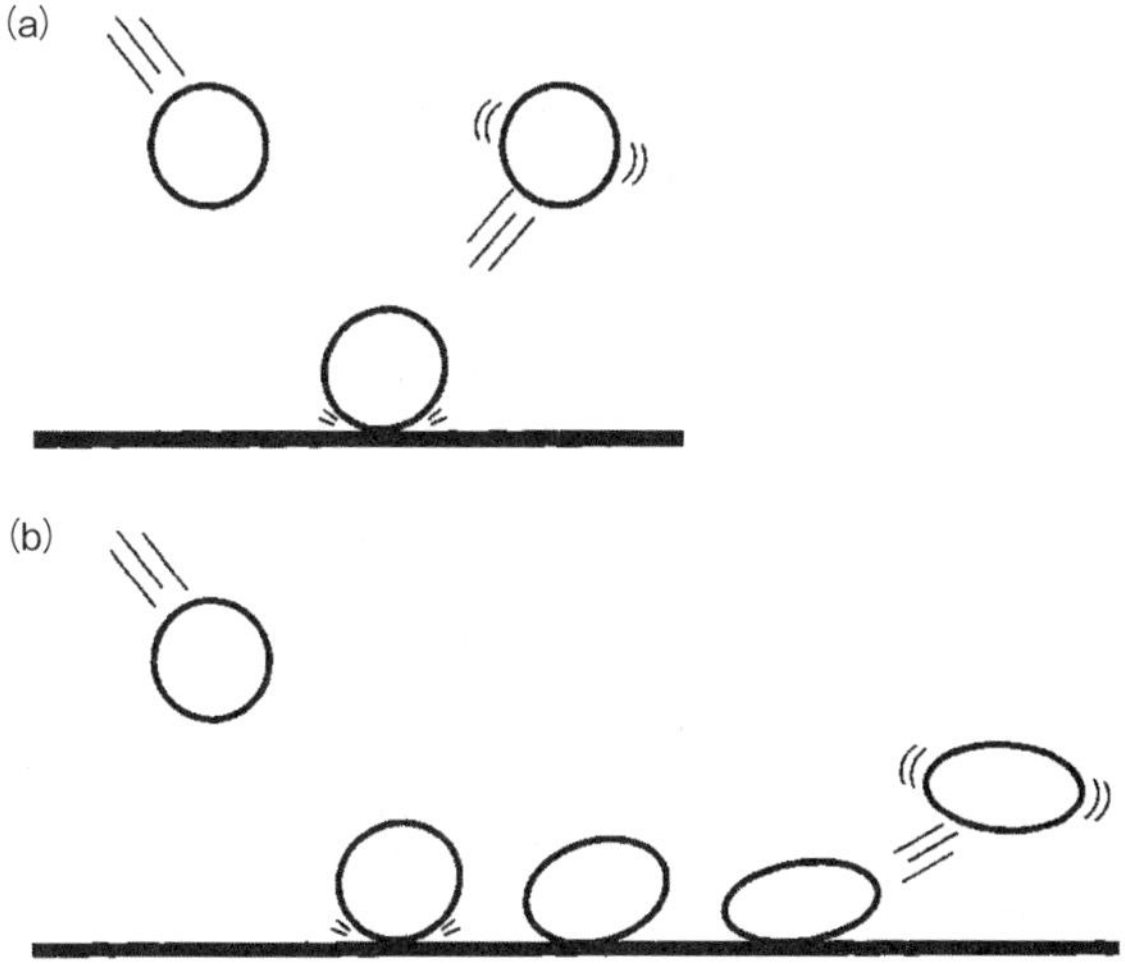

図表6
(a) 硬い物体との衝突は、ぶつかり始めてから跳ね返って鳴るまで、ほとんど時間差がない。
(b) 柔らかい物体との衝突は、跳ね返って鳴るまで少し時間がかかる。こうした物理的な違いは、有声の破裂音と無声の破裂音の違いに似ている。

波形の特徴は、ボールが柔らかい土の上に落ちたときと似ている。また、〝ぶつかる〟から〝鳴る〟までの時間差が、机の上にじかに落ちたときよりも長いことがわかる。同様に、この時間差は、空気の抜けたバスケットボールだと、空気のきっちり入ったボールより長くなる。

空気圧が高いボールと低いボールの重大な違い――さらにいえば、本が机の上に落ちるときと、しわくちゃの紙の上に落ちるときの違い――は、前者のほうが硬いという点だ。ぶつかり合う物体が硬いほど、縮んだりまた戻ったりするのにかかる時間が短く、したがって、最初の衝突から〝鳴る〟までの時間差も短い。空気の詰まったボールは、硬いだけでなく、弾力性にも富んでいる。弾力性があるぶん、もとのかたちに戻る力が強いうえ、戻ったあとの運動エネルギーも大きく、縮む際のエネルギーの損失はわずかで、〝鳴る〟までの時間差がたいがい短い。逆に、衝突の際に物体が壊れたり、割れたり、ひびが入ったりした場合――じゅうぶんな硬さも弾力性もないような場合――時間差は長くなる。

このように、ぶつかったあとほとんど間を置かずに〝鳴る〟ケースもあれば、〝鳴る〟までに少し時間がかかるケースもある。いわば〝ぶつかる〟には、ときに、ためらいが生じるわけだ。〝ぶつかる〟と〝鳴る〟の時間差はだいじな情報を含んでいて、この時間差のおかげで、かかわっている物体の硬さがわかる。なにしろ、わたしたちの聴覚は、この種の情報をとてもうまく把握できる。時間差を的確にとらえ、事象に関連する物体の硬さを感じ取れる。聴覚が進化する中で、そういうことを敏感につかむメカニズムが備わったといえるだろう。

進化の結果、人間の聴覚システムが〝ぶつかる〟と〝鳴る〟の時間差をせっかくつかめるようになったのだから、言語もまた、この能力を活かしていて不思議ではないだろう。〝ぶつかる〟と〝鳴る〟の時間差にもとづいて、破裂音がいくつかのグループに分かれているかもしれない。すなわち、個々の破裂音をくわしく調べれば、最初の破裂から、そのあと声帯が震えだすまでの時間差に、何か特徴を見いだせる可能性がある。そして実際、言語は、自然界に存在するこの〝ぶつかる〟と〝鳴る〟の時間差を利用して、有声と無声の破裂音を区別しているのだ。b、g、dのような有声の破裂音は、ほとんど時間差なしで共鳴音が続く（図表7(b)の左）。硬い机の上に本が落ちたときと波形が近い（しかも英語では、boing, bob, bounceなど、弾力にかかわる単語にこのたぐいの音がよく使われている）。p、k、tのような無声の破裂音の場合は、破裂のあと共鳴が始まるまでの時間――専門用語でいうと「VOT（声の出だしの時間）」――がかなり長い（図表7(b)の右）。（ためしに「pa」と発音して、声帯がいつ震え始めるかを意識してみるといい）。英語にはVOTが短い音と長い音があり、それが有声の破裂音と無声の破裂音の違いになって

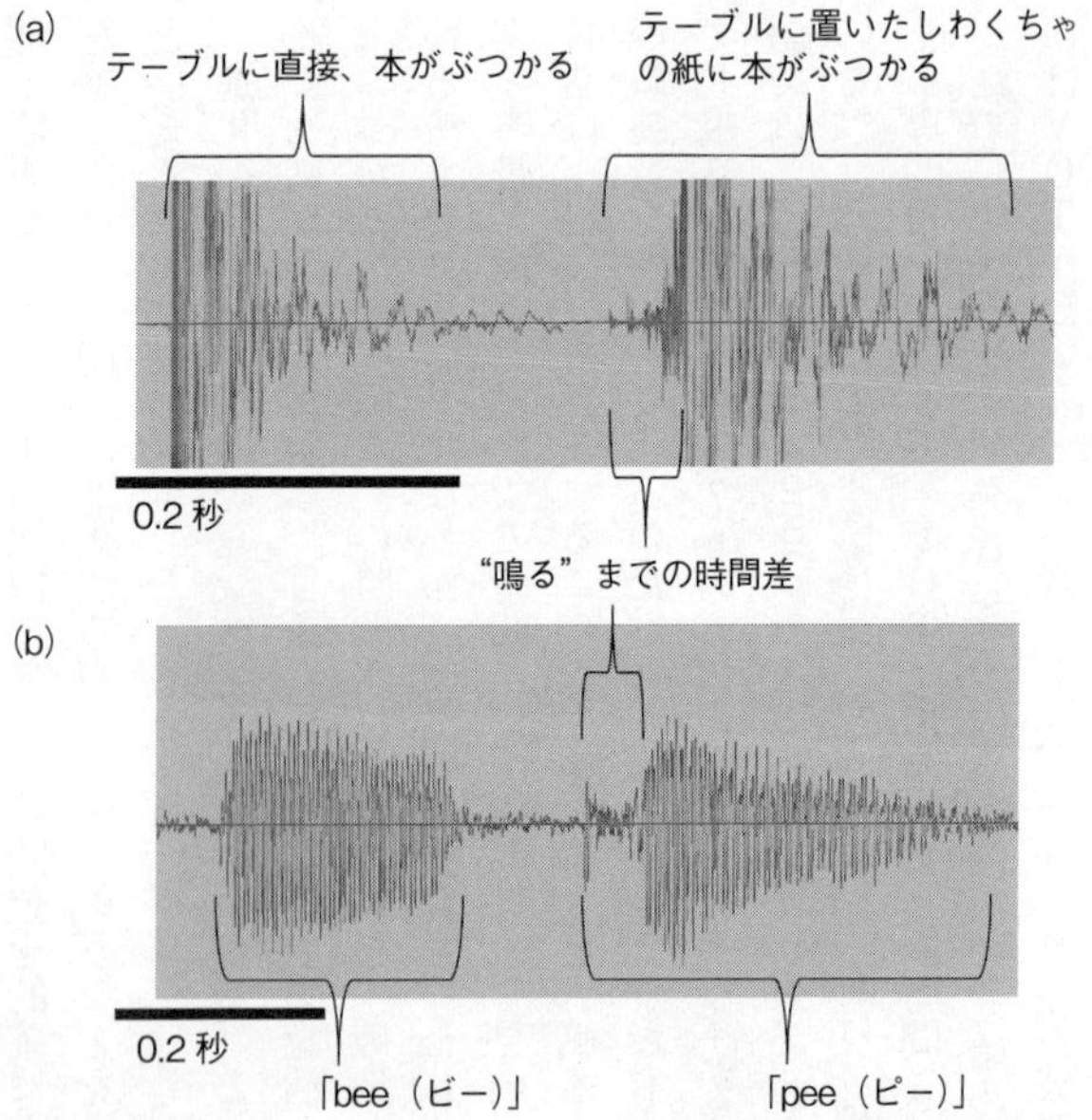

図表 7
上下のグラフを見くらべると、有声の破裂音は、硬い物体の、弾力性が高い衝突に似ていて、無声の破裂音は、柔らかい物体の、弾力性の低い衝突に似ていることがわかる。グラフの縦軸は音の振幅、横軸は時間の経過を表わす。

(a) 左半分は、ハードカバーの本が木製の机の上にゴツンと落ちたときの音。右半分は、同じ本がクッションとなるしわくちゃの紙の上に落ちたときの音（硬さ、弾力性があまりない）。
(b) わたしが「bee（ビー）」と「pee（ピー）」を発音したようす。

弾力性のない落下と、無声の破裂音――つまり、(a) と (b) のそれぞれ右半分のグラフ――に注目してほしい。最初の“ぶつかる”から次の“鳴る”までに、時間差がある。

いるわけだ。英語のVOTは二種類だけだが、一部の言語は、さらにその中間のVOTの破裂音を持つ。

各言語は、破裂音にさまざまなVOT——〝ぶつかる〟と〝鳴る〟の時間差——を利用している。それどころか、この時間差を重視しない破裂音はどこの言語にも見あたらない。破裂の強さによって別の音になることはないのだから、同じように考えると、破裂のあとのVOTの長短など、音の違いにはつながらないのでは、という気がするかもしれない。ところが、わたしたちの調べによれば、VOTの長短はつねに重大な意味を持つ。自然界と照らし合わせて理由を探ると、衝突の強弱は、かかわる物体を知るうえであまり役立たないのに対し、〝ぶつかる〟から〝鳴る〟までの時間差には（音質と同じくらい）物体に関するだいじな情報が含まれている。だから、〝ぶつかる〟と〝鳴る〟の時間差は重視され、言語でも活用されているのだ。耳で感じる限りでは、特徴的な破裂音が語の最初にあるか最後にあるかで音の持つ意味が変わってもよさそうに思えるが、前に示したとおり、そのようなことはなく、むしろ、破裂音が有声なのか無声なのかという、わりあいささいな違い（たとえばpとb）が重要になる。

有声と無声の破裂音に関して生態学的な意味を探るため、ここで、ある謎の言語の文字を二つ眺めてもらいたい。それは、◇と＊だ。どちらも破裂音を表わすが、片方は有声、もう片方は無声だという。さて、どっちがどっち？　そうたずねると、じつはほとんどの人が、◇が有声、＊が無声だろうと推理する。なぜか？　たぶん、◇は見たところきっちりしているから、明確な衝突音（つまり、〃ぶつかる〃から〃鳴る〃までの時間差が短い場合）に関係していそうなのに対し、＊は少しもつれた感じなので、もっと複雑な、あいまいな衝突音（〃ぶつかる〃から〃鳴る〃までの時間差が長い場合）にかかわっているはず、と想像するのではないか。

この〃謎の言語〃はあくまで架空だが、実在する言語の文字も、全般的に、硬い見かけの文字が有声音、込み入ったかたちの文字が無声音を表わしているという可能性はないだろうか？　ふつう、文字の形状は、それが表わす発音とはまったく無関係、と考えられている。しかし、特定のかたちの物体が特定の音を発しやすいという理由から、文字の見かけと発音につながりが生じている場合もあるのだろうか？　わたしの助手を務めているレンスラー工科大学の大学院生、カイル・マクドナルドが、ふとこの疑問を思いついて、調べ始めた。その結果、交点から何本もの線が分岐している字形――ようするに、込み入った形状の文字――は、無声音を表わす確率が高いことがわかったという。たとえば、英語には有声の破裂音が三つ――b、d、g――と、無声の破裂音が三つ――p、t、k――ある。このうち無声音の文字、とくにtとkは、有声の文字より複雑な構造である点に注目してほしい。カイル・マクドナルドの集めたデータはまだいまのところ正式に発表されていないものの、このゆるやかながらも興味深い傾向が、いろいろな言語の文字全般にわたって見られるようだ。

硬い消音装置

家の二階の廊下を歩いていたときのこと。わたしはうっかり、持っていた金槌《かなづち》を骨董品の銅鑼《どら》にぶつけてしまった。べつに深い理由はないのだが、子ども部屋の外に銅鑼をぶら下げてあるのだ。ドアの向こう側では、幼いわが子が就寝中。わたしは銅鑼の音を止めなければいけない、大急ぎで！　片方の手は空いているけれど、もう片方には、いわば〝犯人〟の金槌を握ったままだ。どうする？　いや、悩むまでもない。けたたましい音を静めるためには、金槌ではなく、空いた手を使うに限る。手のひらを当てればすばやく音を小さくできるのに対し、もし金槌を使ったら、事態は悪くなるばかりだろう。手のひらが消音に役立つのは、肉づきがよくて柔らかいからだ。おかげで硬い金槌よりも早く音を静められるわけだが、ただ、前節の内容を思い出すと、柔らかい物体も〝ぶつかる〟からしばらくして〝鳴る〟を引き起こす。つまり正確には、長い時間差のあと〝鳴る〟現象を誘発するものの、すでに鳴っている音は時間差なしで抑え込む、ということになる。逆に、硬い物体の衝突は、時間差なしで〝鳴る〟を生じさせる一方、あらかじめ鳴り響いている音を静めるのは遅い。

銅鐸についてのこの考察は、有声や無声の破裂音で息を吐き出さない場合（つまり、口や肺の中の空気を外へ漏れないようにふさぐことで、急に〝ぶつかる〟音を出すやりかた）の仕組みを理解するうえで役立つ。そういう発音は、単語の末尾で発生しやすい（前に「〝ぶつかる〟音はじつは二種類」の節で検討した）。破裂音が開放されないとなれば、当然、〝ぶつかる〟と〝鳴る〟の時間差など生じない。なにしろ〝鳴る〟は起こらないのだ。では、語末にある破裂音が有声か無声か、わたしたちはどうやって区別しているのだろうか？　たとえば、badという単語を例にとろう。語末の音がtではなくdであると、どうして聞き取れるのか？　呼気が開放されないのだから、dとtの大きな違いである〝ぶつかる〟と〝鳴る〟の時間差はそもそも存在しないのに……。

ここで、さっきの銅鑼のエピソードからこんな予測をたてられる。もし有声の破裂音が硬さをよりどころにしている（語頭のときと同じく、〝ぶつかる〟と〝鳴る〟の時間差がほとんどないという、硬い物体の特徴を真似ている）のなら、硬い物体が音を静めにくいのと同じように、語末にある有声の破裂音は、その直前の共鳴音をうまく止められず、共鳴音がやや長く続くのではないか？　たとえば、badの母音（aの部分の発音）は、bat

の母音より長いはずだ。柔らかいtのほうが、音をすばやく止められるにちがいない。さて実際の発音で、badの母音はbatの母音より長めだろうか？

そのとおり。badとbatを発音してほしい。大きな違いは、最後の破裂音が有声か無声かではない。どちらも舌が口蓋にくっついたままで、じつは破裂していないから、〝鳴る〟段階までいたらない。よく注意してみると、badを発音するとき、batよりもaの音を長くのばしていることに気づくだろう。言語学者でもない限り、語尾にある有声と無声の破裂音のこの違いには気づいていないと思う。だが、語尾の有声と無声の破裂音のきわだった差は、じつのところ、有声かどうかにはまるきり関係ないのだ。ちょっと考えた範囲では無縁そうな、最後の母音の長さが重大な問題になる。しかし無縁どころか、現実の物理現象で見たとおり、「音を静めようとしてぶつかっても、すぐには鳴りやまない」ことこそが、硬い物体がぶつかったときの特徴なのだ。というわけで、まったくルールがなさそうに思える言葉の発音も、実生活でなじんでいる物理上の秩序にもとづいている（図表8参照）。

本章では、いままでいくつもの節にわたって、事象や言語の構成要素――〝ぶつかる〟〝すべる〟〝鳴る〟――を分析してきた。人間の言語にとってはこの〝ぶつかる〟〝すべる〟〝鳴る〟が基本的な要素になっているらしいが、しかし、これら三つを使いさえすれ

“ぶつかる”（破裂音）	硬い（有声）	柔らかい（無声）
“鳴る”を引き起こす（開放）	“ぶつかる”と“鳴る”の時間差が短い（VOT が短い。たとえば da）	“ぶつかる”と“鳴る”の時間差が長い（VOT が長い。たとえば ta）
“鳴る”を静める（閉鎖）	音を静めるのが遅い（直前の共鳴音が長い。たとえば bad）	音を静めるのが早い（直前の共鳴音が短い。たとえば bat）

図表8
この表は、“ぶつかる”の特性（カッコなし）と破裂音の特性（カッコ内）との密接な関連を表わす。衝突に関して、縦方向には硬い衝突（有声の破裂音）と柔らかい衝突（無声の破裂音）との対比、横方向には“鳴る”を引き起こす衝突（開放の破裂音）と“鳴る”を静める衝突（閉鎖の破裂音）との対比を示してある。表の中には、4つのタイプの衝突について音の特徴を簡単に記した。全体に見て、4種類の衝突と、4種類あるはずの破裂音とが、それぞれ同じ顕著な特徴を持つことがわかる。もし、有声と無声の違いが、硬い物体と柔らかい物体の違いに関係しているとすれば、語頭の破裂音は、有声ならVOTが短く、無声ならVOTが長いと予想できる。また、語末の破裂音については、有声なら直前の共鳴音が長い（音が静まるのが遅い）、無声なら短い（音が静まるのが早い）ことが特徴になっていると考えられる。そして実際、破裂音はこの表全体にわたって、予想どおりの微妙な変化を起こす。硬い衝突や柔らかい衝突の現実世界でのルールに従って、鳴り始めるまでの長さ、鳴り終わるまでの長さが少しずつ異なっている。

ば言葉の響きが自然になる、というわけではない。自然界の地形の起伏が、人間の視覚には不自然に映る組み合わせになっていることもありうるように、自然界の音の〝成分〟が、聴覚にとって不自然に組み合わさっている場合もある。かといって、もし破裂音、摩擦音、共鳴音を不自然に並べて、たとえばyowoweelorやptskfのような発音をしたら、言語は人体の聴覚システムを効果的に活用することができないだろう。言語の音が自然界をうまく真似ているかどうかを確かめるには、自然界の音素がどのように組み合わさっているか、さらに、言語が同じ組み合わせを使っているかを知る必要がある。本章の残りでは、順を追ってさまざまな音の組み合わせを見ていこう。まずはいちばん簡単な組み合わせに目を向けたい。

自然界の音節

わたしの友人の息子が、目隠ししてルービックキューブを解く姿を撮影し、それをインターネットに投稿した。その動画を再生してみたところ、彼はまず目隠しを巻き、キューブを取り上げ、回転させ始めた。眺めているわたしは、何か妙な音に気づいたものの、どこが不自然なのかはわからなかった。あとで友人に「きみの息子はさすがだな、親譲りの才能だ」といったところ、こんな返事がかえってきた。「ほんとにまあ、蛙《かえる》の子は蛙ってやつだよ。あいつ、インチキしやがった。あの動画は逆回転なんだ」

逆回転で再生すると、自然界の音はふだんと違って聞こえる。ルービックキューブの動画を見ながらわたしが違和感を覚えたのは、音の発生順序がふつうとは逆で不自然だったからだ。そもそも動画の冒頭、彼がキューブを手に取ったときの音が変だった。逆再生とわかったいま思えば、キューブを取り上げたと見えたシーンは、じつはキューブの色の並びをめちゃくちゃにしてから置いた場面だった。キューブを机に置けば、〝ぶつかる〟に続いて〝鳴る〟が生じるはずだが、逆再生だと、なぜか急に〝鳴る〟が始まったあと、キューブを持ち上げようとした瞬間に突然、音がやむことになる（前に論じた「〝ぶつかる〟音はじつは二種類」のうち、音を静めるほうの〝ぶつかる〟だ）。このような順序は、現実にはそうめったに起こらない。ふつうの状態なら、ドアをノックしたあとでドアが鳴り始めるはずで、その逆はありえない。〝鳴る〟は事象のスタートにはならないのだ。物体が周期的な振動を起こしてこそ〝鳴る〟のだから、ほかの物体と接触しないうちに鳴り始めるのはよほど特殊な状況だ。つまり、たいていは〝ぶつかる〟か〝すべる〟が先に起こらないと、〝鳴る〟は発生しない。

物理現象は〝ぶつかる〟〝すべる〟〝鳴る〟という基本的な要素で成り立っているといってよさそうだが、三つの中で〝鳴る〟だけは少し特別な存在だ。〝ぶつかる〟と〝すべる〟の場合、ある物体が動いていて、ほかの物体と物理的な相互作用を及ぼし合っている。ところが、〝鳴る〟は〝ぶつかる〟や〝すべる〟の結果として起こり、そのあとには何も引き起こさない。いわば〝他人まかせ〟で、自分から積極的には因果関係に貢献しない。〝鳴る〟のあとに別の〝鳴る〟が続くような物理現象はないのだ。それはありえない（もっとも、前に取り上げたとおり、一回の〝鳴る〟がやや複雑になっていて、揺れを伴うことはある）。また、相互作用を伴う現象（つまり〝ぶつかる〟や〝すべる〟）が複数回起こる場合は、必ずあいだに〝鳴る〟が挟まる。〝鳴る〟音が聞こえないときもあるので、〝ぶつかる〟や〝すべる〟が直接連続しているように思えるケースもあるだろうが、物理上はつねに〝鳴る〟が挟まる。相互作用にかかわる物体は、例外なく、多少とも振動するからだ。さらに、耳に聞こえるかどうかは別にして、物理現象はいつも〝鳴る〟で終わる。

というわけで、〝ぶつかる〟〝すべる〟〝鳴る〟の組み合わせをごく簡単に図式化すると、こうなる。

〝相互作用→鳴る〟

相互作用とは、〝ぶつかる〟と〝すべる〟のどちらかをさす。ではここで、〝ぶつかる〝すべる〟を合わせてcの一文字で表わすことにしよう（英語のつづりのcは、破裂音kにも摩擦音sにもなるからだ）。〝鳴る〟はaで表わす（aのつづりが揺らぐ音に使われるときがあるのを思い出してほしい）。すると、硬い物体にかかわる物理現象は、たとえばcacaになる。acacの順序はありえない。cccacccaやaccacc なども存在しない。続いて、〝ぶつかる〟をb、〝すべる〟をsと区別して表記するなら、物理現象は、たとえばba、sa、baba、saba、basabaなどとなる。ab、sba、a、bbb、ssb、assbのような現象はぜったいに起こらない。この〝相互作用↓鳴る〟の組み合わせは、おそらく、自然界における事象の最も基本的な法則だろう。わたしたちが知覚できる、最も顕著な特徴ともいえそうだ。〝ぶつかる〟または〝すべる〟によって物体が接触し合い、〝鳴る〟を引き起こす。人間の聴覚システムは――ほかの哺乳類もだいたい同じだろうが――自然界の音素がこのように〝相互作用↓鳴る〟のかたちで伝わってくることを前提にしている。

〝相互作用↓鳴る〟の組み合わせが基本だとして、もし言語が、人間の聴覚システムにもとからある機能を活かそうとしているのなら、言語もやはり、〝相互作用↓鳴る〟にもとづいた発音でできあがっているはずだ。はたして、言語はこのルールに従っているのか？つまり、破裂音や摩擦音のあとには共鳴音が続く傾向が強いだろうか？　そのとおり。事実、破裂音や摩擦音のあとに共鳴音がくるというパターンは、さまざまな言語にわたって非常に基本的でよく見られる組み合わせなのだ。これこそまさに「音節」、すなわち、単語に含まれる音の最も小さなまとまりの典型といっていい。さっきと同じく、破裂音や摩擦音をc、単一または複数の共鳴音をaと表わせば、どの言語の単語もおおまかに見てca、caca、cacacaのような構成になっていることが多い。世界のあらゆる言語に、このcaというかたちの音節が存在する。いやそれどころか、かなりの数の言語――たとえば日本語――の場合、音節の大半はこのかたちをとる。

〝相互作用→鳴る〟が、自然界の事象の音をつくる基本的な組み合わせなのに対し、〝鳴る→相互作用〟の順序はけっしてない。先ほどのルービックキューブの動画のように、もし鳴ったあとで相互作用の音がしたら、強い違和感を覚えるはずだ。とすると、言語も同じく、acやacacのような音の組み合わせを避ける傾向があるのではないか、と想像できる。じつのところ、そのとおりなのだ。音節のうち最もまれなのがこのacのパターンで、共鳴音で始まったあと破裂音や摩擦音が続く単語はめったにない。わたしが二〇〇八年、学部生のエリザベス・カウンターマンと大学院生のカイル・マクドナルドに協力を仰いで収集したデータによれば、大きく異なる一八の言語からサンプルとして抜き出した単語（共鳴音が三個以下の語）のうち、約八〇パーセントが破裂音か摩擦音で始まってい

（対象とした言語は、図表9〔120ページ〕のキャプションに挙げておいた）。また、共鳴音で始まる単語にしても、大部分は m や n のような鼻にかかった音、つまり、共鳴音とはいえあまり共鳴音らしくない音で始まる（鼻にかかった音、すなわち鼻音が語頭にある場合、音の出だしがかなり突然になりがちで、ふつうの共鳴音の子音に近づく)。

　母音が語頭にある場合、じつはふつうの共鳴音で始まらないことに注意してほしい。そのような単語を発音するとき、わたしたちは実際には「声門破裂音」――喉《のど》を閉じてからぱっと開いて、破裂時のように勢いよく息を吐き出す音――を使っている。この声門破裂音を理解するには、まずゆっくり packed と発音し、続いてゆっくり pack it と発音して、くらべてみるといい。後者は it の i がやや鋭い音になるはずだ。Packed の e の発音は、もっと柔らかい。この鋭い出だしのような音を声門破裂音と呼ぶ。したがって、ごくふつうの共鳴音で始まる単語は、意外なほど数が少ない。ear, I, owe, owl などの単語にしても、現実に発音してみると、じつは声門破裂音のあと共鳴音が続いていて、〝ぶつかる↓鳴る〟という自然界の基本パターンに従っている。

　本当に共鳴音で始まるのは、語頭が母音ではなく、子音の共鳴音(w、y、l、r、m など)になっている語だ。たとえば what, yup, rip, lid, map のような語を声に出してみると、出だしはそれほど勢いよく息が漏れない（少なくとも、破裂音ほどの鋭さはない）。しだいに強くなって共鳴音になる。一方、このような単語――共鳴音で始まり、破裂音で終わる語――は、あらためて耳を澄ますと、まるで音声を逆再生しているような響きがする。ためしに、まったく意味をなさない次の文を読み上げてみてほしい。

Rout yab rallod.

こんな文だとどうだろう？

Cort kabe pullod.

よく似ているものの、最初の無意味な文のほうが、逆再生に近い響きに思えるだろう。というのも、自然界の音の原則に反して〝鳴る→ぶつかる〟のパターンの語で成り立っているからだ。ところが二番目の文は、同じくらい意味不明であるにもかかわらず、語頭に破裂音が並んでいるせいで、いかにもありそうな話し言葉（あるいは自然現象の音）に聞こえる。

このように、どの言語にもある、音素より一つ上の段階の基本要素――音節――は、物理法則に根ざしている。脊椎動物や哺乳類として何億年にもわたって進化する中で、わたしたちの聴覚には、物理的な事象の〝相互作用→鳴る〟という音の順序がすっかり染みついていて、そういった人体の仕組みを最大限に活かすために、文化が言語を研ぎ澄まし、自然界の音の法則に近づけていったわけだ。

このあと単語のかたちへ話題を移す前に、もう一つ、音節が大きな役割を果たす側面がある。それは韻律だ。たとえば英語の場合、いくつかの単語の末尾に、同じ共鳴音のあと同じ破裂音または摩擦音が続くと、韻を踏んでいると感じられる。一例を挙げれば、snug as a bug in a rug（「ぬくぬくして心地がよい」というイディオム）。ただし、より重要なのは共鳴音で、「bug と韻が近いのは、bag と bud のどちらか？」と比較した場合、bag（共鳴音が異なり、破裂音が同じ）よりも bud（共鳴音が同じで破裂音が異なる）のほうが似て聞こえる。いままでと同様、自然環境の模倣という観点から音節をとらえれば、押韻がどんな特徴を持つのか理解しやすいだろう。自然界の二つの事象で同じ音が鳴ったとすれば、どちらにも同じ種類の物体がかかわっていると想定できる。tell と sell のように韻を踏む二つの言葉は、自然界に置き換えると、同じ物体が違う事象にかかわって似た音をたてたケースに相当する。tell はその物体が何かにぶつかった感じ、sell は同じその物体が何かの上をすべっている感じ。共通する語尾 ell から、事象は違っても物体は同一、という印象を受ける。これは、人間が持つ有名な「ゲシュタルト認知」の働きだ。すなわち、わたしたちは個々の刺激を意味のあるまとまりに束ねようとする傾向がある。おかげで、たとえば視覚の面では、画像を見たとき、離れた隅と隅をひとまとめにして一個の物体と認識できる。聴覚でいうなら、時間的に離れていても、同じ物体にかかわっていればグループ化できる。韻を感じ取るのは、まさにこの原理だ。文字にすれば何行か離れていても、韻を踏む単語が出てくると、人間の脳はさっきと同じ〝鳴る〟音だと聞き取って、ひとくくりにする。もし自然界でそんなことが起こったら、同じ物体の音である可能性が高いからだ。

すべての始まり

究極の事象といえばビッグバンだろうが、そのビッグバンでさえ、物理上の典型的なパターンに従っている。まず、突然の大爆発（〝ぶつかる〟）。そのあとの余韻（〝鳴る〟）は、今日《こんにち》もなお、宇宙全体にわたってマイクロ波背景放射というかたちで続いていて、いわば〝聞く〟ことができる。一方、〝すべる〟現象がこの宇宙に現われたのは、ビッグバンからずいぶん経ってからだ。本章で述べてきたとおり、事象のいろいろな段階に〝ぶつかる〟〝すべる〟〝鳴る〟がからむわけだが、この三つのうち〝ぶつかる〟と〝鳴る〟――ようするに、爆発のたぐい――は、わりあい早い段階にかかわる場合が多い。

〝ぶつかる〟〝すべる〟〝鳴る〟はそれぞれ事象のどの段階で起こりやすいのか、おおまかに把握するために、宇宙誕生の瞬間よりもっとごく単純な例で考えよう。ペンを一本、机の上に落としてほしい。さて何が起こっただろう？　最初、ペンが机にぶつかった。つまり、音としては〝ぶつかる〟で始まる事象だ。じつはこれが、固体にまつわる物理現象の一般的な特徴ではないか？　そう仮定するだけの根拠がじゅうぶんあることは、前に「自然界のもう一つの音素」の節で述べたとおりで、〝ぶつかる〟のあと〝すべる〟が発生しないケースもあるにはあるけれど、〝ぶつかる〟なしに突然〝すべる〟が生じることはめったにない。事象の始まりに〝すべる〟が起こりにくいもう一つの理由は、摩擦のせいで運動エネルギーが熱に変わり、次にあらたな出来事を引き起こす力が弱まってしまうからだ。

こうして考えてみると、〝ぶつかる〟は事象のどの段階で起こってもおかしくないものの、最初に発生する可能性がきわめて高く、〝すべる〟もやはりどの段階でも起こりうるが、最初のあたりでは発生しにくい。断っておくが、始まり以外の段階では〝ぶつかる〟より〝すべる〟が多い、などといっているわけではない。固体がかかわる物理現象では、どの段階を見ても〝ぶつかる〟のほうが頻繁に生じる。わたしがいま強調したいのは、事象の最初で起こるか、それとも最初以外で起こるかの頻度をくらべた場合、〝ぶつかる〟は最初が多く、〝すべる〟は最初以外が多いという点だ。

このような頻度の差は、話し言葉にもあてはまるのだろうか？　そのとおり。ｂａｓのかたちの単語は、sabのかたちより数が多い（前記のとおり、bは破裂音、sは摩擦音、aは一つかそれ以上の共鳴音を表わす）。図表9は、語頭から順に発音が進んでいく際、共鳴音ではない音が破裂音である（つまり、摩擦音ではない）確率を示している。キャプションの末尾に記したように、一八種類の幅広い言語からデータをとった。結果は見てのとおりで、共鳴音以外の音素が破裂音である可能性は、語頭だととくに高く、そのあとは低くなる。これは自然界の傾向と一致している。また、これも予想どおり、語頭以外でも、摩擦音より破裂音のほうが多い。

以上で、〝ぶつかる〟は自然界の出来事ではいちばん初めに多く発生し、単語の発音にも同じ傾向が見られることがわかった。しかしまだ〝鳴る〟を取り上げていない。〝鳴る〟は事象のどのあたりに位置しやすいのか？　つい先ほど「自然界の音節」という節で述べたように、〝鳴る〟は事象の始まりにはならず、言語にもその傾向が反映されている。では、ほかの位置についてはどうか？　どうやら答えは簡単だ。〝鳴る〟は、物理的な相互作用のあと必ず起こるのだから、事象のあらゆる段階に混じって、〝ぶつかる〟や〝すべる〟のあといつも発生する。

とはいうものの、このあとわかるとおり、現実はもう少し複雑だ。

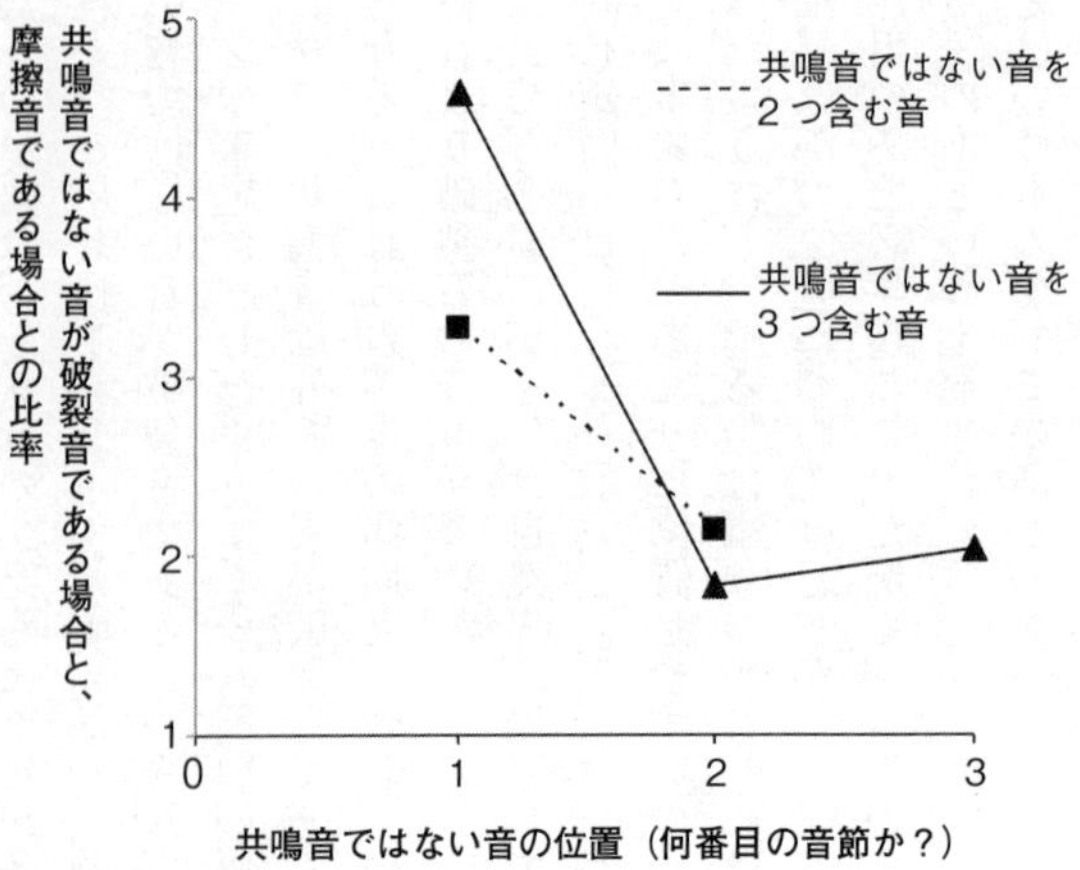

図表9
このグラフは、破裂音が語頭で発生しやすく、語の途中では発生しにくいことを示している。縦軸が破裂音と摩擦音の比率、横軸が何番目の音節であるかを表わす。点線は、共鳴音ではない音を2つ含む語、実線は、共鳴音ではない音を3つ含む語。
注目すべきところは、第一に、語の中のどこの部分を見ても、破裂音のほうが摩擦音より多く使われる。（破裂音の数）÷（摩擦音の数）の数値、すなわち縦軸がつねに1を超えていることからわかる。第二に、この比率は語頭でとくに高いので、単語の最初に摩擦音が使われる可能性はきわめて低いといえる。
なお、ここに挙げたデータは、以下の言語それぞれから日常的な単語（およそ1000語ずつ）を分析したものである。日本語、ズールー語、マラガシー語、ソマリ語、フィジー語、ランゴ語、イヌクティトゥット語、ボスニア語、スペイン語、トルコ語、英語、ドイツ語、ベンガル語、ユカテク語、ウォロフ語、タミル語、タイ語、ハヤ語。

最初は特別

物理的な相互作用はすべて〝鳴る〟を引き起こすものの、鳴っている音がわたしたちの耳に聞こえるとは限らない（この点はすでに「〝ぶつかる〟音はじつは二種類」の節で取り上げた）。そう考えると、検討すべきなのはむしろ、事象のどの段階にある〝鳴る〟が耳に聞こえやすいのか、という問題だ。

ありきたりな、ペンと机の事象についてもういちど考えてみよう。あの事象の始まり——耳に聞こえる範囲での始まり——は、ペンが机の表面にぶつかった瞬間で、関連するエネルギーはこのとき最大だろうから、最初にぶつかった直後の〝鳴る〟音がいちばん大きいはずだ。もしペンがバウンドしてまた机にぶつかったとしても、〝鳴る〟音量ははるかに小さく、さらに数回バウンドすれば、音はますます小さくなる。たいがい、一つの事象の中では、段階を経るうちエネルギーが分散していくため、始まりの音が最大で、あとは小さくなるばかりなのがふつうだ。ただし、つねにそうとは限らない。事象の途中でエネルギーが追加されれば、音量が上がる。たとえば、ペンが机の上で二、三度跳ねたあと、机を外れて床へ落ちたとなると、最初に机とぶつかったときより大きな音がする可能性がある（重力のいたずらでエネルギーが増したせいだ）。しかし、ごく典型的なケースでは、一つの物理現象の中でエネルギーはだんだん減っていき、終わりに近づくにつれて音量が小さくなる傾向がある。したがって、〝鳴る〟が耳に聞こえる可能性は、事象の始まりが最も高く、逆に、事象の最後あたりの〝鳴る〟は聞こえないかもしれない。もし物理現象の影響が言語に深く浸透しているのなら、語頭の近くでは破裂音や摩擦音のあとに共鳴音の音素がはっきり聞こえ、語尾のあたりではあまり聞こえなくなるだろう、と推測できる。そして事実、そうなっている。図表10は、共鳴音ではない音のあとに共鳴音が続く可能性を示す。やはり、単語の途中や末尾に近づくにつれて、可能性が低くなっている。使用したデータは、図表9のときと同じだ。たとえば英語でpactという語はわりあいふつうだが、ctapのような発音の語は存在しない。さまざまな言語全般にわたって、同じことがいえる。

事象の中で〝ぶつかる〟〝すべる〟〝鳴る〟がどのように生じるか、そろそろつかめてきたと思う。だが、いまのところ分析したのは、それぞれを個別に見た場合、事象のどのあたりの段階で起こりやすいかという対比にすぎない。実際の事象にはもっといろいろと複雑な依存関係があって、たとえば、いったん〝すべる〟が起こると、次に〝すべる〟が生じる可能性に影響が及ぶ。次節では、さらに広く目を向けて、〝ぶつかる〟や〝すべる〟はどんな組み合わせが一般的で、どんな組み合わせが珍しいのかを検討し、その傾向は言語にも共通しているかどうかを確かめてみたい。

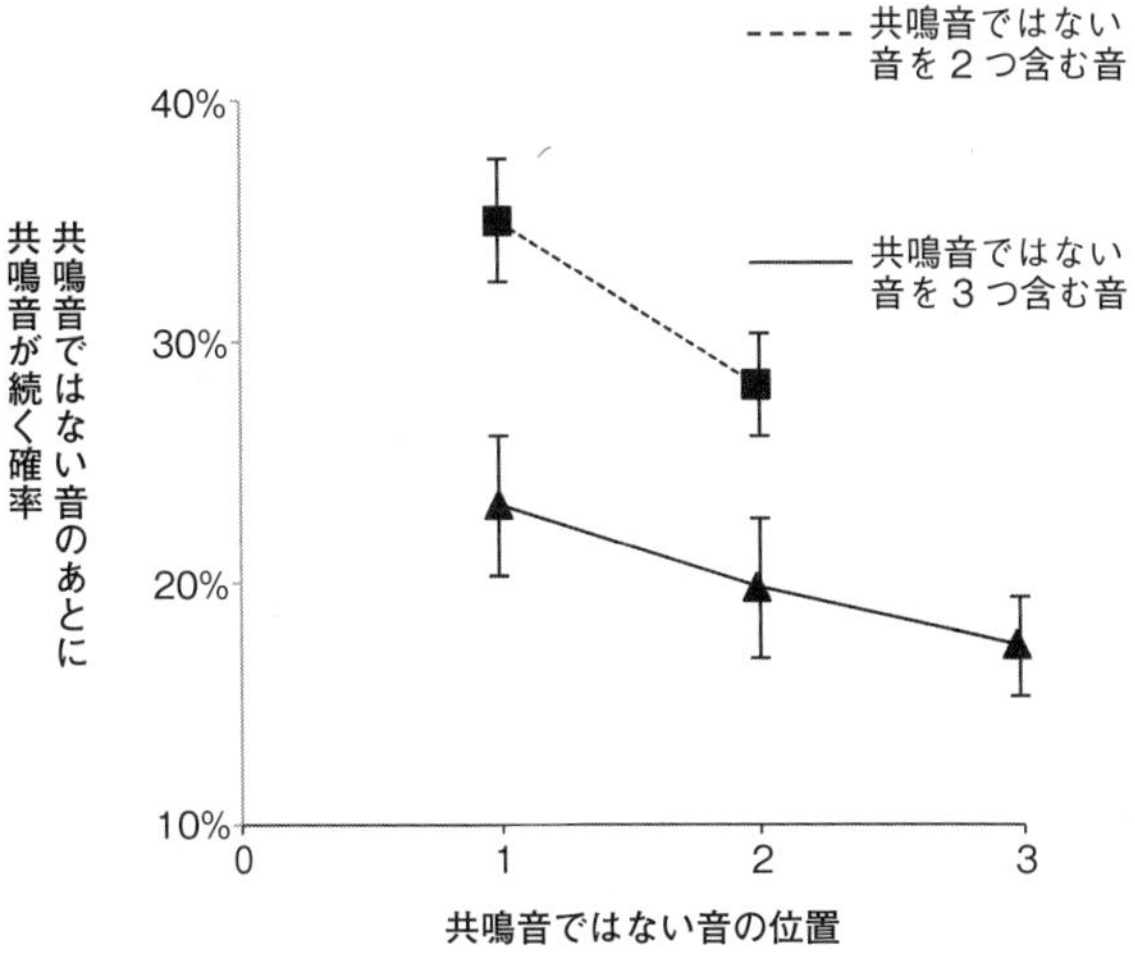

図表10
このグラフを見てわかるとおり、共鳴音の音素は、語頭の近く、すなわち共鳴音ではない最初の音（たいていは破裂音）の直後にあることが多い。■は共鳴音ではない音を2つ含む語、▲は共鳴音ではない音を3つ含む語。

自然界の単語

ルーブ・ゴールドバーグ・マシン（仕掛けが次々に連鎖していくからくり装置、日本で俗にいう「ピタゴラ装置」）は、一つひとつの仕掛けは変哲のないものなのに、それらをつなげてとても長い事象を生みだせる。たいていの事象と同じく、ルーブ・ゴールドバーグ・マシンで生じる事象も、ほとんどが〝ぶつかる〟〝すべる〟〝鳴る〟で成り立っている。ふたたび、〝ぶつかる〟をb、〝すべる〟をs、〝鳴る〟をaで表わしてみよう。ルーブ・ゴールドバーグ・マシンの事象が発する音は、basababababababababasababababababasaのようなパターンで、ふつうはもっと延々と続いていく。この種の長い連続が、もし世の中の事象の典型だとしたらどうだろう？　いくら音の特徴があれこれ共通しているとはいえ、話し言葉はなにしろ単語一つずつが短すぎて、自然界で起こる事象と似ているように聞こえないはずだ。ところが、自然界はルーブ・ゴールドバーグ・マシンとはだいぶ違う。前節で例に挙げた、ペンが机の上に落ちるというような単純な出来事のほうがはるかに多い。ペンが落ちる事象は、〝ぶつかる〟〝ぶつかる〟〝すべる〟くらいで終わるだろう。いや、〝ぶつかる〟〝すべる〟だけかもしれないし、ことによると〝ぶつかる〟だけで終了かもしれない。おおかたの事象は、物理的な相互作用が数回以下にすぎず、長さの点ではルーブ・ゴールドバーグ・マシンよりも話し言葉にずっと近い。

話し言葉は自然界を模倣しているという仮説が、ここでさらに信憑性を帯びてくる。人間のさまざまな言語の話し言葉は、固体の物理的な事象で生じる音にもとづいてできているばかりか、単語の〝サイズ〟も、自然界によくある事象とおおよそ似ているのだ。単語はふつう、相互作用の音——破裂音や摩擦音——がせいぜい五、六個くらいで成り立つ事象と響きが近く、たとえば音が一〇個も組み合わさった単語は珍しい。また、相互作用の音が一個のみという語もありうるけれど、二、三個ほど結合するほうが一般的で、この特徴もやはり、固体の物理的事象と共通している。

単語は、固体の物理現象とサイズがだいたい一致する——つまり、相互作用の音を数個組み合わせている——だけではなく、〝時間〟という面でも、典型的な事象にならっている。この点は、本書でいままでまったく触れずにきた。けれども、破裂音、摩擦音、共鳴音は、〝ぶつかる〟〝すべる〟〝鳴る〟とよく似た音の特徴を持つうえ、時間的な長さも、〝ぶつかる〟〝すべる〟〝鳴る〟の典型的なケースと類似している。たとえば、〝ぶつかる〟と破裂音はほとんど瞬時の爆発だと説明したが、〝瞬時〟かどうかは、聞き手の時間の尺度による。人間にとっては瞬時でも、蠅《ハエ》からすれば長い時間かもしれない。〝ぶつかる〟や破裂音が瞬間的な爆発と感じられるのは、あくまで人間の耳で聞いた印象だ。その感覚があってこそ、破裂音と〝ぶつかる〟が似ていると思える。もし〝ぶつかる〟ふうの音をもっと間延びさせて発音したら、むしろ〝すべる〟に近く聞こえるだろう（前に「ためらいがちに〝ぶつかる〟」の節で論じた）。同様に、摩擦音や共鳴音は、持続する時間の長さも自然界の〝ぶつかる〟や〝鳴る〟に近い。話し言葉の典型的な音節――たとえばaやsaのパターン――は、ゼロコンマ数秒というレベルで発音され、肉眼で見える物体が起こすごく一般的な物理現象と同じくらいの時間の尺度だ。実際、図表4（68ページ）をあらためて眺めると、似通った物理現象と話し言葉（たとえば〝ぶつかる〟と「k」）の音が続く時間はほとんど同じだとわかる（横軸に注目してほしい）。

おおまかに見て、単語は、自然界における固体の物理現象とよく似た音素で構成され、サイズや持続時間もほぼ近いといっていい。では、単語の構造も、固体の物理的な現象にならっているのだろうか？　自然界を真似た音素や音節は、やはり自然界を真似たかたちでつながり合って単語を形成するのか？　わたしがとりわけ興味深く思うのは、事象の中で起こる物理的な相互作用――〝ぶつかる〟〝すべる〟――の順序が、単語の中の破裂音や摩擦音の並びかたと似ているのかどうか、だ。わたしは学生たちと手分けして、一八種類の言語の日常単語について〝事象の構造〟を分析し、事象の六つのタイプ――ぶつかる

(b)、すべる(s)、ぶつかる→ぶつかる(bb)、ぶつかる→すべる(bs)、すべる→ぶつかる(sb)、すべる→すべる(ss)——の頻度を調べた(図表11参照)。たとえばteaならb、farはs、fakerはsbといった具合に分類するわけだ。

自然界ではこのような単純な事象がどのくらい頻繁に起こるのかを把握するため、三人の学生(エリザベス・カウンターマン、カイル・マクドナルド、ロマン・ウェーバー)に多種多様な動画を見てもらい、その中に出てくる事象のタイプの数を数えた。取り上げる動画の種類を決める際、たとえばアフリカの大草原のビデオのようなものは避けた。本書の冒頭でも述べたように、人間が暮らすさまざまな自然環境に共通して存在する普遍的な音は、固体と固体の接触にかかわっているからだ。そこで、固体の物理現象を数え上げるのに役立ちそうな動画を二〇本選んだ。なるべく幅広い状況での物理現象を対象にしようと心がけて、料理、子どもたちの遊び、家族の団らん、物の組み立て方法の説明、エアロビクスなどといった動画を取りそろえた。視聴する学生三人には、視覚だけを頼りに(つまり、動画の音声は消して)事象を数えてもらった。そうしないと、人間の聴覚器官は、話し言葉に似た物音を、本物の話し言葉と誤認識してしまう恐れがある(顔のかたちに似た雲を顔と勘違いするようなものだ)。そのうえで、視聴後に学生三人のデータを平均したところ、二〇本の動画で計六五〇回の事象を確認できた。その結果は図表12の点線のよ

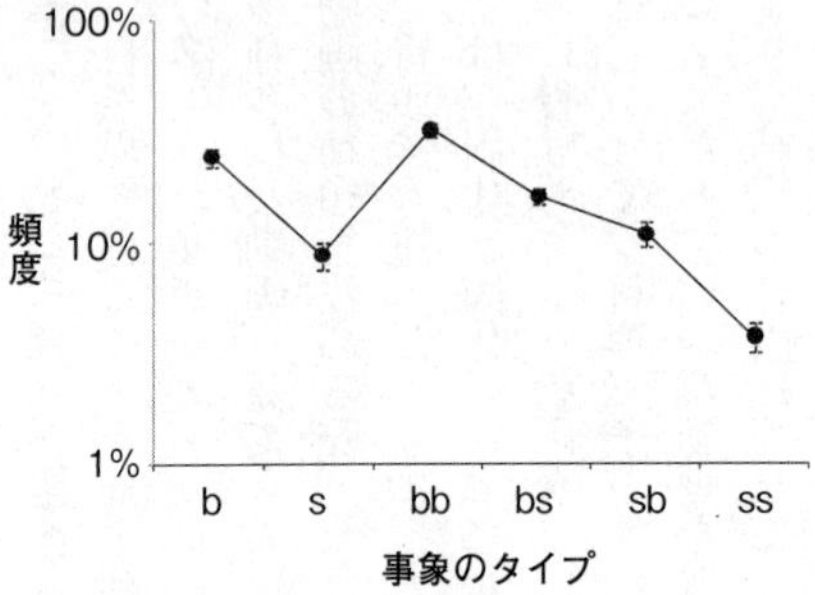

図表 11
18 種類の大きく異なる言語（具体名は図表 9 のキャプション参照）について、単語の中にどんな事象のタイプがどのくらいの頻度で含まれているかを示したもの。短い縦棒は標準誤差を表わす（くわしくは巻末の付録参照）。

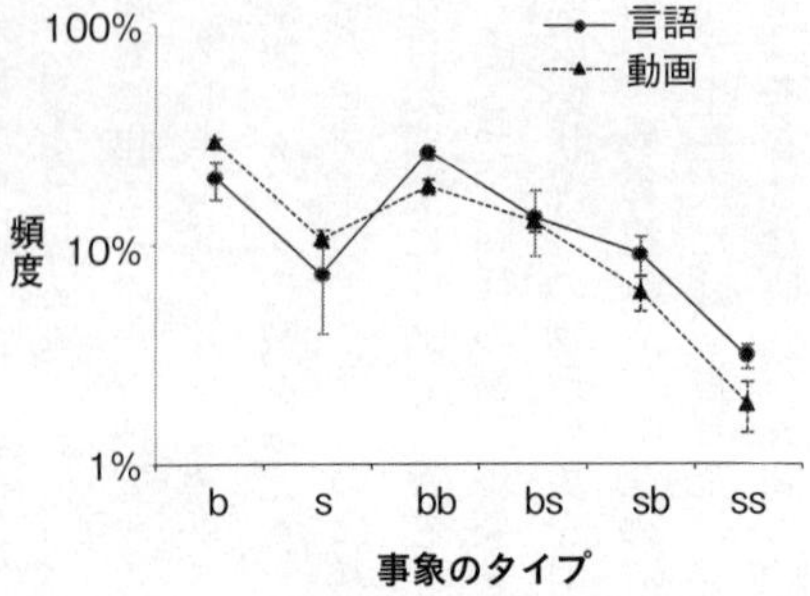

図表 12
単純な事象が起こる頻度を、動画と言語でくらべたもの。明らかに、きわめて類似している。短い縦棒は標準誤差を表わす（くわしくは巻末の付録参照）。

うになった。これに、図表11の言語データを実線で重ねてみた。両者が非常によく似ていることは一目瞭然だろう（〝ぶつかる〟は〝すべる〟より多いというだけの理屈では、言語データでなぜbsのほうがsbより多いのか説明できないことに注目してほしい）。

　またしても、自然界における固体の物理現象の特徴が、言語に反映されている！　さて次節では、話し言葉を論じる本章の締めくくりとして、単語よりさらに上の次元の音、つまりフレーズや文の構造について考えてみたい。

未終了の合図《サイン》

　本章の少し前で述べたとおり、自然環境の中では音はわりあい短いのがふつうで、事象が起こったことを知らせるにすぎない。しかし、人間社会における実生活となると話は違って、事象が満ちあふれている場面も多い。わたしはいま、空港内で腰を下ろしている。三〇秒計って数えてみたところ、はっきりと音を伴う事象が身のまわりで三〇回も起こった。こんなに雑音が多い状況のもと、わたしたちはどうやって自分に重要な音をうまく聞き分けているのだろう？　じつは、音の性質の中には、自分に関係する事象かどうかを教えてくれる〝合図《サイン》〟のようなものがいくつか含まれているのだ。そういう合図のおかげで、聞き手は「注意すべき出来事がもうすぐ起こる」などと知ることができる。

最もわかりやすい合図は、音量だ。なんらかの一連の事象——たとえば足音、ボールのうなる音、パトロールカーのサイレンなど——が自分のほうへ近づいてくると、音は大きくなる。また、出来事に伴うエネルギーが大きければ音量も増しやすいので、大きな音はやはり注意に値する。生活環境の中で大きな音の持つ重要性が、話し言葉の強弱の土台になっているのかもしれない。だいじな単語や文をいうときは、声が大きくなりやすい。重要だと大声を出す、という点は、あたりまえすぎて逆に見逃されがちだ。けれども、視覚とくらべてみてほしい。ある情景のうちでいちばん明るい部分が重要、とは限らない。明るさは、たいていの場合、太陽がどこにあり、物体のどこが光りやすいかといった問題でしかないだろう。なのに、話し言葉ではなぜ音量で重要性を表わそうとするのか？　何か理由があるはずで、その理由はつまり、自然界の構造を真似ているのだ。

音量だけでなく、自然界の事象により生じる音は、さらに大切な性質を持っている。それは、音高（ピッチ）だ。事象の音の高低は、聞き手との距離ではなく、聞き手に近づいてくる速度にかかわっている。なぜかというと、たとえば、線路の脇に立っていて、いま列車が近づいてきたと想像してほしい。ドップラー効果を説明する際によく使われる状況設定だ。おおまかにいえば、列車の警笛の音が初めは高く聞こえ、通過後は低く聞こえる。もう少し細かく考えると、まず、列車が遠くから近づいてくるあいだ、警笛の音は高いまごく小さいだろう。たしかに、列車が近づいてきているとき、その音はあなたには少しずつ下がっているのだが、ごくわずかで、知覚できない）。音が低くなり始めたと耳で感じることができるのは、列車があなたのすぐそばまで迫ってきてからだ。そのすぐあと、列車が通り過ぎたとたん、音はほぼいちばん低いところまで一気に下がり、それから先は、低いままほとんど変わらない。このような音高の下降は、連続的な事象がわたしたちのそばを通り抜けるときに必ず生じる。同様に、音を発している物体の横をわたしたちが通る場面でも発生する。人間の聴覚は、周波数がおよそ〇・五パーセント変化すれば、音高が変わったと把握できるので、歩いていて音源の近くを通り過ぎた場合は（意識するかどうかはともかく）、音高の変化を感じ取ることができる。

以上のことから、重大な結論を一つ導き出せる。ごくふつうの連続的な事象は、たいがい、このように「音高が下降していく」という特徴を持つ（あなたに直接ぶつかってくる場合はまた別だが）。だから、話し言葉が文の終わりに近づいたときにも、イントネーションを下げる――音高を落とす――ことで合図を出すのではないか？　なにしろ、自然界の事象はそういう音の出しかたをするからだ。

とはいえ、連続的な事象がすべて音高を下げるとはかぎらない。むしろ上がるケースもあるが、それにはいくつか特殊な条件が必要になる。ではまず、線路の脇ではなく線路上に立っていたらどうなるか想像してみよう。列車があなたにぶつかるまで、警笛の音高は一定のままだ。もちろん、轢《ひ》かれた直後――もしほんの一瞬でも、まだ意識が残っていれば――音高が急に下がるのを聞くことになり、その低い音を保ちつつ列車は遠ざかっていく。とすると、音が大きくなりながら音高は変わらない場合、衝突の瞬間が迫ってきている証拠なのだ。同じように音が大きくなっても、音高が下がったなら、ニアミスで通り過ぎたにちがいない。

音高が上がるのは、いったいどんな状況だろうか？　ふたたび列車を例に、こんどはこう想像してもらいたい。最初は線路の脇に立って列車が近づいてくるのを待ち、そばまで来たら、歩いて線路上へ移動する。位置を変えて列車の進行方向にまともに入るのだから、耳に届く警笛の周波数は、あなたが線路へ接近するにつれて上がるはずだ。あるいは、こんな状況設定でもいい。あなたは線路脇に立ったきりだが、すぐそばまできた列車が突然、脱線してあなたのほうへ向かってくる……。やはり音高は上がるだろう。音高の上昇は、連続的な事象があなたのほうへ方向を変えつつあることを示す。接近中の事象があなたに狙いを定め直したという場面のほか、遠ざかっていった連続的な事象がUターンし始めたような場面でも、同じく音が高くなる（たぶん、あなたを轢きそこねたので戻ってくるのだろう）。ある意味では、音量が大きくなるより音高が上がるほうが重大な問題といえる。

どんどん大音量になってきても、音高が下がる一方なら、あなたに身の危険はない。しかし、たとえ事象の音が小さくても、音高が上がっていくようであれば、まっしぐらにあなたへ向かってきている（または、あなたがそれをめざして向かっている）のだ。

とすれば、音高の上昇は、連続的な事象がまだ終わっていないことを暗示している。事象があなたに近づいてきている。また、連続的な事象が遠ざかったあとで音高が上がったのなら、Uターンが始まっている。このように、音が高くなったときは未終了、という自然界の法則があるせいで、多くの言語では疑問文をいう際に末尾のイントネーションを上げるのかもしれない。文末を上げて Is that the elephant stepped on your car?（あれが、あなたの車を踏みつぶした象ですか？）と発音する場合、相手に会話の続きを促しているわけだ。まだ決着がついていないと音で知らせるには、未終了の事象の音を真似ることがなによりふさわしいのではないか？

このあたりの話題を橋渡しにして、そろそろ本書の後半へ移るとしよう。後半では音楽の起源について論じるのだが、当然、音量や音高がさらに大切な意味を持つ。未解決を示すはずの音高が、なんと、問題解決というハーモニーを奏でる鍵になることがわかるだろう。

表によるまとめ

現代の暮らしには、〝ぶつかる〟〝すべる〟〝鳴る〟の音があふれている。その一方、いろいろな話し言葉もわたしたちの耳に飛び込んでくる。物音と話し言葉は、人間にとってまったく違う意味を持ち、脳の学習能力のおかげで両者をすばやく区別して扱うことができる。本章を通じて繰り返し指摘したとおり、固体の物理的な事象と話し言葉とのあいだには類似点が多いものの、脳が区別するための手がかりはじゅうぶんにある（たとえば、人間の声とたいがいの固体とでは音色《おんしょく》が根本的に異なる）。また、生活していくうえで両者の音がまったく違う意味を持つことをいったん脳が覚え込むと、じつは音の響きに密接な共通項がある事実をほとんど意識できなくなってしまう。けれども、もしも魚がどうにかして海から這《は》い上がり、初めて陸上の環境を体験したら、人間の話し言葉と固体の事象の音があまりにも似ていることに驚いて、こんなふうに思うかもしれない。「いったいどうしちゃったんだ、あのサルみたいな生き物は。明けても暮れても、固体の物理的な事象の音を真似てばかりいるけど……？」

本章では、読者のみなさんの中に眠るそうした魚のような視点を思い出してもらい、言葉をしゃべるとき、わたしたちは固体の物理現象によく似た音を発していること、それでいながら、ふだん慣れきっているせいで（しかも、前章で論じたとおり、共通点がやや秘められたかたちになっているせいで）類似に気づかないことを指摘した。このあと載せた表は、話し言葉の響きがさまざまな側面で固体の物理的な事象の音と似ている事実をまとめたものだ。それぞれ、本章中のどの節で取り上げたかを参照しやすくしてある。

本章では、前著『ヒトの目、驚異の進化』の第四章とも合わせて、わたしたちの言語能力はどこに原点があるのかをテーマにしてきた。生まれつき言語本能が組み込まれていたり、脳が何にでも対応できるようにできていたりするのではなく、自然界を真似ることによって、すでに備わった能力を流用しているのではないか、と。言語は、わたしたち現代のヒトをほかの生き物と区別する、とくにきわだった特徴だが、芸術もまた、同様の特徴だろう。するとおのずから、人類の不思議な芸術能力の一部も、自然界に適応する力の転用が土台になっているのではないか、という疑問が湧いてくる。本書の後半では、人類の芸術の頂点とさえ呼べそうな、音楽について取り上げていこう。

節のタイトル	固体の物理的事象	言語
1 聴覚の得意分野	物理的な事象を最もとらえやすいのは、聴覚である。	言語は聴覚を用いる。
2 自然界の音素	事象のおもな構成要素は、“ぶつかる”“すべる”“鳴る”の3種類。	言語のおもな音素は、破裂音、摩擦音、共鳴音の3種類。
3 自然界の音素	“すべる”よりも“ぶつかる”が頻繁に起こる。	摩擦音よりも破裂音が頻繁に用いられる。
4 “鳴る”音の揺らぎ	“鳴る”は、生じている途中で音色（おんしょく）が変化することがある。	共鳴音は、ホルマント構造が変化したり（二重母音や共鳴子音）、発声中に音色が変化したりすることがある。
5 “鳴る”音の揺らぎ	“ぶつかる”や“すべる”は、たいがい、生じている途中で音色が変化しない。	破裂音や摩擦音は、たいがい、発生中に音色が変化しない。
6 自然界のもう一つの音素	第四のおもな構成要素は“ぶつかって、すべる”。しかし逆の“すべって、ぶつかる”はまず存在しない。	第四のおもな音素は、破擦音。しかし逆の「摩擦音→破擦音」はまず存在しない。
7 歌う摩擦音	“すべる”はふつう、不規則な表面の上で起こるが、周期的な規則性を持った面の上で発生することもあり、その場合、周期性（調性）を伴う音が鳴る。	摩擦音は無声音の場合のほうが多いものの、有声音の場合も珍しくない。有声なのか無声なのかによって、異なる摩擦音と見なされるのがふつうである（物体の表面が、規則性の有無によって異なる種類と見なされるのと同じ）。
8 “ぶつかる”音はじつは2種類	2つの物体が“ぶつかる”場合、結果として起こる音の現象は2種類に分けられる。瞬時に爆発的な音が生じるのがふつうだが、急に音が静まることもありうる。	どんな破裂音も2種類のかたちを持ち、呼気を強く吐き出す発音と、急に止める発音（たいがい語尾）に分けられる。
9 ためらいがちに“ぶつかる”	“ぶつかる”は、かかわる物体の硬さによってかなり状況が異なるため、衝突から“鳴る”が始まるまでの時間にも大きな幅がある。この時間差の長短が、かかわる物体を特定するうえで役立つ。	破裂音が持続する時間は、直後の共鳴音によって異なる。共鳴音が始まるまでの時間をVOTといい、音素を特定するうえで役立つ。

節のタイトル	固体の物理的事象	言語
10　硬い消音装置	硬い“ぶつかる”（“鳴る”を引き起こすまでの時間が短い）は、“鳴る”を静める効果には乏しい。	有声の破裂音（呼気を吐き出す発音のときはVOTが長い）は、語末で呼気を止める発音になる場合、直前の共鳴音が長めになる。
11　自然界の音節	“ぶつかる”や“すべる”は（たいがい耳に聞こえるような）“鳴る”を誘発する。	破裂音や摩擦音のあとには、共鳴音が続くことが多い。これがつまり「子音→母音」という、非常に基本的な音節のパターンである。
12　すべての始まり	事象の最初には、“すべる”より“ぶつかる”が起こる可能性がきわめて高い。	語頭の音は、摩擦音より破裂音である可能性がきわめて高い。
13　最初は特別	“鳴る”は、事象の早い段階で生じたほうがよく聞こえる。	共鳴音は、語頭の近くの破裂音や摩擦音に続くことが多い。
14　自然界の単語	ある事象の中で生じる相互作用の数は、1個から5、6個くらいがふつう。また、自然界における固体の物理的な事象は、時間にすると数百ミリ秒くらいのものが多い（もっとも、事象によってかなりの幅がある）。	ある単語に含まれる破裂音や摩擦音の数は、1個から5、6個くらいがふつう。また、発音するのにかかる時間は数百ミリ秒くらいのものが多い（もっとも、単語によってかなりの幅がある）。
15　自然界の単語	自然界における固体の物理的事象の場合、“ぶつかる”と“すべる”の組み合わせは、特徴的で理屈の通ったパターンを持つ。	単語に含まれる破裂音と摩擦音の組み合わせは、固体の物理的事象のパターンにならっている。
16　未終了の合図	事象の音高が上がっていくのは、ドップラー効果が原因であり、物体が聞き手のほうへ方向を変えつつあることを示す。いわば「ただいま、そちらへ向かいました」ということを音で表わしている。逆に音高が下がっていくときは、物体がしだいに聞き手から遠ざかっている。	イントネーションが上昇していく語句は、たいてい、質問あるいは未解決の事柄があることを暗示する（物体が急に聞き手のほうへ方向転換してきたような状況に近い）。イントネーションが下降していく語句は、たいてい、少なからず何かにけりがついたことを暗示する（物体が違うほうへ向きを変え、聞き手はもはやかかわる必要がないという状況に近い）。

第3章　メロディーの原材料

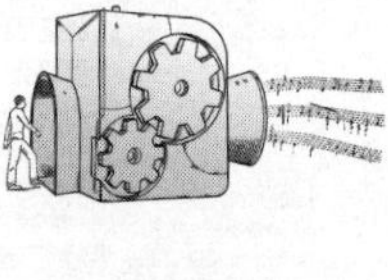

目隠しでジョギング

ジョギングをする人は、イヤホンを着けたがる。なぜかと訊《き》けば、音楽があったほうが気分が盛り上がるから、という返事がかえってくるにちがいない。ごきげんな曲に乗って走ると、つらく苦しいはずの三〇分の自己鍛錬が、あっというまの楽しいひとときに変わったりする（いや、わたしの場合は、つらく苦しい二五分に感じられる程度だが）。音楽の力を借りてジョギングをする本人にとってはすてきな気晴らしになるにしろ、まわりでジョギングやサイクリングをしているほかの人たちから見れば、迷惑もいいところだろう。イヤホンを着けて、どこかのミュージシャンが叩くドラムのビートに合わせてせっせと走るランナーは、周囲で動く人や物の気配を感じ取れず、音に関して〝目隠し〟をしているも同然だからだ。たしかに、イヤホンをはめたままでも、街路樹や切り株や道の段差や駐車中の車にぶつかる心配はない。近くまで寄ったとき気づく。ところが、本人のみならず周囲の人や物も動いている場合、前方の障害物が自分より速いスピードで移動して退《の》いてくれるとは限らない。だから、イヤホンをはめてジョギングをしているとつい、ちょっとした衝突事故が起こって……目の前を横切るジョギング仲間や、通りすがりの自転車、幼児がよろよろこぐ三輪車などに突き当たったりする。

音楽に気をとられて〝目隠し〟状態で走るなど、はた迷惑かもしれないが、それはさておき、この行為についてよく考えてみると、ふつうには気づきにくいヒトの特徴がとてもはっきりしてくる。つまり、基本的には音だけを頼りにして他人の居場所を知り、他人の動きを把握しているのだ。げんに、わたしはいま喫茶店に居座ってこの原稿を書いているのだが、目を閉じると、身のまわりの動きを何でも感じることができる。おや、ブーツの足音が、右側を通りすぎていった。鍵の束をじゃらじゃらと鳴らし、わたしの前を右から左へ移動して、また戻った人がいる。小さい子がひとり、あっちこっち歩き回っている。まわりの人たちがどこにいて、どこへ、どんな速さで動いているのか、手にとるようにわかる。歩いているのか走っているのかといった速度の違いも認識できる。それどころか、たいがいはもっと細かく、腹を立てて重苦しく歩いている場合と、うれしくて跳ねている場合との区別までできる。もっと複雑な、たとえば、急に振り返って食べ残しをゴミ箱に捨てる音、歩調をゆるめてドアを開ける音、コーヒーを入れ忘れて後戻りする音なども聞き分けられる。とくに意識を向けているわけでもないのに、わたしの聴覚器官はこうして動作主を感知し、情報を処理しているのだ。だから、わたしにこっそり忍び寄るのは難しい（いたずらしようと寄ってくる客が多いけれど）。その一方、わたし自身が「後ろにいるチアリーダーの集団は、いつまで飛び跳ねているつもりだろう？」などとしょっちゅうぼやく、ということもない。自分としては執筆に没頭しているつもりだ。にもかかわらず、周囲の人々がどこで、およそ何をしているのか、わたしの聴覚器官は追跡し続けている。

同じ理屈からいって、もしイヤホンで耳をふさいでいなければ、たとえ熱心にジョギング中であろうと、出会い頭に野良犬とぶつかったり、車椅子であてなき旅へ出ようとしかけているおじいさんに衝突したりする心配はまずないだろう。犬やおじいさんが目に入っていなくても、空間を通じて動きが聴覚に伝わり、適宜、走りを調節して、動く障害物をよけながらうまい具合に進んでいける。イヤホンを着けてさえいなければ、ジョギング中であろうと車の音にも敏感で、どんな動きかたをしているかが把握できる。あそこの車がカーブを曲がりかけてるな。あっちの車はUターンの真っ最中か。おっと、方向転換してまっすぐこっちへ向かってきた。ああっ、あの車、上空から落ちてきてわたしを直撃しかけてるぞ、などなど。それにくらべて、イヤホンを着けたジョギング愛好家は、〝移動物体探知機能〟をオフにしてしまっているから、まわりの人々が用心してよけるに限る。そもそも、ほかの歩行者や自転車にとって危険とはいえ、誰より危ない思いをしているのは当人だ。ジョギング中の人と車とが衝突した場合、車のほうの被害はふつう、フロントグリルを水で洗うくらいで済む。

では、あなたの聴覚器官はどんな仕組みで、物体の動きをとらえているのだろうか？　まず、移動中の何かが自分の左、右、前方、後方、あるいは上、下のどのあたりにあるかを把握できる——これは、からだに備わっている耳のかたち、位置、数のおかげだ。しかしその程度にとどまらず、聴覚器官の内部には専門の〝ソフトウェア〟のようなものまであって、移動する人や物の音を分析し、空間の中をどう動いているかといった性質まで推測できる。この高度な〝ソフトウェア〟は、移動物について四種類の情報を教えてくれる。①あなたからの距離、②あなたから見た移動方向（近づいてくる、遠ざかっていく、斜め方向へ進んでいる）、③速度、④挙動や足取り。さて、この四つの情報を聴覚器官はどんな方法で推測しているのだろう？　本章と次章で解き明かすとおり、①距離は、強度から割り出す、②移動方向は、音高（ピッチ）を手がかりにする、③速度は、一秒あたりの足音の数から算出する、④挙動や足取りは、音のパターンや強弱から推し量る。人の動きに関する基本情報が四種類あるのに対し、音による手がかりもやはり四種類ある。①強度、②周波数、③足音の速さ、④パターンや強弱（図表13参照）。進化のすえ、人間の聴覚器

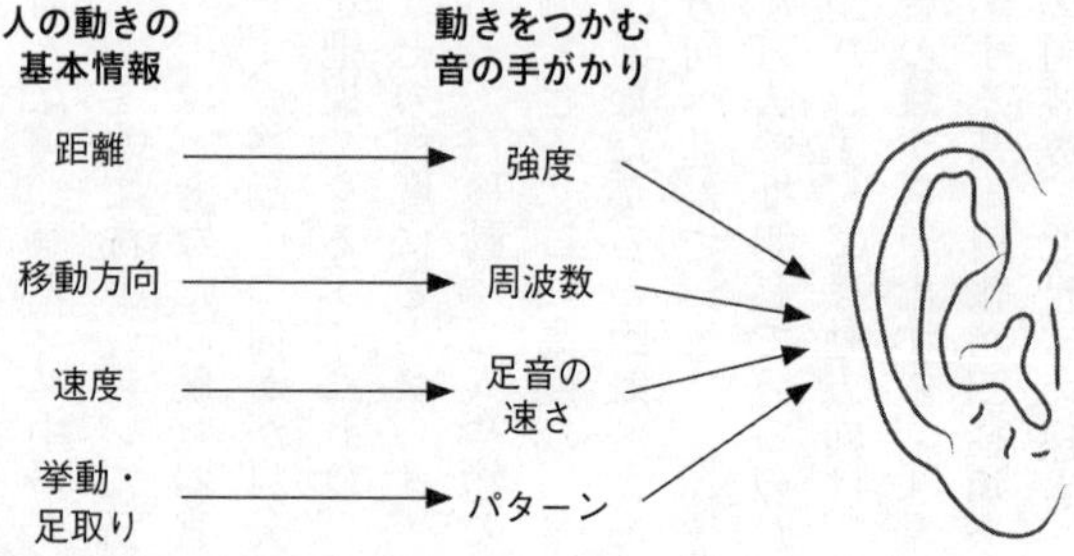

図表13
人の動きの基本情報（左）は、4つの音の要素（右）から推測される。

官はこのような手がかりをつねに追跡し続ける能力を持った。そばにいる者一人ひとりがどの場所で何をしているのかという情報には、きわめて重大な意味があるからだ。

じつは、ここからが興味深い。イヤホンを着けずにジョギングをする場合、聴覚器官は、音楽を聞いていないものの、根本的に音楽とよく似た構成要素に耳を澄ましているのだ。つい先ほど列挙した、動きをつかむための音の手がかり（図表13の右列）をあらためて眺めてほしい。強度とは？ それはつまり、ピアニッシモ（とても弱く）、ピアノ（弱く）、フォルテ（強く）などの分類と同じだ（音楽用語では「ダイナミクス」と呼ばれたりするが、別の意味と混乱しやすそうな語なので避けておく）。周波数？ おおざっぱにいえば、音高のことをさす。足音

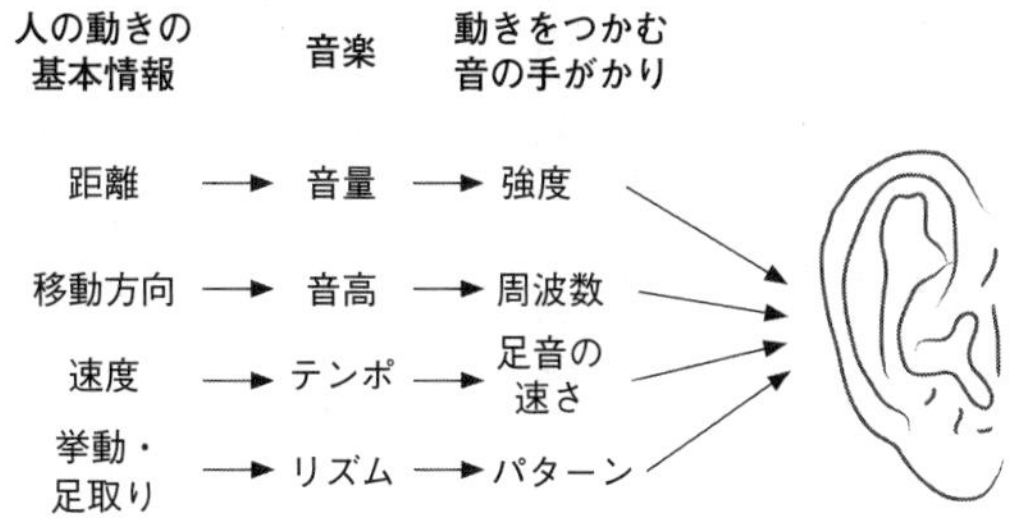

図表14
音楽の中心をなすものは、中央の列に挙げた4つの要素であり、人の動きを感知するための音の手がかりとみごとに符合する。

の速さ？　ようするに、テンポだ。挙動や足取りのパターン？　となると、リズムやビートに似ている。したがって、周囲の動きをつかむための四つの音の手がかりは、①音量、②音高、③テンポ、④リズムにきわめて類似している（図表14参照）。これら四つは音楽の基本的な構成要素だが、と同時に、人が動くときにたてる音の性質でもあるわけだ。人の動作音の大きな特徴が、音楽を支える土台になっている！

音量、音高、テンポ、リズムが、音楽にとっても人の動きにとっても重要な鍵であるという点は、このあと説明するとおり、偶然とはとうてい思えない。遠くギリシャの時代にまでさかのぼっても、両者には深い共通性が見られる。*いや、たんに構成要素が同じであるばかりか、組み立てかたもよく似ていて、音楽は、人の動きを感じ取るための聴覚メカニズムを活用している。だから、イヤホンを着けてジョギングする場合、周囲の現実の動きを聞き取れないだけではない――音楽が架空の動作音と化して耳へ流れ込んでいるため、耳栓をはめて走るよりも危険なのだ。

本書では、残りのページの大半を費やして、音楽がどのようにしてわたしたちの生活に浸透したのか、どんなふうに脳の中へ伝わり、どんな影響を及ぼすのか、といった諸問題を取り上げていく。結論をひとことでまとめるなら、音楽は人の動作音に似ているので、聴く者を動かす作用を持つ。

感情を刺激する要素

わたしが十代のころ、うちの母親は、知性を磨こうとフランス語講座を聞き始めた。わたしも隣に座って耳を傾けると、母親はうれしそうな顔をした。「理屈っぽくて可愛げのない子だと思ってたけど、案外そうでもないかもしれないわ」と思ったのだろうか。わたし自身、この講座を聞くのが楽しくてしかたなかった。ところが、何カ月か経つうちに、母親の表情が曇ってきた。ごくごく初歩的なフランス語でわたしをからかったりしても、きょとんとして見つめ返してくるだけだったからだ。「どうしてこの子はいっこうにフランス語を覚えないのかしら？」と母親は心配しだした。

当時あえて言い訳しなかったけれど、じつのところ、わたしはフランス語を学ぼうとしていたのではなかった。なのになぜ、ちっとも理解できない番組を聞き続けたのか？　みなさんにはすぐこのあと打ち明けるが、その前に断っておく。言葉の音に魅力を感じたわけではない。内容が理解できない話し言葉を聞くために、毎日三〇分、何カ月も時間を費やす人などいないだろう。外国語の響きは好奇心をくすぐるものの、わざわざ聞く努力をするほどではあるまい。もし響きだけでそんなに心が躍るのなら、それを狙った商売が生まれそうなものだ。おおぜいの人々が、目覚まし時計をセットして朝五時半にドイツ語をしゃべらせたり、通勤途中の車内でナバホ語を聞いたり、夕食パーティーのBGMにブッシュマンの言語の特徴であるクリック音を流したりしてもいいはずだろう。が、現実は違う。わたしだって、言葉の音のみに惹きつけられてフランス語講座を心待ちにしていたわけではない。いくらフランス語とはいえ、言葉の響きの美しさで人を虜《とりこ》にするのは無理だ。

＊　この学説を支持する研究者としては、アルフ・ガブリエルソン、パトリック・ショーヴ、ブルーノ・H・レップ、ニール・P・マクアンガス＝トッド、ヘンクヤン・ホーニング、ジェイコブ・フェルドマン、エリック・F・クラークらがいる（クラークの著書『Ways of Listening』参照）。

外国語の響きが娯楽にならないのにくらべ、音楽は心底から楽しい。音楽は、目覚まし時計のアラームにも、カーラジオにも、夕食パーティーにもおおいに利用される。独自の市場を築いて繁栄している。一方、外国語の話し言葉をイージーリスニングの音源として売り込む浅はかな商売人はいない。こう考えると、おのずから疑問が湧いてくる。音楽はどうして人の心を揺さぶるのか？　人間の会話や、動物の鳴き声、生ゴミ処理機の動作音とどこが違う？　つまり単純にいって、音楽はなぜ聞いていて心地よいのだろうか？

答えを出すにあたって、例のフランス語講座と、だんだん不安を感じてきた母親に話を戻そう。わたしが毎日いっしょに座って、理解できないうえ理解する気もないレッスンを受け続けていたのはなぜか？　じつをいうと、わたしたち親子が聞いていたのはオーディオテープではなく、テレビ番組だ。わたしを画面にくぎづけにしていたものは、理解不能な話し言葉ではなく、出演者のひとりだった。具体的には、ある若いフランス人女優。その髪、笑顔、しぐさの癖、ふくれっ面、何から何まで……おっと、話が脱線してしまった。とにかく、番組に見入っていた理由は、フランス語ではなくて、フランス人の出演者たち（とくにその中のひとり）にあったのだ。ごめんね、母さん！

その番組がわたしの感情に最も訴えかけたもの、そしてわたしがいまもさらに求め続けているものは、〝人間的〟という要素だ。わたしたちの祖先の生活でいちばん大切だったのは、周囲にいるほかの人々であり、いちばん感情を刺激する原因は、ほかの人々の表情や動作だった。だから、およそ人類がつくりだすものの中で、心に強い感情を呼び起こすことのできる事物があるとすれば、それはなんらかのかたちで人間的に見える、あるいは聞こえるのではないかと思う。これが、音楽の本質を解き明かすための重要な鍵なのではないか？

ここでいったん話し言葉や音楽はさておき、視覚的な要素に関して、感情を刺激する、しないについて考えてみよう。刺激の発生源は人間なのか、違うのか？　具体的には「文字」と「色彩」という二種類の刺激を検討したい。どちらも、わたしが前著『ヒトの目、驚異の進化』で取り上げた分野だ。

前にも述べたとおり、文字は、何世紀にもわたって文化を通じて進化した結果、自然界の物体に似て見えるようになった。輪郭線の組み合わせは、不透明な物体の立体的な描写に近い。つまり、文字の本質は、「立体視した不透明な物体」といえる。とくに人間的な要素は含まれていない。人間ではなく物体に似たかたちなので、見る人の感情に対して訴えかける力は、不透明な物体とほぼ同等で、皆無あるいはごくわずかに限られる。だからこそ、ほとんどの文字は――いまこのページに書いてある文字や単語もそうだが――これといって心理状態に変化をもたらさない（図表15の左上参照）。

	感情に影響なし	感情に影響あり
視覚	不透明な立体物に見える [文字]	人間的な表現に見える [色彩、V 字形]
聴覚	固体の事象に聞こえる [話し言葉]	人間的な動きに聞こえる [音楽]
	物理	人間

図表 15
感情を刺激する事柄（右列）はふつう、成り立ちが人間に関係している。刺激しない事柄（左列）は、どちらかというと物理的で、人間味に乏しい。

一方、色彩はもちろん、気持ちに影響を及ぼす——服にしろ車にしろ家にしろ、色使いには誰もが敏感だ。色と感情が強く結びついていることを実感できる。わたしは、過去の研究や前著『ヒトの目、驚異の進化』の中で、わたしたち霊長類の色覚——とりわけ、新入りの霊長類であるヒトの、赤と緑に対する敏感さ——がこれほど発達した理由は、皮膚の下で起こる血液の生理学的な変化を察知するためであろう、と論じてきた。そういう色の信号をつかめれば、他人の心理状態のありかたや変わりようがわかるからだ。つまり色彩は人間的で、生活と深いつながりがあるからこそ、わたしたちの感情を動かす。

ただし、色彩と違って文字はたいてい感情を揺さぶらないものの、中には例外もある。たとえば、Vの文字。Vの字や、Vを連想させる逆三角形は、幾何学的な図形のうちでもとくに警告のマークと見なされやすく、昔からさまざまな文化において感情に刺激を与えている（たとえば日本の「止まれ」の道路標識など）。ここでVの字形が、怒っている人間の眉毛のかたち（の誇張）に似ていることに注目してほしい。色彩が、ヒトの皮膚や感情と結びついているように、Vの字がもたらす刺激は、怒った顔の眉毛に起因するのかもしれない——どちらも、ヒトが原点になって、感情との関連が生まれている（図表15の右上参照）。このように、目から入ってきて感情にほとんど影響をもたらさない刺激は、なんらかの不透明な物体に似ていて、あまり人間的ではない。一方、感情に訴える視覚上の刺激は、人間の表情に似ている。このあたりの対比は図表15の上半分にまとめておいた。

聴覚の領域でも、同じく、ヒトが起源になっているせいで感情に訴えるような種類の音があるだろうか？　まず、話し言葉について検討してみよう。前章で述べたように、話し言葉は、固体の物理現象に似た音がする。おおざっぱな分類でいえば「物理学の研究対象になりそうな味気ないもの」だから、不透明な立体物と同じカテゴリーに属する。わたしたちは非人間的な音をいろいろと真似ることができ、結局のところ、話し言葉もその一種といえる。皮肉にも、人間の話し言葉はちっとも人間的ではないわけだ。だから、感情を左右することもない（図表15の左下参照）。

さて、音楽はどうか？　話し言葉と並んで、ヒトが発明した音響上の刺激だ。文字が感情を煽らないのに対して色彩は煽るのと同様、話し言葉が感情との結びつきに欠ける一方で、音楽は強く結びついている。とするとつまり、色彩にはヒトの感情を読み取るという意義があるのと同じように、音楽もヒトの感情と密接な関係がありそうだ。未来社会で人肉をミンチにして食糧問題を解決しようとする映画『ソイレント・グリーン』と同様、音楽の原材料もまた、じつは人間なのだろうか？（音楽については、図表15の右下に示してある）

もし音楽が人間の動作音をもとにできているなら、世の中にあふれるさまざまな音のうちかなり多くは、音楽のお手本ではなさそうだと除外できる。選択肢がずいぶん減るわけで、鳥の歌、風や水がたてる音、機械音などはおそらく音楽のルーツではないだろう。しかしあいにく、人間が発する音だけに絞ったとしても、まだ幅が広い。一部は根本的に違う種類の音だ。話し言葉、咳《せき》、くしゃみ、笑い声、心臓の鼓動、何かを噛む音、歩く足音……。音楽はヒトからできていると単純に主張するだけでは漠然としすぎていて、もっと具体的な理屈づけが必要だろう。しかしその前に、次節では、純然たる視覚のみの分野にはなぜ、音楽ほど感情を強く刺激するものが存在しないのか、について考えてみよう。

ソロ活動

聴覚に訴える音楽と同じくらい力強く、純粋に視覚だけを興奮させるものは、本当に存在しないのだろうか？　視覚と聴覚のシステムがおたがい負けん気の強い性格なら、「〇〇の芸術分野はこっちの独占だぞ」などと言い争っているかもしれない。どちらにも、その知覚システムだけが感じ取れるような種類の芸術がいくつかある。視覚のみで成り立つ芸術、聴覚のみで成り立つ芸術。勝ち負けを決めるのは難しい。文化の中には、視覚に訴えるデザインが数多い。たとえば衣服、車、建物、日用品……。デザインについて考える限りでは、視覚が聴覚より有利に思える。人工的につくられた物のデザインには、音があまり関係していない。ただ、「わざわざお金を払って美を楽しむ」のが芸術であり、実用性の有無とは話が別だという、一般的な定義にのっとって、こういったデザインの善し悪しは除外することにしよう。つまり、芸術や娯楽の「商業的な市場」を大きく支配しているのは、視覚だろうか、聴覚だろうか？

この条件のもとでくらべると、大差をつけて聴覚の勝ちだ。視覚が活かされている市場も非常に大きく、テレビ、コンピューターゲーム、映画などがあるものの、こういったものには聴覚もかかわっている。部屋の壁に視覚的な芸術作品を飾ったりする人がおおぜいいるとはいえ、音楽を買い込む量には遠く及ばないはずだ。純粋に視覚だけの芸術は、聴覚だけの芸術と比較すると圧倒的に少ない。なんとなく感じるのとは逆だろう。いままでの人生でいちばん美しいと思ったものは何か、と問われたら、たいがいは視覚に関する事物を列挙すると思う。しかし、実情をもとにすれば、一番人気の〝ソロ・アーティスト〟は聴覚なのだ。なぜだろう？

考えうる説明の一つは、日常の雑事を片づけるとき、背景に音楽が流れていると気が和む、という単純なことだろう。それに引きかえ、視覚的な芸術に見入ってしまうと、ほかの行為の妨げになりかねない。車の運転中、仕事の途中、あるいは夕食パーティーの最中に、『モナ・リザ』を鑑賞し始めたらどうなるか、想像してほしい。ただ、わたしはこれだけが理由ではないと思う。たしかに、日常生活で何かをしながら同時に視覚芸術を楽しむことは難しいけれど、それだけならば、とくに用事がない場合、一日中でも芸術作品を眺めていたくなるはずだ。しかし、たいていの人は、視覚的な作品を（音なしで）終日ずっと見つめていたい気分にはならないだろう。一方、朝から晩まで音楽を聞き続けるというのは、すてきな時間の過ごしかたに思える。いや実際、そんな休日を送っている人も少なくない。

もし芸術の〝ソロ活動〟を競うなら、このように、視覚と聴覚には明らかな差が生じる。それは、わたしたちを取り巻く環境がそもそも両者に平等ではないからだ。世の中に存在する物体に目をやると、その物体はたいがい多少の音をたてている。だから逆に、物を見つめていて無音だと、どうも落ち着かない不自然な気分になったり、何かが欠けているように感じたりしてしまう。ところが、音だけ聞こえるという状況なら、ごくありふれている。見えなくても、さまざまな事柄を耳で把握できる。目を閉じたときや、音の発生源が自分の後ろ側にあるとき、発生源が覆われているとき、周囲が暗いときなど、そんな状況はしょっちゅうある。視覚情報はほとんどつねに音を伴うのに対し、聴覚情報には映像がないことも多いわけだ。したがって、聴覚は〝ソロ・アーティスト〟として大人気だが、視覚はそれほどでもない。とりわけ音楽は、聴覚のみを活かした芸術の典型といえる。

さてこれで、視覚だけの芸術にはなぜ音楽に匹敵するほどのものがないのか、理由がある程度つかめた。けれども、音楽がどうしてこんなにも心を揺さぶり、わたしたちは山ほど曲を購入したくなるのか、そのあたりの解明はまだまだだ。

音楽の起源をめぐる論議

先ほど論じたとおりに「音楽の根本的な要素がヒトに由来する」とすれば、その事実は、懸命に苦労を重ねて隠蔽されているかのようだ。というのも、白状しておくが、わたし自身、音楽がヒトの動作音には聞こえない。少なくとも、意識の上ではそう感じ取れない。しかし、第一章の「自然界の痕跡が目立たない理由」の節を思い出してほしい。人間の築いた文化が自然を模倣していることは、わたしたちが意識できるレベルまで必ずしも上がってこないのだ。ここでも同じで、聴覚の流れのもっと低いレベルでは音楽を人間的な響きととらえているものの、高いレベルには伝わらず、そのせいで、わたしたち――意識可能な自分――は気づかないのかもしれない。だとしたら、わたしの仮説にどうすれば説得力を持たせられるのか？　なにしろわたしは、無意識下の聴覚ではなく、読者のみなさんに納得してもらう必要がある！

そこで必要になるのが、音楽の起源に関して妥当な理論かどうかを判定するための基準だ。課題をいくつか設定し、それをクリアできたら、筋の通った理論として、地球上にあふれる音楽マニアたちを多少とも説得できるだろう。音楽は間違いなく、人間の動作音に似ている、と。それをめざして、課題を四つ掲げてみたい。なるほどとうなずける理論であれば、次のような問いに答えを出す努力をしているはずだ。

脳：ヒトにはなぜ音楽のための脳があるのか？
感情：音楽はなぜ感情に訴えるのか？
踊り：わたしたちはなぜ踊るのか？
構造：音楽はなぜ現在のようなかたちになっているのか？

もしこの四つの疑問に答えられるなら、それなりの注目に値する理論といえる。この四つの意味合いを納得してもらうため、音楽の起源についてのごく初歩的な理論に照らしてみよう。「心臓の鼓動」が起源ではないかとする説だ。そのたぐいの素人っぽい説にもあれこれ種類があると思うが、共通するおもな論拠は、心臓には鼓動《ビート》があり、音楽にも拍子《ビート》がある、という点だろう。当然、わたしたちの耳にはふだん自分の鼓動が聞こえないし、他人の鼓動などなおさら聞こえない。したがって、このような説を肉づけすると、

「人間は胎内にいるあいだに基本的な拍子を植えつけられるのだ」となる。健全な胎児期には、母親の鼓動音をつねに感じているわけで、宇宙と一体になって漂っているかのようなあの遠い記憶を、音楽は呼び覚ましてくれる……。この種の理論が妥当だなどというつもりはまるきりないものの、先ほどの四つの課題をわかりやすくするうえでは役に立つ。ただしわたしは、この「ドックン、ドックン起源説」をばかげているなどと笑い飛ばすのは気が引ける。音楽の起源についてはまだわからないことが多すぎるから、よほどいかがわしいもの以外、どんな説も検討に値すると思う。では、この説が、四つの疑問点にどう答えてくれるか考えてみよう。

最初の疑問点――ヒトにはなぜ音楽のための脳があるのか？　つまり、わたしたちの脳はどうして音楽を処理できるのだろう？　たとえばファックスの通信音は、ファックス機にとっては意味があっても、人間の耳には、うるさい雑音の連続としか感じられない。同じように音楽も、人間以外の何かに向けて発せられている連続音だろう、と思えてもおかしくないはずだ。ところが、わたしたちの耳に合わせてできた、豊かでダイナミックな響きに聞こえる。「ドックン、ドックン起源説」はそのあたりをどう説明するのか？　わたしの考えつく限りでせいいっぱい理屈づけると、「母親の鼓動音は、胎内の暖かさや心地よさと強く結びついていて、音楽の拍子はそういう結びつきをできる限り活用しているおかげで、快適だった胎児期の記憶を喚起できる」。

　この仮説には難点が一つある。関連性の記憶は長続きしないのがふつうなのに、母親の心音にまつわる結びつきだけ、なぜ成人になってもそんなに強く覚えているのか？　子宮の外には鼓動音に似た刺激がたくさん存在し、中には心地よいものもある。そういう子宮外の音の結びつきは優先されず、母親の鼓動音だけが永遠に残るのはどうしてか？　それに、なぜか母親の鼓動が記憶にとどまるとしても、ほかの胎内の体験が長く残らない理由がわからない。たとえば、子宮内にいたころを懐かしんで、人工のへその緒をつけたくならないのはなぜだろう？　だいいち、子宮の中がそんなに幸せだったとどうして思うのか？　当時の記憶が痕跡として残っているとしても、何の結びつきも覚えていない可能性が高い（せいぜい、暗闇の恐怖と結びついているくらいだろう）。わたしたちに音楽のための脳があり、拍子を聞きたくてたまらない理由について、「ドックン、ドックン起源説」は、もっともな説明をつけられない。

　音楽の起源を鼓動音だとするこの説は、第二の大きな課題にもじゅうぶんな答えを出せない。つまり、音楽が人間の感情に強く訴える性質を持つのはなぜか？　これが前節の主題だった。鼓動はたしかにヒトが発する音だが、変化のパターンが一種類しかない。速度のみ。感情を幅広く揺り動かすには、豊かさが足りない。したがって、心臓の音は、音楽が聞き手の心からさまざまな思いを引き出す仕組みについてまともな説明ができない。感情の生理学的な関連を研究する学者たちは、一つどころか、じつに数多くの尺度を工夫している（心拍数、血圧、皮膚伝導度など）。たんなる鼓動音だけでは、いろいろなかたちで心の琴線に触れる音楽の豊かさを表わせないだろう。

さらに第三の課題である踊りについても、心臓の鼓動とのからみでは解明できない。人間は音楽を聞くとなぜ踊りたくなるのか、という疑問に答えを出す必要がある。音楽の大きな特徴は、ただの音の集まりにしてはずいぶん不思議な効果をもたらすことだ。どんな感覚器官にかかわるどんな刺激とくらべても、ここまでの効果をもたらすのは不思議だ。「ドックン、ドックン起源説」の場合――たとえ、人間は母親の心音をひどく懐かしく思い出すのだとしても、それがなんらかの仕組みで幅広い感情を呼び覚ますとしても――音楽を聞くとからだを動かしたくなる理由を明らかにするのは難しい。なにしろ、胎内の赤ん坊は、母親の鼓動に合わせて踊ったりしないからだ。

四つ目の課題として、音楽の起源を解き明かす説であれば、音楽の構造にも光を当てなければいけない。かなり難しい問題だ。鼓動はたしかに拍子を刻んでいるものの、あまりに単調すぎて、音楽に見られる構造上のいろいろな規則性はとうてい説明できそうにない。そもそも、心臓の音にはメロディーがない。

ごめんね、母さん（謝るのはもう二度目だ）。子宮の中にいるあいだ、快適な時間をありがとう。でも、わたしが音楽に魅力を感じる理由は、母さんの心臓の鼓動を思い出すからではなさそうだ。

そんなわけで、「ドックン、ドックン起源説」は四つの課題に答えられそうにないが、このあと述べるとおり、音楽が人間の動作音に由来するという説なら、四つすべてに明確な解答を出せる。わたしたちが音楽にふさわしい脳を持っている理由は、周囲の人々のようすを把握するために聴覚メカニズムが発達したからだと考えられる。音楽が感情と密接に結びつくのは、人間の動作音に似ているから。自然な生活環境では、感情が動作音になって表われることが多い（数ページ先でくわしく述べたい）。音楽を聞くと踊りだしたくなる原因は、わたしたち社会性を持つサルが、他人の動きをつい真似たくなるせいだ（これも後述する）。また、人間の動作と対応しているとすれば、音楽の構造の多くに説明がつく（次章と、巻末でたっぷりと論じたい）。

言葉つきに込められた感情

鼓動音を音楽の起源とする説は完全に息の根が止まってしまったが、もともと、本格的な理論として取り上げたわけではなく、四つの課題を明確にするための材料にすぎなかった。これに対し、「話し言葉が音楽の原点ではないか」とする説には、はるかに説得力がある。けれども、話し言葉についてはすでに前章で論じたはずだ。話し言葉は固体の物理現象の音に似ている、という結論だった。固体の物理現象を構成する規則性が、人間の話し言葉の音声構造にも反映されている。話し言葉は音素で成り立っていて、自然界の〝ぶつかる〟〝すべる〟〝鳴る〟のパターンを模倣しているのだ。それにくらべて音楽は、音素に何のこだわりも持っていない。音楽に歌詞がついている場合も多いとはいえ、「あっ、あの曲だ」と感じるのは、たいてい、歌詞ではなく、リズムやメロディーがきっかけだろう。歌詞が違っても、リズムや音程の流れが同じなら、同じ曲の替え歌と見なされる。だからこそ、「曲に歌詞をつける」などという表現を使う。歌詞（やその音素）は、曲の本体にしっくりと溶け込んではいないのだ。話し言葉の本質的な音の特徴は、音楽とあまり関係がない。したがって、話し言葉を音楽の起源と見なすのは妥当ではなさそうだ。

音楽の場合、話し言葉の核である音素がないばかりか、話し言葉が聞き手の感情を揺さぶる最大の理由、つまり意味というものが欠けている。もし音楽が話し言葉から生まれて、感情を刺激する性質も話し言葉から受け継いでいるとすれば、音楽には、直接的であれ間接的であれ、意味を表わす言葉がぜったいに必要なはずではないか？　ところが、音素も歌詞も、べつになくてもかまわない（もっとも、吟唱のたぐいなら、音素や歌詞がきわめて重要になるが）。

音楽が話し言葉に由来するとしたら、音韻のパターンも受け継いでいないし、意味論も受け継いでいないことになってしまう。この二点で、話し言葉を起源とする説はもう見込みがないわけだが、じつは、話し言葉にはもう一つ、いままであえて触れなかった特徴がある。わたしたちはふだん、固体の物理現象に似た無機質な話し言葉を発音する際、自分の感情を重ね合わせる。「抑揚」という、音高の上下に近い要素をつけ加えるわけだ。文中の一部の語を強く、あるいは弱く発音する。このあたりに関しては、音楽のリズムの強弱（たとえば、拍子の一拍目はたいがい強め）に相通じる面がある。話す速度を変えるのは、音楽のテンポの変化に似ている。また、全体的に声を大きくしたり小さくしたりする点は、音楽のクレッシェンド（しだいに強く）やディミヌエンド（しだいに弱く）と同種だ。このように韻律によって感情をにじませることで、味けないコンピュータ合成音声とは違った、ごく自然な話し言葉になる。こういう感情のニュアンスは、外国語であっても理解できる。くつろいでいる、悲しんでいる、自慢している、怒っているなどの感情が聞き手にきちんと伝わる。

だから、話し言葉が無機的な響きだとは言い切れない。無機的な固体の物理現象に音素としては似ている、と表現したほうが正確だろう。話し言葉のニュアンスには、人間の感情がにじんでいる。このようなニュアンスが、音楽の基礎になっている可能性はあるだろうか？ 答えを出すため、音楽の起源をめぐる四つの課題に照らしてみよう。前に挙げた「脳」「感情」「ダンス」「構造」の四つだ。

わたしたちは話し言葉に込められた感情をつかみとれる脳を持っているのか？ もし持っていれば、そういう感情認識のメカニズムに作用を及ぼすせいで、音楽は人間の心を揺さぶるのだ、という説が成り立つ。言葉つきから話し手の感情を察知するような神経メカニズムが、はたして存在するのだろうか？ 本書でわたしは繰り返し、「人間は進化の結果、話し言葉を理解するための専用メカニズムを持つにいたった」との考えかたを否定している。しかし一方、わたしたち霊長類は、話し言葉以外の声（叫び声、笑い声、金切り声、うなり声、うめき声、ため息など）をはるか昔から発し続けてきたわけで、言葉ではないその種の声を聞き分けるための神経回路なら、間違いなく持っている。感情のこもった話し言葉は、そのような動物的な発声がにじんでトーンが微妙に変化しているのだろう。つまり、話し言葉という固体の物理現象を真似た音の上に、ホイップクリームみたいに感情が乗っかっているわけだ。そのホイップクリームの味わいかたならば、聴覚システムはかねがね熟知している。そう考えると、人間の脳は話し言葉の調子をつかむことに長《た》けていて、それが音楽の起源であるという説明も成り立ちそうに思えてくる。

音楽が感情に訴えるのは話し言葉の抑揚や強弱が起源だから、と考えた場合、妥当な理論ならクリアしなければいけない第二の課題もうまく説明できるだろうか？……もちろん！　話し言葉のトーンは、もともと、感情を刺激するためにある。音楽がそんな声の調子を真似ているのなら、聞き手の感情を煽って当然だ。

では、前に挙げた第三の課題、なぜ踊るのかも解き明かせるか？　身のまわりの人間が、感情を込めて言葉にならない声を発しているとき、なんらかの行動を起こしたくなることはじゅうぶん理解できる。相手だって、何かしてほしいから声を出しているのだ。まずはクリア。だが、そんな感情表現の声を聞いて、何かしてあげるというより、リズミカルにからだを動かすのはどうしたわけか？　納得のいく説明を、この種の説の支持者から聞いたためしがない。踊りとの関連性を説明できないことが、話し言葉のトーンを音楽の起源とする理論の重大な欠陥だ。

さて最後の課題として、音楽の構造を説明できるだろうか？　話し言葉のトーンは、音楽のような音程、音量、リズムを持っているのか？　少なくともある程度まとまった規則性が感じられるので、音楽の構造をじゅうぶん説明できそうだ、と思うかもしれない。ところが、一部の要素に限れば、話し言葉の韻律と音楽にはみごとな符合があるものの、両者はどうやらだいぶ異質らしい。なにより、話し言葉には拍子（ビート）がなく、拍子に合わせて均等な間隔で刻むリズムがない。この点は、「ドックン、ドックン起源説」が唯一クリアしていたのに対し、話し言葉のトーンを音楽の起源とする説にとっては、非常に大きな弱点だ。結局のところ、これが致命的で、土台から崩れてしまう。

さっさと切り捨ててほかの実りある説に乗り換える――じつをいうと、次節ではセックスを取り上げる――前にいちおう、「話し言葉のトーン起源説」にとって有利なほかの二つの課題、「脳」と「感情」を検討しておこう。先ほど、話し言葉に込められたトーンは、言葉にならない声を上げていた原始時代に由来するのではないか、と指摘したが、そういうトーンの由来として、もう一つ考えられるものがある。人間の動作音だ。つまり、音楽が話し言葉のトーンから派生したのではなく、音楽も言葉のトーンも、人間の動作音がみなもとなのではないか？　感情を示す動作音のパターンのほうが、もっと根本的な意味に満ちているのだから（また、カリフォルニア州ラホーヤにある神経科学研究所のアニルッダ・D・パテルらによれば、音楽を生み出す脳内の部位と話し言葉を生み出す脳内の部位には重複部分があるらしい。それがこの動作音を感知する領域なのかもしれない）。

セックスかも？

音楽の起源は、心臓の鼓動でもなければ、話し言葉のトーンでもないらしい。わたし自身、二〇〇七年の時点ではここで行き詰まっていた。ちょうど、カリフォルニア工科大学の特別研究員を辞してレンスラー工科大学へ移籍したころだ。どちらも音楽の起源ではない、というところまでは確信を持てたのだが、ではどこから生まれたのやら、いいアイデアが思い浮かばなかった。しかし、音楽の起源論は厳しい条件を満たしていなければならない、という考えは固まっていた。それが、前に挙げた四つの課題だ。脳、感情、踊り、構造。数カ月にわたって自分の脳の働きを分析した結果――かなり遠くへ異動したわたしが、数カ月、妻と離ればなれになったせいもあってか――ふと、思いついた。セックスが起源ではないか？

評価の高いいくつかの科学論文で、興味深い事実が示唆されている（たしか、妻がベッド脇に置いていた婦人雑誌にも載っていた気がする）。パートナー両方が満足でき、（望む場合は）妊娠の可能性が高い、じょうずな性行為のためには、おたがいの動きがうまくシンクロしていなければいけない、と。だとすれば、性交中のパートナーと動きを合わせるため、相手のリズミカルな動作音に巧みに反応できるような脳の仕組みができあがっているのかもしれない。セックス時の動作音を聞き取って〝踊り〟ができない者や、逆に、力強く握手されたりしたときのからだの揺れに性的な〝踊り〟でこたえてしまう者などは、進化の過程で淘汰されていった。その結果、わたしたちの聴覚は、パートナーの性交時の動作音を正確にとらえるメカニズムを備えるにいたった……。「音楽の起源はセックスである」という説は、「脳」に関する課題はクリアできるわけだ。

そればかりか、「セックス起源説」は、ほかの三つの課題に対しても多少の説明をつけられる。「感情」？　性行為は、熱っぽいエロチックな肉体にかかわっているから、何というかつまり、感情を刺激する。「踊り」？　この説なら、リズミカルにからだを動かしたくなる理由も明らかで、「踊り」にまつわる課題にも対処できそうだ（加えて、ダンスの動きにはどうしてセクシーなものが多いのかまで解き明かせる）。では最後に、「構造」はどうか？　性行為の動作音は、一定のビートを持っていることが多く、音楽の構造の最も基本的な特徴は備えている。

順調だ、とわたしは喜んだ。が、『プレイボーイ』誌に売り込みの電話をかける前に、なんらかの方法を使ってこの仮説を証拠だてる必要があった。いや、方法は迷うまでもない。音楽がセックスの動作音に似ているのなら、音楽を研究してそういう動作音の痕跡を見つけるに限る。問題は、何をそのような痕跡と見なすべきかだ。まずはポルノグラフィーからデータを収集したいけれど……。しかし、そんな作業に手を染めたら、あれこれやっかい事に巻き込まれかねないので、次善の策として、人類学を活かすことに決めた。人類の性交渉についての研究成果を探し始め、とくに、行為中のカップルの動作や発声を記録した、いわば〝楽譜〟に近いものを集めようと努めた。やがて——わたしの専門分野ではないものの——ヒト以外の霊長類に関しても、カップルの性交時の動作や声を記した〝楽譜〟が見つかった。どうやら、ヒトとの大きな違いは、〝噛む〟〝歯をむき出す〟といった動作が顕著なことらしい。わたしの意図としては、このようなデータを数多く収集して、長さ、テンポ、音程や音量やリズムの変化などの面から、音楽の誕生を予感させるような特徴があるかどうかを調べるつもりだった。

しかし、有用な〝楽譜〟は五つくらいしか見つからず、かといって、自分であらたなデータの採取に乗り出すほどの度胸も持てなかった。結局、わたしはあきらめた。もっと手を尽くせばさらにデータを発掘できるかもしれなかったが、最初のうちは有望な説に思えたわりに、無理があることが目に見えてきたからだ。セックスの動作音はかなり限られていて、音楽の幅広さを説明しきれそうにない。もし性行為の音を模しているのなら、あらゆる音楽がセクシーな印象にならなければおかしい。それに、音楽はなぜこんなにさまざまな感情を刺激するのだろう？　性的な高まりの真っ最中に味わうのとはかけ離れた感情を引き起こしたりする。だいいち、性行為の単純なリズムだけで、音楽の構造を説明しきれるだろうか？　こうした疑問点に答えが思いつかない以上、この説は捨てざるをえなかった。

音楽の由来を説明できそうにない候補（心臓の鼓動、話し言葉、セックス）の話は、そろそろたくさんだ。このへんで、わたしが本当に音楽の起源と考えているものに焦点を絞りたい。音楽がどんなかたちをとっているかを分析しながら、核心に迫っていくとしよう。

目と耳の連係プレー

ごく自然な発想として、「わたしたちが視覚でとらえる物事は、目から流れ込んでくる情報によって決まり、聴覚でとらえる物事は、耳からの情報に依存している」と考えがちだ。しかし、脳はもっと複雑にできている。視覚情報と聴覚情報を組み合わせて、想像力を働かせながら状況を把握する。たとえば、カリフォルニア工科大学のラダン・シャムズ、神谷之康《かみたにゆきやす》、下條信輔の三氏の研究によれば、フラッシュが一回光るあいだにビープ音が二回鳴ると、フラッシュも二回光ったように錯覚するという。また、ブランダイス大学のロバート・セクラーらの実験では、二個のボールがそれぞれ右から左、左から右へ同時によぎる映像を見せながら、音を一回鳴らすと、まるで二個のボールがぶつかって跳ね返ったかのように感じられることがわかった。この種のいろいろなデータから見て、視覚と聴覚の情報が脳の中で結び合わされることは間違いない。視覚的にあいまいな部分を聴覚で補ったり、逆に、聴覚を視覚で補塡したりしているわけだ。また一般に、自分のまわりがどうなっているかを想像するとき、脳は視覚と聴覚の両方を活かす。

すなわち、視覚系と聴覚系は、脳内で独立しているわけではない。世界についてそれぞれが集めた情報は、けっして個別に存在しているのではないのだ。むしろ、視覚と聴覚は相談し合う。大脳皮質には、視覚と聴覚を融合するための領域がいくつかある。そういう領域は、外見と音のつながりをよく知っている。だからこそ、視界では確認できないけれど音だけ聞こえる場合、脳はそのレベルで終わりにせず、外見も思い描こうとする。聴覚が何かを感じ取ると、すぐさま視覚を呼び起こして、音の発信源のかたちなどをできる限り推測するわけだ。たとえば、隣の家の木がさらさらと音をたてているのを聞くと、しなやかな細い枝の揺れるようすが目に浮かぶ。そっちのほうから飼い猫の鳴き声が伝わってくれば、木に登ったきり下りられなくなっているのではないか、と連想するかもしれない。さらに、子ども用の空気銃を撃つ音も聞こえてきて、こんどは、隣の坊やが木の上のかわいそうな猫に向かって意地悪をしている姿を想像したりする。

ようするに、耳でとらえた何かの外形に見当をつけるうえで、視覚はたくましい空想力を持つ。さてここで音楽に話を戻そう。音楽の意味を推し量る手助けとして、この視覚の空想力が役に立つのだ。もう少し具体的にいえば、音楽の見かけを空想するとしたらどんな姿がふさわしいかと、視覚にたずねてみることができる。たとえば、音楽を聞いたとき、視覚システムが脈打つ心臓のさまを思い浮かべたら、わたしの考えに反して、音楽は鼓動音を真似ている可能性が高い。一方、わいせつな妄想と結びついた場合は、音楽はセックスの動作音とつながっているのかもしれない。狙いはわかってもらえると思う。

ただ、視覚の〝お告げ〟を知るためには、しゃべってもらわないと困る。視覚が音楽を聞いてどんな映像に結びつけるか、どうしたらわかるだろう？　一つの方法は、ごく単純に、音楽と日常的に結び合わされる画像は何かを考えることだ。たとえば、曲のイメージを画像にする人たちは、どのようなものを描くか？　安上がりな手として、グーグル（など、適当な検索エンジン）で「musical notes（音符）」という語句を画像検索してみればいい。「そんな検索をしたって、ふつうの音符がずらりと表示されるだけでしょ？」と思うかもしれない。ところが、そうではない。じつはわたしも驚いたのだが、この検索でヒットするほとんどは、図表16のような画像なのだ。空間を動いているかのように、音符が波打って描かれている。実用的な楽譜はこんな見かけではないし、現実の音楽ともちろん違う（なにしろ音だから、かたちはない）。なのに、音楽を絵にするとなったら、こうして生き生きと動いているような音符が描かれることが多い。

動く音符のイメージが、もっと平凡な連想からきている可能性はあるだろうか？　音楽は人間が演奏し、演奏者はからだを動かして楽器を弾く。これが、音楽と動きが結びつき

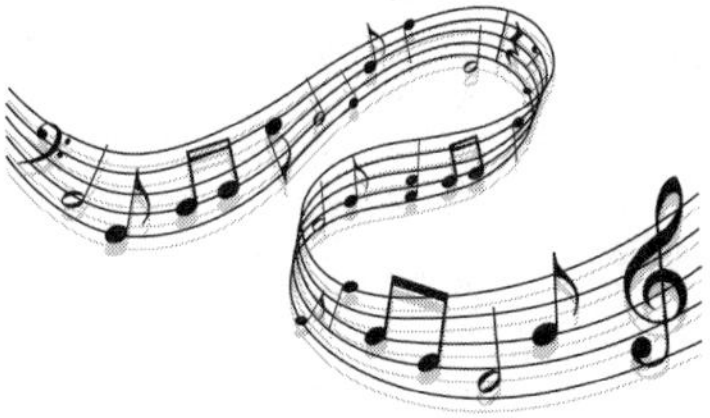

図表16
音符を視覚化しようとすると、こんなふうに表現されることが多い。音楽の意味を探る手がかりといえる。

やすい原因なのか？　いや、そうは思えない。先ほどのような音符の画像で、動いているのは、楽器とはまったく別物だ。その証拠に、楽器から流れ出た音符が空中へうねうねと漂っていく絵も珍しくない。音符は、鍵盤を叩いたり弦を鳴らしたりする演奏者の動作から離れて、どこかへ向かおうとしている。
　すると、宙をさまよう音符は、音波が伝わるようすを表わすのだろうか？　しかしそれなら、音楽に限った話ではないはずだ。ほかの音もすべて、同じように空間を伝わっている。なのにふつう、こんな絵では表現されない。たとえば、話し言葉は、こういった空中を動いていくような絵ではまず描かれない。音波とは思えない第二の理由として、この種の画像ではたいてい、音符が曲がりくねっている。しかし、音波は曲がらない。直進する。第三に、そもそもわたしたちは音波を目で見たことなどない。

音符が動くものとして描かれる原因は、こうも考えられるだろう。音響上の刺激はすべて、なんらかの動きにかかわる事象が土台になっているせいだ、と。ところがこれまた難点がある。まず第一に、さっきと同じく音楽以外にもあてはまってしまい、ほかの音が動く絵で表わされないのはおかしい。第二に、音がたいがい動きによって生じることは確かだが、物体そのものが宙を飛ぶような動きは珍しい。物体がまったく移動しなくても、内部の部品が動けば音がするだろう。げんに、この節の出だしで挙げた三つの例――木の葉のそよぎ、猫の鳴き声、空気銃の発砲音――はいずれも、物体（木、猫、空気銃）の全体が大きく動いたりはしていない。これに対して、音符の絵では、本体がそっくりそのまま宙を漂っていくように見える。

大きな物体が空中を移動する音ではないという意味でなら、音楽は、木の葉、猫、空気銃、話し言葉の音と同類だ。にもかかわらず、どうやら音楽だけが、宙を漂っていくイメージで描かれるらしい。視覚的に表わすと、音楽は躍動感のある姿――多くの場合、水平方向へ動く光景――が似つかわしい。もし音楽の本質が、人間が移動するときにたてる音を真似ることだとすれば、疑問は一気に氷解する。

このようにグーグルで「musical notes（音符）」を画像検索するのが、音楽の外見を視覚がどうとらえているか見定める方法の一つだ。別の方法として、自分に問いかける手もある。音楽が流れているあいだによく見せられるのはどんな映像だろう？　逆の立場でいえば、音楽に合わせて動画をこしらえるとしたら、どんなものをつくるだろうか？　ありがたいことに、音楽向けに制作された動画ならいくらでもある！　いわゆる「ミュージック・ビデオ」だ。さて、どんな見た目か？　わたしが指摘する必要もないほど明らかだろう。ほとんどのミュージック・ビデオは、人が動いている姿を映し出している。登場人物はふつう、音楽に合わせてタイミングを計った動き、たいがいはダンスをしている。ミュージック・ビデオに人間の動きが映っていることは明らかだが、と同時に、こういう問いにも考えをめぐらさなければいけない。なぜ音楽は、ほかのぜんぜん違うものと視覚的にあまり結びつかないのか？　川、雪崩《なだれ》、カーレース、風に揺れる草、獲物を狩るライオン、火事、跳ねるボール……そういった事物でほとんどが占められているミュージック・ビデオはどうしてないのか？　わたしのアイデアに沿っていえば、音楽の外見には人が動いているシーンこそふさわしいと、脳が判断しているせいだ。音楽は、人間の動作音に似た音でできているのだから。

音符は、宙を漂っていくように描かれる。ミュージック・ビデオは、音楽にタイミングを合わせて動く人間の姿がおおかたを占めている。この二つの根拠から見て、視覚は、音楽が人間の動作音に近いという印象を受けているのではないか、と思えてくる。ただし、もしこの仮説が正しければ、「動作音」などというおおざっぱなくくりでは終わっていないはずだ。音楽がどんな動作音に似ているかをもっと具体的に感じ取り、その動作音が聞こえてきそうな場面を推理していても不思議ではない。わたしたちの視覚は、はたしてどこまで細かな想像をしているのだろう？　音楽に合う視覚的な動きをかなり絞り込んでいるのか？

そのとおり、間違いない！　つねに音楽の〝振り付け〟をしているのだ。ビートルズの音楽にバレエ『くるみ割り人形』の映像ではそぐわない。『くるみ割り人形』の音楽と映像を合わせて流すにしても、わずかな時間のずれがあってはまずい。人の動く映像が音楽にふさわしく感じられるためには、適切なタイミングで適切な動作をしていなければいけない。

この強いこだわりは、もし音楽が人間の動作音を真似ているとすれば、じつにもっともだといえる。現実世界では、誰かが複雑な行為をするとき、動作と動作音は厳密にシンクロしている。動作音が聞こえてきたら、それとぴったり合った動作が見えるはずだと思う。脳から見て、音楽は人間の動作音に近いので、音楽が耳に入ると、それに一致した動きが目に映るだろうと予想するわけだ。

たったいま使った方法は、視覚に音楽の意味合いを推理してもらうという意図だった。

視覚の名推理は「人々が動いている」だ。続いて、別の工夫で脳の〝お告げ〟を聞いてみよう。文化が発達するにつれ、音楽が脳に合わせたかたちに整えられたのだとすれば、どういうメロディーが脳に最も適しているのか検討していきたい。つまり、文化による淘汰のわかりやすい代表例を確かめるのだ。とはいえ、脳に最適かどうかをどうやって判定したらいいのだろう？　一つの考えかたとして、脳にとてもしっくりくる音楽とは、脳がきわめて簡単に処理でき、覚えやすく、耳の奥に残るメロディーにちがいない。そんな音楽があるだろうか？

もちろん、ある！　人々の頭にこびりついて離れない曲を、「イヤーワーム（耳の虫）」などと呼ぶ。あまりにも強く焼きついてしまって、邪魔になることさえある。この手の音楽なら、文化によって磨かれた構造上の性質をよく表わしている可能性が高い。はたして、印象的なメロディーに共通の特徴は何か？

アーロン・ファスという研究者は、まだレンスラー工科大学の大学院生だったころ、この点に興味を抱いた。音楽はフレーズの繰り返しが多いから記憶に残りやすい、というありきたりな説には納得できなかった。それをいえば、どの曲でも繰り返しが多用されているからだ。あらためて考えると、とくに耳に残る音楽の大部分には、その曲にお決まりのダンスや、ふさわしい動きがある。振り付けが決まっている歌を挙げると、『わたしはちいさなティーポット』『恋のマカレナ』『YMCA』『チキンダンス』『幸せなら手をたたこう』『あたま・かた・ひざ・ポン』などなど。このたぐいの音楽を「動きが明白」なグループと名づけよう。アーロンは、それ以外の多くも、特定の視覚的な動作を伴っていたり（テレビCMのコマーシャルソングなど）、ダンス・ミュージックだったり（振り付けが決まっているかどうかはともかく）することに気づいた。

耳に残る曲をまとめた資料がすでに二つあったので、アーロンはそれを利用して調査を進めた。一つ目は、シンシナティ大学のジェイムズ・ケラリスが集計した「イヤーワーム」トップ一七（学生五五九人へのアンケートにもとづく）。もう一つは、Keepers of Listsというウェブサイトがネット上でアンケートをつのった「頭にこびりついて鬱陶しい曲」のリストだ（あらかじめ選んだ二二〇曲の候補をもとに、八〇人が投票。アーロンは、一〇票以上獲得した三八曲に絞った）。この二つのリストを検討したところ、「動きが明白」なものはそれぞれ二三・五パーセント、一八・四パーセントを占めていた。この占有率が高いのかどうか比較するための材料として、『ビルボード』誌の最新ヒットチャートー〇〇の第八位の曲を一九八三年から現在まで九カ月おきにピックアップした。計三八曲。そのうち、「動きが明白」なものは皆無だった。第二の比較材料として、一九五五年から二〇〇六年までの年間第一位の曲を選んだ（『ビルボード』誌の基準とは違い、ヒットチャート一〇〇にランク入りした週が最も多い曲を一位とした。いつまでも残る力を持つと考えられるからだ）。こうして選出されたのは五二曲だが、「動きが明白」なものはたった一曲（『恋のマカレナ』だけ）だった。

このようなデータに照らすと、耳に残る音楽のうち「動きが明白」な曲の占める割合は、やはり異常に高い。五分の一が、特定の踊りと結びついている。一方、人気曲ランキングの中では、その種の曲は二パーセントにも満たない。わたしや仲間の推察では、「動きが明白」だから頭にこびりつくというより、人間の動作音とぴったり一致することが大きな要因なのではないか。「動きが明白」な曲は、一致ぶりがきわめて顕著に表われている例だろう。事実、耳に残る曲のうち「動きが明白」なのは五分の一だけだが、残りもどうやら多くは「伴奏曲」や「ダンス・ミュージック」のジャンルに属するといえそうだ（ただあいにく、そのような曲を一定の基準で評価したり、適切なデータ群と比較したりする研究はまだ済んでいない）。別の可能性として、音楽が動作と密接に結びつくと、その絆のせいで記憶に残りやすくなるのかもしれない。だとすれば、運動と組み合わさった音楽は、脳にとっての価値が増すことになり、結局また、「音楽とは動作音ではないか」という仮説に話が向いてくる。

やはりどうも、音楽は人間の動作音を模しているように思えてならない。先ほど、ものを見る専門家、すなわち視覚に意見を訊いた。複雑な暗号文を賢者に託すみたいに、音楽と呼ばれる謎の代物をどうとらえるべきなのか、視覚に解釈をゆだねたわけだ。すると、簡単明瞭な返事がかえってきた——音楽は、人が動いたり何かをやったりするときの音に似ているから、視覚的に描くとすれば、音とタイミングの合った人間らしい動きがふさわしいであろう、と。別のかたちで、脳にもたずねてみた。どんな曲が納まりがよくて、頭の中で無限ループするほど印象深いのか？ 脳からの返答はこうだった——「動きが明白」な曲ほど、耳に残る確率が高い。どうやら脳は、音楽が人の動作音に近いと感じているらしい。

脳と感情

視覚の意見や、イヤーワームになる条件は、探究心を煽る興味深い事実だが、鵜呑みにはできない。音楽が人の動作音に似ていると結論づけるためには、前に挙げた四つの課題をクリアできる必要がある。脳、感情、踊り、構造。この節では最初の二つを扱うとしよう。

「脳」に関しては、わたしたちの脳がなぜ音楽を理解し、熱心かつ複雑に反応するような仕組みを備えているのかに答える必要がある。音楽は人間が動く音を真似ているという説の場合、まずこんな問いから出発しなければいけない。「脳には、ほかの人の動作音を聞き取って処理するためのメカニズムがある」との前提に立って大丈夫だろうか？

　答えは、イエス。もちろん、わたしたちは他人の動きを耳で察知するメカニズムを持っている。どんな動物であれ、暮らしていくうえで最も重視すべき生命体は、同じ種に属するほかの動物だ。ヒトの脳には、仲間のヒトと意思疎通する能力や、相手を〝読み取る〟能力などが、じゅうぶん備わっているにちがいない。身近な例でいえば、他人の表情を認知する力。また、色覚も、皮膚に表われる感情の変化をつかむのに役立っている（くわしくは、わたしの前著『ヒトの目、驚異の進化』に記してある）。もしも逆に、ほかの人たちが何かやっている音を聞き取る処理メカニズムがまったく存在しないとしたら、非常に奇妙といえるだろう。動作は、言葉より雄弁だ。動くときの物音で、何をしているか周囲にばれてしまうことも多い。はるか大昔からそうやって音をたててきた以上、進化のすえ、専用のメカニズムが整っているはずだ。というわけで、「音楽は動作音」の仮説はとても筋が通っていて、「脳」の課題をクリアできる。わたしたちの脳は間違いなく、まわりの人々の動作を音で判断するメカニズムを持つ。

　音楽の起源を解き明かすための第二の課題、「感情」についてはどうか？　日々のありきたりな生活音が、音楽を愛してやまない気持ちの土台と考えられるだろうか？　本章の冒頭で取り上げたとおり、音楽はいろいろな感情を刺激する。喜び、積極性、哀愁、性愛、苦悩、自信、気だるさ……。音楽がこれほど感情を煽るのは、人間が〝原材料〟だからにちがいない、と論を進めた。ふだんの生活音も、当然ながら人間にもとづいているわけだが、さて、感情への刺激はどうだろう？

もちろん、ある！ わたしたちは、いくつかの経路を使い、相手のからだの動きから感情を推測できる。第一に、何かやり始めると肉体の動きを伴うので、まわりの人たちは、動きぶりから行為の内容を知る。その情報に応じて動作主の機嫌や感情をつかむことが、ときに重要になる。第二に、気持ちのありかたが動作に影を落とす場合がある。たとえば、疲れている人がよろめくなどだ。第三に、からだの動き自体が感情表現かもしれない。顔の表情や色といったシグナルに近く、充足感、気取り、威嚇、元気、自信、不機嫌、傲慢、誘いなどが動作から読み取れる可能性がある。このように、人間の動きは、明らかに感情とつながっている。顔つきや皮膚の色でわかる状況が視覚的なのに対し、からだの表現や動きには、音がかかわってくる。動作音は「人間が原材料になっている」ばかりか、きわめて感情に満ちていることが多く、「感情」の課題はじゅうぶんクリアできる。

動作音が感情をはっきり示す例を挙げておこう。レンスラー工科大学の学部生だったマイケル・ザムピは、音を手がかりに、道行く人々の喜怒哀楽を推察できないかと考えた。

まず注目したのが、ドイツのテュービンゲン大学の研究チーム（クレア・L・ローテル、ラース・オムロア、アンドレア・クリステンセン、マルティン・A・ギーゼ）の調査報告だった。明るい気分で歩いている人は、背筋を伸ばし、腕も足も大きく振り動かす。怒っていると、前かがみで、手足の動きが大きい。悲しい気分の場合は、前かがみなうえ、手や足の振りが小さくなる、という。

マイケルは考えた。この三種類の気分を、音の面からも明快に把握できるだろうか？背筋が伸びていれば、かかとの着地音と爪先《つまさき》の着地音との間《ま》が長いはずだ。また、手足を大きく振ると、足音の合間に四肢がいくらかたてる音も強まる。したがって、次のように分類できるだろう。幸せな気分で歩いている人は、かかと音から爪先音までの間隔が長く、足音の合間にたてる音が大きい。怒っている人は、かかとから爪先までの音の間隔が短く、合間の物音が大きい。悲しい気持ちを抱いていれば、かかとから爪先までの音の間隔が短く、合間の物音が小さい。とはいうものの、その人の感情を推し量れるくらい、はっきり認知できるほどの差があるのか？

続いてマイケルは、一拍につきドラムを三回鳴らすという、簡単なリズムを用意した。拍子の直前に鳴らす（＝かかと音）、拍子と同時に鳴らす（＝爪先音）、拍子と拍子の中間で鳴らす（＝合間音）。まず、基準となるオーディオトラックでは、かかと音と爪先音の間隔を中くらい、合間音の音量も中くらい。次に、比較用として、かかと音と爪先音の間隔が短いものと長いもの、合間音が弱いものと強いものを組み合わせて、四種類のオーディオトラックをつくった。被験者たちには、「いろいろな心理状態の人々が歩く音を聞いていただきます」と説明し、最初に基準のオーディオトラックを、そのあと四種類のうち一つを再生した。最後に、いま聞いた音の動作主はどんな心理状態だと思うか、被験者たちに自由な言葉で書いてもらった。結果は図表17のとおりで、オーディオトラックの音が意図していた感情を、被験者たちはほぼ正確に言い当てた。

マイケルのこの実験は、人間の動作音から感情を聞き分ける試みとして、まだほんの第一歩にすぎない。今後、動作音に秘められた手がかりをさらに研究していけば、音楽がどうやって聞く者の感情を揺さぶっているか、さらには、なぜジャンルによって感情に与える影響が違うのかなど、仕組みを解き明かせるのではないかと思う。

もし、文化的な淘汰のすえ、音楽が人の動作音に似たのなら、わたしたちの脳が音楽を理解できるのもまったく不思議はないし、音楽が感情を強く刺激する理由も明らかだ。けれども、なぜ音楽を聞くとからだを動かしたくなるのだろう？　「音楽は動作音」という仮説を立証するには、他人の動作音がどうして聞き手の動きを促すのか、もっともなかたちで説明できなければいけない。これが三番目の課題、「踊り」だ。次節で取り上げると

		オーディオトラックが表現した感情		
		怒り	幸せ	悲しみ
被験者が推測した感情	怒り	9	3	0
	幸せ	1	5	1
	悲しみ	0	2	8
	その他	1	1	2

図表17
縦の3列は、基準となるオーディオトラックとの差によってどんな感情を表現しようとしたかを記したもの。それぞれを聞いたときどんな印象を受けたか、被験者に自由に表現してもらった感情を、「怒り」「幸せ」「悲しみ」「その他」に分けて集計し、人数で示した。どの縦列も、いちばん人数の多い箇所は、オーディオトラックが意図した感情と一致している。

しよう。

動きを促す動き

幼児に集団行動をとらせるのは至難の業だ。きれいに整列させようとしても、ひとりを定位置につかせるころには、離れたところの子たちが泣きだしたり、騒いだり、ふらふらどこかへ行こうとしたりしてしまう。保育所のほかの子どもを物としか思わず、無視したかと思えば、上に乗っかり、ぶっ叩く。こんな調子だから、統制が必要なことをやらせる——たとえば、スポーツの観客席でウェーブをさせる——など、まず無理だろう。もし宇宙人が幼児期の子どもたちだけを観察したら、「人間どもはグループでまともに行動できないらしいぞ。協調性がゼロだから、侵略して獲物にするのは簡単だな」

と考えるかもしれない。

ところが、幼児たちの脳みそを吸ってやろうと保育所に着陸した宇宙人は、〝お歌の時間〟が始まったとたん、意見を一八〇度ひるがえさなくてはいけなくなる。さっきまで、てんでばらばらにほっつき歩いていたくせに、『バスの歌』が流れると突然、子どもたちは、動きをそろえて可愛いおしりを振りだしたではないか！ 音楽とやらはある種の軍事的な指令で、攻めてきた敵に対して回転運動で対抗するよう、司令官が命じたのだろう、と宇宙人は結論するかもしれない。

もちろん、地球が侵略されない理由は、踊る幼児とはほとんど、いやぜんぜん関係がないけれど、ここで一つ大きな疑問が湧いてくる。なぜ子どもたちは、音楽が聞こえてくると、ついからだを動かしたくなるのか？ さらに一般化すれば、どうしてその性癖をおとなになっても引きずっているのだろう？ この文章を書いているわたしも、いま、チャイコフスキーの『ピアノ協奏曲第一番』を聞きながら、からだを軽く揺らしている。もっとましな行為はできないのか？ いやたしかに、本書を執筆中ではある。が、ときどき手を止めて音楽に聞き入り、結果として、たえずわずかに踊っている。古い西部劇のように、足元へ銃を撃ち込まれたら、〝踊る〟のも無理はない。が、音楽は鉛の玉ではないのに、四五口径のコルトと同じくらい、人間を動かし続ける力を持つ。ハーメルンの笛吹き男に操られるネズミさながら、わたしたちの心ばかりかからだまで動かす、音楽の威力のみなもとはどこにあるのだろう？

「音楽は人の動作音を真似ている」という理論に照らせば、この謎を解き明かすことができる。音楽は動作音で、音楽は人を動かす。とすれば、音楽というよりむしろ動作音がわたしたちを動かしているわけだ。不思議でも何でもない。他人の動きは、当然、こちらの明確な反応を求めていることが多い。たとえば、三歳になるうちの息子がわたしの股間めがけて突進してきたら、こちらはとっさにかがんで身を守る。頭を狙ってゴムボールを投げてきたときは、手で受け止めようとする。なぜか突然、水泳パンツを脱ぎ捨てようとしだした場合は、大急ぎで引っぱり上げてやる。わたしの側は、たんに息子の動作に反応すればいいというものではなく、適切なタイミングを計って動く必要がある。でないと、股ぐらに衝撃を食らったり、頭部にボールが当たったり、素っ裸の息子と追いかけっこをしたりするはめになってしまう。音楽は人間の動作音に似ていて、人間の動作は、ほかの人のタイミングよい反応を引き起こすことが珍しくない。だから、この説に従えば、音楽がからだのリズミカルな動きを誘うのはごく自然な話だろう。

三歳児のやんちゃな行為を受けて、周囲の人（とくに親）がすかさず反応する――この連鎖は理解しやすい。ほかに、他人の反応を呼ぶ動きとして、日常的にしじゅう見られる例は、顔の表情による感情表現だ。表情の変化は、ほかの人に見てもらう、聞いてもらう、匂いを嗅いでもらうなどの意図を含んでいるわけで、まさに他人に行動を促す目的を持っている。場合によって、相手が全身を使った複雑な反応を示すかもしれないし（わたしが妻に「こっちへおいで」と目つきで訴えると、妻はあっちへ去る）、相手も表情のみで応じるかもしれない（わたしが顔をしかめて、さっきこしらえた痣《あざ》をさすっていると、息子はにっこりとほほえむ）。音楽に人の動作を促す力があるのなら、蹴りの動き（息子のおふざけ）を思わせる音で聞き手に防御の姿勢をとらせる以外にも、もっと踏み込んで、人間の感情がにじんだ動きを模して表現し、さまざまな反応を引き起こすことができそうだ。

音は、動作を誘発する。話が少しダンスに近づいてきた。踊りのことをさらに深く理解するためには、もう一つ突っ込んだ点をつかんでおかなければいけない。感情表現の動きが人から人へ伝染していくケースだ。たとえば、わたしがほほえみかけると、あなたも頬をゆるめるかもしれない。しかめっ面を向けると、あなたまで渋面をつくる可能性が高い。あくびさえ、つい相手につられる。感染しやすいのは、顔にまつわる動きだけではない。いらだっているときのしぐさも、知らず知らず真似やすいし、怒った態度も移ってしまいがちだ。万歳のポーズをとると、小さな子どもはたいていいっしょに万歳してくれるから、ほほえましい写真のシャッターチャンスが訪れる。最も複雑な全身の動きが伝染源になる場面もある。たとえば、誰かが殴られている最中だというのに、まわりの人々は取り囲んだまま傍観している（じっと動かない姿勢が伝染した例）。数人が暴れだすと、いつのまにかおおぜいが暴徒と化す（暴力的な行為が伝染した例）。ちなみに、あなたはさっき、あくびをしなかっただろうか？

ようするに、スマイルマークを見た人がつい笑顔になってしまうのと同じ理屈で、音楽は、聞き手に動きを促すわけだ。無意識のうちに伝染するような感情表現の音に似せて、同様の動きを誘発する。べつに司令官からの迎撃命令ではないにしろ、わたしたちの感情をつかさどる部分にピンポイントで働きかけ、音楽が表わす架空の動作主と行動をともにしたい気分にさせる。それは幼児にもおとなにも効果をもたらす。音楽が模倣している動作を自分も模倣したくなったとき、それを「踊り」と名づけているわけだ。ヨハン・シュトラウスのワルツで優雅に舞ったり、グレイトフル・デッドのロック・ミュージックに乗って全身を揺すったりする。

以上のとおり、「音楽は動作音」という仮説にのっとれば、音楽を聞くと踊りたくなる理由も説明できる。これで第三の課題をクリアできた。残るもう一つの課題は、音楽の「構造」だ。これについては、次章と「アンコール」の章で取り上げて、人間の動作音の構造と特徴が似ていることを証明したい。

心配しないで、ベートーベン

有力な根拠がそろっていると思うので、「音楽は人間の動作音」というわたしの説に、みなさんも納得してくれたのではないだろうか。もしこの説が正しくて、さらに、音楽に含まれる動作音の意味を解き明かせれば、新しい〝スーパー音楽〟をつくる立場にたてる。つまり、従来の作品をはるかに上回る、美しく心地よい音楽を、意図的に作曲できるようになるわけだ。これまでの音楽は、人間の感情を表わす動作音にどうにか似せようとしてきたといえる。文化が発達するにつれて淘汰され、そういう音楽が生き残ってきた。けれども、作曲家自身は、音楽がそんなことを企んでいるとは気づいていなかった。動作音の音響メカニズムにうまく符合したとき名曲が生まれるなどとは、意識せずにきた。だから、これまでの作品の多くは、人間の動作音を粗っぽく真似た程度だった。しかし音楽の謎が解けたとなれば、脳内のソフトウェアに完璧に合わせてつくり、心を直撃することができる。さあ観念しなさい、ベートーベン！　あなたの秘密はもうお見通しだ！

というのは、ほんの冗談。残念ながら、わたしがいま述べている音楽研究は、たとえすべて正しくても、名作曲家の評価をおとしめるような結果にはつながらない。ベートーベンの魔法が相変わらず解けない理由は、写真芸術を例にとればわかる。写真の中には、見る人の感情を揺さぶる作品もあり、それは芸術の一種だろう。しかし、芸術とは呼べない、ただの写真も存在する。芸術かそうでないかの境界線はまったく不可解で、正直、わたしには説明できない。が、芸術的な写真は明らかな共通項を持っている。「写真である」ということだ。わたしたちにはあたりまえすぎるけれど、ためしに、四次元の世界からきた異星人の気持ちを想像してほしい。人類が生みだしたさまざまなものに出会い、その一つが写真だったとする。ふだん四次元で暮らしているので、三次元の世界をある特定の視点から眺めたらどう見えるか、直感的にはわからない。そのせいで、たいがいの人工物とは違って、平面に何かが描かれているだけに思える。壁紙や布や紙幣と同じ種類だ。しばらくあとで写真の正体——三次元の世界を二次元に移し替えたもの——に気づくかもしれないが、よく考えたすえでなければ理解できないだろう。

得体の知れない人工物を調べに調べたあげく、運がよければ、異星人の学者のひとりが、はたと思いつく。「ひょっとすると、なにやら模様のついたこの平べったい紙切れは、写真なのではないか？　われわれ四次元の世界と違って、三次元の人間界ではこんな表現になるのではあるまいか？」この仮説を証明するため、三次元の写真の特性を洗い出す。地平線、消失点、射影幾何学、焦点、部分遮蔽……。やがてその学者は、ほかにも同じ特性を持つ遺物がないかと探しだす。目のつけどころさえ定まれば単純で、壁紙や布地や紙幣は、写真とは別物だとわかる。サンプルを何枚か集めて、これは写真なのだと、学会で発表する。結果、異星人の学会は大きく一歩前進して、三次元の世界をだいぶ理解でき、その住人からは世界がどう見えているのかわかってくる。従来は気づかなかった視野が開けて、ある種の平面的な人工物がいろいろと意味を持ち始める。人間が撮影した写真をあらたな観点から眺められるようになり、写真の中に三次元の世界が浮かんでくるわけだ。

じつは、わたしが本書で主張している音楽の起源も、このような異星人がたてる仮説に似ている。わたしたちから見れば、写真が三次元の移し替えであることは自明の理だ。同様に、聴覚器官にとっては、音楽が人間の動作音であるなど、あたりまえの事実なのだろう。ところが、わたしたちの意識できる範囲では、ちっとも当然ではない（音楽の奥深い意味を探るうえで、わたしたちの意識は〝異星人〟にすぎない）。

すぐれた音楽とは何か、本書では答えを出せない。その理由は、異星人の学者が写真について解明できていない特性を考えれば納得がいくと思う。大発見をした例の学者でさえまだわかっていない点は、写真の中に、わたしたちがまさに芸術と感じるものと、そうでないものとがあることだ。異星人は、写真とそれ以外を区別できても、芸術的な写真とただの写真を見分けることなど不可能だろう。人類史上トップレベルのすばらしい作品も、芸術家きどりの救いようがない屑《くず》も、全部ごちゃまぜに同一の種類と見なされ、「三次元の風景」というレッテルを貼られてしまう。同じように、わたしがこの本で説明している説の範囲内では、気持ちの表現が豊かな動作音も、ごくありきたりな生活上の物音も、一つのくくりで「人間の動作音」となる。

おそらく、感情のこもった音が音楽の支えになっていると思うものの、現時点ではまだ、「音楽の起源は人の動作音にあり」という仮説の土台部分を証明するだけでせいいっぱいだ。異星人の学者にとって、写真かどうかを判定するのはわりあい易しいけれど、芸術的な写真か否かを区別するとなると難しい。わたしの立場もよく似ていて、人間の動作音を真似ているかどうかまでなら検証しやすいが、表現豊かな動作音だと証拠だてることは困難なのだ。芸術的な写真は、三次元の情景を表わす。しかし、三次元の情景が芸術的な写真という形態をとるとは限らない。同じく、音楽は人間の動作音でできている。が、動作音なら何でも音楽になるわけではない（むしろ、ならないほうがふつうだろう）。

ベートーベンさん、ご安心を。やきもきしなくて大丈夫。「音楽は動作音」との主張が正しいとしても、まだせいぜい、音楽の謎を解明する鍵のほんの一つを見つけたにすぎない。音楽のサウンドを意識的、科学的に分析して、もとの動作音を割り出すのは可能だ（意識下の聴覚は、とっくにこのやりかたを知っている）。しかしあいにく、音楽の土台になっている動作音を〝読む〟ことができたところで、音楽を〝書く〟コツまではつかめない。偉大な文学作品をいくら読めても、自分で書けるわけではないのと同じ理屈で、音楽の意味を読み解けたからといって、名曲を生みだせるようにはならない。すてきな音楽を作曲するには、感情をよく表わす動作音とはどんな音か、それに似せるにはどうすればいいかなどを解明できる必要がある。だが、人間の動作音をすべてひっくるめて扱うならまだしも、感情のこもった動作音のみ取り出して理論化するとなったら、ハードルがぐっと上がってしまう。わたしとしては当面、動作音にまつわる全般的な理論をまとめておきたい。それが、極上の音楽の自動作曲マシンにはならないにしろ、音楽という暗号を解くためのだいじな鍵になってくれることを願いたい。

もっとも、暗号の鍵が見つかるだけでも、作曲家にとっては大きな飛躍になるかもしれない。作曲家はいままで、音楽の意味をはっきりとは理解できないまま、すばらしい音楽をつくる——わたしの説に照らすと、動作音のすばらしい物語を耳に届ける——努力をしてきた。暗号について少しでも深い知識を持てれば、曲づくりの過程で積極的に活用できるはずだ。四次元世界に住む異星人の例にあてはめるなら、写真が地球人の目にいったいどう映っているかが判明しさえすれば、芸術的な写真を模造できる可能性が高まる。そうでない限り、いくら真似てみようとしても、写真にすら見えない代物ができあがりかねない(たんなる格子縞を描いて、「これでどうかな?」などと首をひねったりするだろう)。

研究を次の段階へ進めるには、まず、写真を特徴づけている基本的な視覚要素を調べあげなければいけない。そうした要素のどれをどう組み合わせるとすぐれた写真になるのか検討したあと、いよいよ芸術作品の制作に挑戦することになる。写真術の心得がなければ、表現豊かな写真は撮れないし、人間の動作音に関する理解なくして、感情のよく表われた動作音はつくれない。そんなわけで、わたしがここで取り上げた音楽論は、名曲づくりの秘訣にまではたどり着かない。けれども、その方向にむけて大きな一歩を刻むだろう。異星人の第一の発見と同じように、いろいろな仮説をたてるうえで出発点になる。音楽が表わすものは感情豊かな動作音だという指摘は、一部の音楽がなぜすばらしく感じられるのか解き明かすきっかけになるはずだ。

この暗号解読の鍵は、ひいては曲づくりに役立つにしろ、名作曲家が芸術的な音楽を生みだすとき活かす細やかな感性とは、とうてい取り替えられない。ただひとまず、振り付け師や映画音楽の作曲家にとって大切な糸口になるのではないか。振り付け師の場合、音楽の展開にふさわしい動きを考え出すことが大切だし、映画音楽をつくるなら、俳優の動きを音楽にうまく移し替えることが重大なテーマだから、この暗号の鍵は、伝説の聖杯と同じくらいの価値を持つ可能性もある。もっとも、現実は甘くない。音楽のある一節を聞けば、おのずと特定のからだの動きが決まる、というものではないからだ（聴覚システムは一つの動きしか連想していないにしても）。一流の振り付け師は、その音楽に合いそうなさまざまな動作の中から、情感の表現にいちばんふさわしい動きを選び出す。映像にしても、優秀な映画音楽家は、自分なりの芸術的な才能を駆使して、その場面に適した情緒あふれるメロディーを生む。だから、本書によって音楽と動作のつながりが明白になっても振り付け師や映画音楽家の仕事がなくなるわけではない。が、そういう人たちの有益な創作指針になる公算は大きい。音楽と動作をぴたりと合わせるための、あらたな、生物学的に正しいルールが浮かび上がるからだ。

はたして、すぐれた音楽とは何か？　わたしは答える立場にない。いま指摘したいのは、音楽が人間の動作音をもとにしているという点だけだ。音楽は動作音。しかし、動作音がいつも音楽とは限らない。つまらない物語がたくさんあるのと同様、ほとんどの動作音はおもしろくもおかしくもない。優秀な作曲家は、どの動作音が豊かで、どんな組み合わせが感情を大きく揺さぶるか、心の奥底で知っている。それだけでなく、どんな音が動作音に似ているか、ふつうの人より深い骨の髄《ずい》で身に染みて知っているらしい。このあたりについて、次章と、「アンコール」の章で論じていこう。

第4章　音楽は〝歩く〟

研究にふさわしい音楽

本事典は、ハロルド・バーロウとサム・モーゲンスターンの二名がおもな音楽作品の主題旋律を収集したものである。音楽を学ぶ人々にとって待望の参考資料であろう。（中略）かの有名な引用句辞典『Bartlett's Familiar Quotations』に匹敵するものが、ようやく音楽界に登場したといえる。あるメロディーが頭から離れず、しかしいくら記憶を隅々まで探っても曲名が思い出せないとき、本事典に耳を傾けるだけで済む。独創的なふたりの編著者が、およそ一万にのぼる旋律をここに集めてあり、音名または階名によって検索でき、脳裏にこびりついているメロディーの断片の曲名、および作曲者名を知ることができる。

——ジョン・アースキン、一九四八年

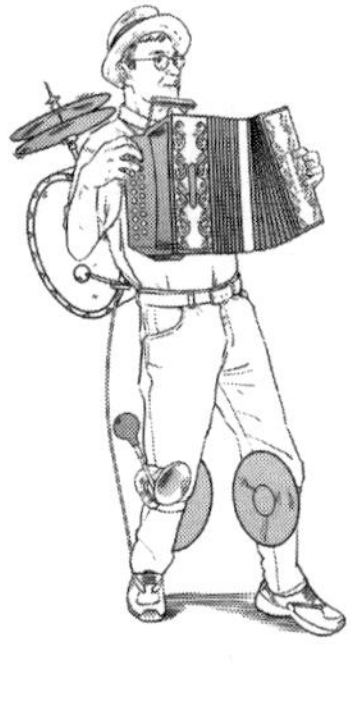

〈バーロウ&モーゲンスターン共著『A Dictionary of Musical Themes』に寄せた序文より〉

一九四〇年代という当時、音楽の旋律を事典にまとめる作業は、さぞ骨が折れたにちがいない。バーロウとモーゲンスターンはそれを果敢に成し遂げた。とはいえ、この音楽主題事典のおかげで曲名を探しあてた人が本当にいたかどうかはわからない。少なくとも、現代ではもう出番がない。iPhoneなどのアプリに数小節を聞かせれば、曲名や作曲家名を教えてくれる。Shazamというアプリに、「ちょっと、この曲の情報をバーロウとモーゲンスターンみたいに調べてくれない？」と頼めば、たちどころに返事がもらえる。ただ、バーロウやモーゲンスターンの肩を持つなら、少なくとも本書を執筆している時点では、Shazamはクラシック音楽をあまり認識できない。おかげで、パーティーの最中、ピアニストが弾いている曲の題名を知ろうと誰かがShazamを使って「該当なし」に終わったとき、わたしはおもむろにバーロウとモーゲンスターンが編んだ六四二ページの事典を引っぱり出して、「ショパンの『ピアノ協奏曲第一番ホ短調』だね」と突き止め、その場の人気者になれる。ついでに、第二楽章《ムーブメント》の第三主題だとつけ加えたりもできる……わたしは動作《ムーブメント》には少々うるさいのだ。

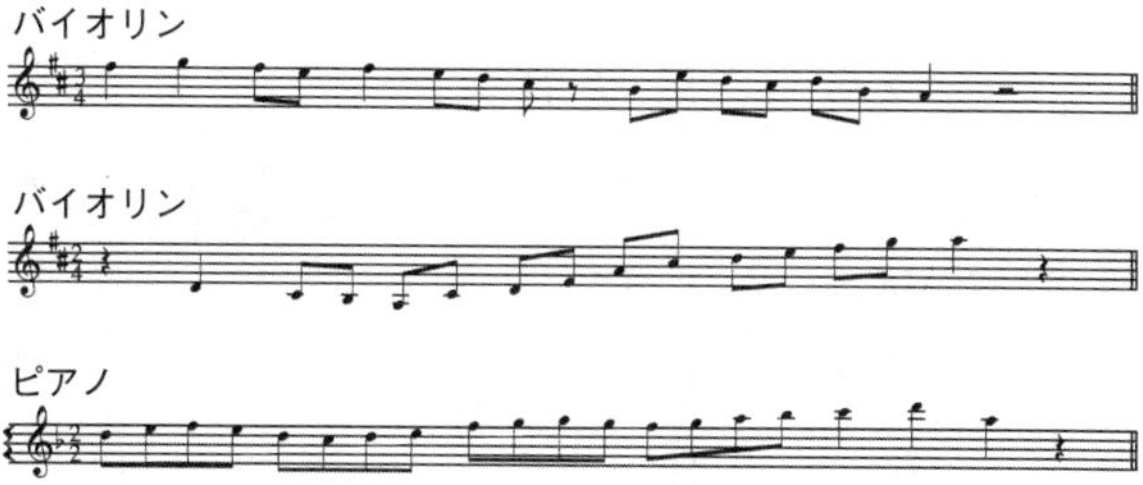

図表18
バーロウとモーゲンスターンが編纂した音楽事典には、このような音符が収録されている。上：バッハ『無伴奏パルティータ第1番ロ短調』の主題。中：ベートーベン『ソナタ第7番ニ短調』の主題。下：シベリウス『弦楽四重奏曲 Op.56』の主題。

こういった場面で役立つだけでなく、この事典は、「音楽は動作音」というわたしの持論を検証するうえでも重宝される。収録されている約一万の旋律は、和音その他の修飾を取り除いた、基本的なメロディーのみ。ほとんどが一〇から二〇個程度の音符で成り立っているので、長さからいって、ちょっとした動作と同じくらいだ（図表18に、このバーロウとモーゲンスターンの事典に載っている例を三つ転記しておいた）。わたしがこの事典をとくに研究データにしたい理由は、少なくとも二つある。

まずなにしろ、収録数が多い。この事典には、一万もの主題旋律が収められている。わたしたちの研究の対象は、理路整然とした物理学ではなく、混然たる音楽なので、どうしても大量のサンプルが必要になる。物理上の規則性に関してなら、少ない測定データから真っ当な推論を導き出せる場合もよくあるだろうが、いくら音楽の構造に人間の動作音という物理的な要素が（わたしの仮説どおり）かかわっているにせよ、音楽は、物理学とはだいぶ事情が違う。膨大な数の人間、何千年もの歳月、幾多の文化にさらされ、文化的な淘汰を経ている。どのメロディーにしろジャンルにしろ、人間の動作音の痕跡はぼんやりとわずかしか残っていないにちがいない。しかも、作曲家はめいめい個性を追求し、たいてい、ほかの人の作品にはない独自のパターンをつくりだそうとする。そのため、音楽は本質的に話し言葉ほど秩序が整っておらず、研究には大量の素材を要する。たくさん集めれば、霧の向こうに人間の動きがうっすら見えてくるだろう。

わたしたちの研究目的にとってこの事典がもう一つありがたいのは、クラシック音楽を扱っていることだ。「クラシックのほうがすぐれているとでも？」といぶかるかもしれないが、そういう意味ではない。少なくとも音楽のジャンルとして見る限り、クラシックでもほかの種類でも、研究上の価値は同等だ。が、〝淘汰〟の観点に照らすと、やはりクラシック音楽が最もふさわしい。ただ古ければどんな曲でもいいわけではなく、わたしたちとしては、淘汰されて生き残った音楽を分析したいわけだ。メロディーという〝生き物〟のうちでも、脳内の環境にうまく適応して長らえてきたものを対象にしたい。その点、クラシック音楽はジャンルとして何百年も存続しているだけに、絶好といえる。今日もなお演奏されるクラシックの名曲は、ここ数百年のあいだに生まれた音楽の中から選びに選ばれたごく少数だ。その陰には、もう亡くなって忘れ去られた作曲家たち、いや、存命中も無名だった作曲家たちがおおぜいいる。

本書で展開している仮説は、最終的には、人類が生んだあらゆる音楽スタイルについて検証しなければいけないが、いま述べたような理由にもとづき、手始めは西洋のクラシック音楽がふさわしいだろう。興味深いアイデアが思い浮かんでも、まずは身近なデータで通用することを確かめなければ、いきなり手広い分析に取りかかってもしかたない。もっとも、このあと紹介するわたしたちの研究の多くは、およそ一万曲のフィンランド民謡についても確かめてある。結果、すべてにおいて同様の傾向が見られたものの、今回はあまり触れないでおく。フィンランドの人々は寡黙で独特な民族だと見る向きが多いだろうし、（端のほうとはいえ）西洋世界の一部なので、わたしたちの分析対象の幅を広げたとはいいがたいからだ。

では、バーロウとモーゲンスターンの労作をたずさえ、いちおうフィンランドの支えももらいながら、音楽のどこかに表現豊かな動作音の特徴がひそんでいないか、探索の旅に出るとしよう。

本章では、リズム、音高、音量について順々に取り上げたい。読み進めてもらえばわかるとおり、わたしたち人間が動くと、特徴的なリズム、音高や音量の変化を残すことになる。そういう人間の動作の〝指紋〟を挙げたあと、音楽にも同じ〝指紋〟が存在する証拠を記そうと思う。じつは、現段階でさえ一つの章に書ききれない量の裏づけがとれているので、巻末に「アンコール」の章を設けてさらなる例を示し、音楽には人の動作音がひそむという同じ結論を強調しておく。

音楽の核はドラム

音楽ならではの音の特色は何かと考えをめぐらせた場合、たいていはメロディーに、とりわけメロディーのおおまかな流れや、音高の上がり下がりに意識が向くだろう。このようにメロディーをつい重視したくなるのは、楽譜を眺めると、音符が上下に躍っているようすがなにより目立つからではないか。あるいは、楽器を弾くとき、指を上下動させながらあちこち押して音を変化させることが、とくに印象深いせいもあるかもしれないし、演奏の練習でいちばん難しいのは、高い音や低い音を出すためにすばやく手を動かすことだと感じられるからかもしれない。理由はどうあれ、メロディーの音高の変わりようが、音楽の最も顕著な特徴と見なされる。その反動で、陽の当たらない立場に追いやられるのが、打楽器の演奏者だ。厳密には楽器を演奏しているとはいいがたい、などと冷ややかな目で見られたりする。同じく、ラップ・ミュージックの歌手も、厳密にはミュージシャンにあらずと冷遇されやすい。

しかし現実には、音楽をはっきり特徴づけているものは、音高の変化ではない。リズムや拍子――つまり、それぞれの音のタイミング、強弱、長さだ。ほぼあらゆる音楽にリズムや拍子があるのに対し、音高の変化は、なくても音楽として通用する。たとえば、わたしはついさっき、街頭で開かれた音楽イベントへ行ってきた。演奏者は、ロック・バンド、アコースティック・ギタリスト、ドラム・グループ。リズムと拍子は三組ともあったものの、メロディーを奏でたのは二組だった。ドラム・グループには音高の変化がない。けれども、リズムとビートだけでれっきとした音楽を構成していて、三組の中でいちばんよかったくらいだ。

リズムおよび拍子という特性が、音楽の硬い芯をかたちづくっている。さらにいえば、その芯の中心にある小さなダイヤモンドは、拍子（ビート）だ。そこでまず、拍子を軸にすえて、音楽の構造をよく眺めてみよう。

わたしたち人間がたてる音の中には、拍子を持つ反復音がたくさんある。心臓の鼓動、性交時の往復動作、呼吸……さらには、笑いやすすり泣きなどの声。しかし、なんといってもきわだっているのが、足音だ。足が繰り返し地面にぶつかって、規則正しい音を鳴らし続ける。コッツ、コッツ、コッツ。ドスン、ドスン、ドスン。動く人から響いてくる、鼓動音に似たこの種の足音は、わたしたちの生活の中できわめて重要なリズムだ。自分のそばにいる人間が何者かをつかむうえで、大切な音の手がかりとなる。将来の恋人か、殺人者か、はたまた郵便配達人か。だからこそ、音楽でも、まずは拍子が土台をなすわけだ。人間の自然な動きには拍子があるから、音楽にも拍子が欠かせない。つまり、「音楽は動作音」の説から見ると、人間の動作には必ず足音が伴うので、音楽にも拍子がぜったいに必要となる。何をするにしろ、わたしたちの行為にはたいがい、規則的に響く足音がつきまとう。それがもとで、ほとんどの音楽には拍子がある。

たんに規則的な繰り返し音が鳴ればいいわけではなく、音楽は、足音に近い拍子を備えている必要がある。音楽の拍子と足音には、以下のような三つの明らかな共通点がある。まず第一に、音楽の拍子の間隔はふつう、毎秒一回か二回。人間の足音のリズムと同じだ。第二に、これまた足音に似て、音楽の拍子は、メトロノームのような正確さを要しない。むしろ不規則で、それでいながらビートを刻んでいるように聞こえる。足音を感知する脳のメカニズムは、間隔が完全に同一な動作を求めてはいないからだ。それどころか、ミュージシャンはわざとタイミングをずらしたりもして、そのほうが耳ざわりがいいと感じている。足音と音楽の拍子の類似点といえば、第三に、人が立ち止まりかけると、足音がだんだんゆっくりになるのに対し、音楽も、曲の終わりに近づいたとき速度の低下（リタルダンド）が起こりやすい（この点をめぐっては、ヘンクヤン・ホーニング、ジェイコブ・フェルドマンらの研究者が長年にわたって研究している）。人間以外の物体が動きを止める場合は、必ずしもこうならない。第二章で取り上げた、固体の物理的な事象を思い出してほしい。床に落ちたボールは、バウンドの間隔が短くなっていき、やがて静止する。もし音楽が、人間の動作音ではなく単純な固体の音を真似ているとしたら、終わる手前で速度が低下（リタルダンド）せず、逆に速度が上昇（アッチェレランド）するはずだ。けれども、人間はしだいにスローダウンし、音楽もスローダウンする。

このように、音楽の拍子と足音は、間隔の長さ、規則性、速度低下という特徴が共通するほか、どちらも「踊りとつながっている」。前章の「動きを促す動き」と題した節に、幼児がそろっておしりを振る話が出てきたのを覚えているだろうか。あれは間違いなくダンスと呼べるけれど、たぶん、あまりじょうずではない。なにしろ、まだ歩くのもやっとの小さな子どもたちだ。が、それにしては思いのほかうまい。「拍子に合わせてからだを動かす」というダンスの基本原則を、教えてもいないのに知っている。オフィスのパーティー会場を沸かせるわたしのおしりふりふりには及ばないにしろ、いい線までいっている。

拍子に合わせて、からだの重心を下げ、おしりを床に近づける。つねに、拍子とぴったりのタイミングだ。踊るからには音楽とタイミングを合わせる必要があり、しかも、足の運びと似た動きをしなければいけないと、どういうわけか理解しているらしい。だから、おしりを二拍につき一回下げたりはしないし、一拍につき二回下げたりもしない。

こうして拍子に合わせて踊る動作は、わたしたちおとなとなると無意識のうちにやっていて、「拍子に合わせずに動くことだって、できなくはない」という事実など、もはや忘れてしまっているほどだ。ダンス会場の司会者が「さあ、一拍子ごとに三回ステップ！」とか「こんどは、拍子と拍子のあいだでステップを！」などと声を張り上げることはぜったいにない。幼児がなぜか知っているとおり、「みなさん、ビートに乗って踊りましょう！」と呼びかける。等間隔の動作はいろいろ可能なはずなのに、わたしたちはつい、拍子のたびにステップを踏みたくなる。この事実は、音楽と動きの結びつきをめぐる最も根本的な点だ。あたりまえすぎて気づきにくいほどだろう。「拍子に合わせてステップを踏んで！」などとアドバイスされたら、何か同じことを二回いわれたような気さえする。

なぜ拍子に合わせてステップを踏みたくなるかは、もう説明の必要がないと思う。再三述べているように、拍子は足音に似せるところに意味があり、（前章でも取り上げたが）ダンス・ミュージックは、つい真似たくなるような、表現豊かな人間の動作音に音が似ている。脳としては、そばの誰かと歩調を合わせて行進したい気分になっていて、だからわたしたちは拍子とともにステップを踏む。

この節の出だしで触れた、街頭イベントのドラム・グループを思い出してもらいたい。くわしく説明しなかったが、じつは、正式に結成されたグループというわけではなかった。さまざまな打楽器を展示した仮設小屋があって、そこで誰かがドラムを叩きだしたとたん、近くにいたおとなや子どもが加わって、即興の演奏会が始まったのだ。面識のない通りすがりの人たちなのに、めいめい、自発的にまわりの音と拍子を合わせて叩いていた。こういう光景を見かけると、人間は生まれつきドラム演奏の才能を持っているようにすら思えてくる。しかし、そもそも人間の動きが拍子の起源だとすれば、拍子に合わせてドラムを叩くことができるのは、むしろ当然ではないか？

音楽の拍子と足音との類似性について議論を進める前に、拍子のタイミング以外で鳴らされる音に関しても、考察をめぐらす必要があるだろう。拍子がおそらく音楽の核だとはいえ——あえて指摘するまでもないと思うけれど——もしどの音楽も、拍子一つにつき音一つだけ、などとなったら退屈きわまりない。拍子に合った音、合わない音が組み合わさって、曲のリズムが決まるのだ。とすると、こんな疑問を解決しなければいけない。拍子に合った音が足音なら、拍子から外れている音は、人の動作のどんな音に相当しているのか？

拍子と拍子のあいだ

わたしたちが歩くとき、いちばんきわだつ規則性は、足音の反復だ。これが、音楽では拍子が土台になっている理由と考えられる。しかしじつは、自分で気づく以上に、もっといろいろな音をたてている。人体の重さのうちかなりの割合は、四本の細長いパーツ、つまり手と足で占められていて、からだを動かすと、この四本があっちこっちにぶつかって、騒々しい音がする。交互に足を出して前へ進む際、足の裏をそう高くは上げないので、きちんと着地する前に地面をこすることも多い。自然の中を歩いていれば、草、石、泥、落ち葉などが、足音そのものの前後で湿った音や乾いた音を発する。自分のからだが、よけいな音をたてる場合もある。足と足がぶつかったり、振った手が腰に当たったりする。しかも、たいていは手荷物がある。矢筒、槍、鍵束、隣村の住人の血したたる頭皮……。わたしたちが動くたび、手にぶら下げた物なども、多様な音を出す。

このように、足音の合間には、からだやほかの物が、規則的に音を生じさせるのだ。一歩踏み出すと、手足（および、身に着けている品物）が〝始動〟して、特有の〝軌道〟を描く。さらに一歩進めば、また同じ軌道を描くことになる。ときには、歩みが直接、音の発生を促す。背負ったバックパックが、少し宙に浮いてからふたたび戻って、背中にぶつかるような場合だ。もっとも、足取りは間接的な原因にすぎず、誘発された運動が音を生じさせるときも多い。たとえば、歩きながら前後に振っている腕が、胴体にこすれる。この摩擦音は、足音と多少ずれつつも同じ間隔で繰り返し発生する。足音とどんな時間差になるかは、音の発生源（自分の手足、運んでいる荷物、運んでいる獲物の手足など）の揺れや跳ねに応じて一定の規則性があり、さらにその規則性のもとをたどると、それぞれの物体の寸法、ぶら下がりかた、からだにおける位置、行為とのかかわりなどが、決定の要素になっている。

足音とずれながらも同一の間隔で鳴る、このような音のパターンを手がかりに、わたしたちは他人の動作の内容を聞き取っている。歩く、ゆっくり走る、速く走る——どれも、音のパターンが違う。まっすぐ歩いている人と、急に向きを変えた人も、たてる音に差が出てくる。飛んだり、跳ねたり、急いだり、それぞれ音に特徴がある。階段を上る音と、下りる音にしろ、はっきりと異なる。前へ動く、横へ動く、後ろへ動く動作も、みんな独特の音を生じる。喜怒哀楽も、足取りの違いとなって表われる。前章で扱った特殊なケース——性行為——も、ぶつかり合う音には特色がある。テレビでバスケットボールの試合中継を見ている最中、目を閉じてみるとどうだろう。選手がコート内を大きく横切っていくとき、片側のゴール下でボールの奪い合いをしているとき、音の特徴だけで場面が想像できるにちがいない。どんなプレーがおこなわれているか、さらにいえば、いま画面にどんな映像が大写しになっているかまで、おおよそ見当がつくことが多い。犬が猫に体当りした音と、牛が馬に激突した音も、きっと違いがわかるだろう。飼い犬が庭をぶらついている、土をほじくっている、からだを掻《か》いているなども、聴覚を通じて判断できる。まあ驚くほどの話でもないだろうが、わたしたちにはそうとう精密な識別能力が備わっていて、じつにいろいろな人間の動作を耳で感知でき、手足の挙動のパターンをつかめるのだ。四肢がたてる音の特徴をもとに、聴覚器官は動作の種類を聞き分けている。すると、文化的な淘汰を経て音楽が人間の動作音を真似たとすれば、音楽にも、手足にかかわる付随的な音に相当するものが含まれていておかしくない。そのような音が足音と同じ間隔を刻むように、模倣した音楽も、拍子のあいだに拍子と等間隔で鳴る音が挟まっているのではないか。さらに、他人がどんな動作をしているか把握するには、足音の合間に聞こえる雑多な音の規則性が鍵になるのと同様、音楽の場合も、拍子以外のいろいろな音が、曲の独自性を生みだすと考えられる。

音楽におけるいろいろな音とはなんだろう？　いうまでもない。手足や荷物がたてる音に相当するのは、ようするに音符そのものだ。拍子に合わせて鳴る音が、足音にあたる

(たいてい、強調して演奏される。足音がそのほかの規則的な動作音より力強いのと同じ)。拍子と拍子のあいだにある音符が、動作主の行動を特徴づける、足音以外の各種の音だ。拍子は足音、もっと広い意味でのリズムが、雑多な動作音のパターン。足音の合間に生じるいろいろな音も、間隔は足音と同一であり、それにならって、音楽における音符も、拍子の間隔にぴたりと従う。

また、人間の歩行とよく似たもう一つの特徴として、音高の変化が同じでもリズムがかなり違えば、別物と見なされる。たとえば、『きらきら星』の音符それぞれの長さをいいかげんに変えて、もとのリズムを消し去ったら、もう『きらきら星』には聞こえなくなってしまう。現実世界の音にしても、バスケットボール選手がゴール下から片手でジャンプシュートするときの動作音をあれこれいじって、音の構成パターンのタイミングをめちゃくちゃにしたら、そんなシュート時の音だとはわからなくなる。

こうしてみると、音楽のリズムや拍子は、わたしたちが歩く際にたてる物音と明らかにいくつか共通点を持っている。このあと本章の続きや「アンコール」の章で、ほかにも類似を指摘していきたい。しかしそれに反して、肝心なのにどうも似ていないように思える部分が一つある。音楽がふつう、音の高低を持っているのに対し、歩行時の動作音は、とりたてて音高の差がない気がする。音高の変化を要《かなめ》とする音楽が、人体が生じさせるおもしろみのない音から派生したなどと説明しきれるだろうか？

前のほうの章にある話し言葉についての説明を読んだかたは、固体の物理的な事象はつねに〝鳴る〟を伴う、という事実がなんとなく理解できたのではないかと思う。そのくだりで述べたとおり、わたしたちは〝鳴る〟音を意識していないときが多いものの、聴覚器官はきちんと聞き取って、その事象にかかわる物体が何なのかを知るうえでの判断材料にしている（おかげで、いま机の上に落ちた物が、鉛筆かペーパークリップかを区別できる）。それぞれの物体に固有の音高は、ふだんあまりきわだって聞こえないかもしれないが、ほかの物体の特徴的な〝鳴る〟音と比較すると、違いが鮮明に感じられるだろう。たとえば、一つのドラムを叩く音だけ聞く限りでは、とくに音高があるとは思えなくても、もっと大きなドラムや小さなドラムの音と合わせて聞けば、個別の音高を認識しやすくなるはずだ。ドラムの代わりに日常的な物を叩いて音楽を奏でてみせるパフォーマンスにも、同じことがいえる。その種の演奏に接すると、メロディーとは縁のなさそうな身のまわりの品々がさまざまな高い音や低い音を出すとわかって、いつも驚かされる。わたしたちが歩く際の足音や物音も、じつは、音高を持っているのだ。そういう音が音符のルーツであるとの仮説に、いささかも矛盾しない（このあと述べるように、そういった動作音の音高は、メロディーではなく和音に類似していて――これまた、おいおい検証するが――ドップラー効果が大きく影響している)。

「音楽の起源は、人間が動くときのさまざまな音である」というわたしの説が正しいとすれば、音符には、人の足取りに似た種類のパターンが見られるはずだ。次の節では、いたって単純な疑問に焦点を当てていこう——拍子の合間にある音符の数は、足音のあいだに鳴る音の数と、ほぼ同じだろうか?

動作音の長さ

わたしが育ったバージニア州のある地方では、一七年ごとに蟬《セミ》が大発生する。地上へ這い出て、近くの木に登り、脱皮して、羽根のついたタンクのような外見に変わり、手のひらサイズになる。わりあいじっとしているので、わたしたち子どもは、肩に乗っけて学校へ行ったりしたものだが、それでも逃げないことが多かった。途中で飛び立っても、たいして遠くまでいかない。大きく跳ねるくらいの距離しか飛ばず、外骨格を振動させながら、危なっかしく木の幹にしがみつく。わずか数日の寿命だし、似た種類の仲間がすぐそばで嫌というほど数多く甲高い鳴き声を上げているので、伴侶を見つけるのに遠出する必要はなく、優雅な飛びかたがメスを惹きつけるというものでもないのだろう。

さて、蟬は飛ぶとき、いかにも蟬らしい音をたてる。羽根のこすれ合う音や、着地時の重たい音（たいがいは複数回の〝ぶつかる〟音がして、そのあと〝すべる〟音がする）。

この種の動きで足音にいちばん近いのは、着地する瞬間の重い音だろう。その前後のいろいろな音——羽ばたきその他が、動作に伴う物音に相当するといえそうだ。もしいつの日か、蝉が文化を生みだして、自分たちの動作音の感知メカニズムに合わせて音楽を発明したら、拍子と拍子のあいだに何十個も音が入るだろう。もし「ブーン」が拍子で、「ダ」が途中の羽音だとすれば、蝉の音楽は「ブーン・ダ・ブーン・ダ」などとなるかもしれない。いやもしかすると、あの耳をつんざくようなひっきりなしの鳴き声は、このパターンになっているのかも……！

蝉は、拍子と拍子のあいだに大量の音符を入れられるけれど、映画に出てくるフランケンシュタインの怪物となると、事情が違う。こわばった歩きかたのせいで、足音以外の音をいっさいたてない。ゾンビの動きも似た感じで、足音の合間には複雑な動作音がほとんど聞こえない（脳みそをすするときは、かなり派手な音を発するくせに）。

わたしたち人間が歩く場合の動作音は、フランケンシュタインやゾンビの群れにくらべれば複雑だが、蝉の羽ばたきと比較すると、ずいぶんわずかでしかない。一歩踏み出すにつれ、足は前方へ一回振れるだけだから、本当にはっきりとした大きな音はたった一つだ。何かややこしいことをやりながら歩けば、もっと雑多な音が鳴るだろうが、ごく単純に歩く限りでは、足音と足音のあいだで響く音は一つ、あるいはゼロ。そこで、規則的に繰り返す足音を「ドスーン」、合間の音を「ダ」で表わすと、歩行時の音はたとえばこんなふうになる。「ドスーン・ドスーン・ドスーン・ダ・ドスーン・ドスーン・ダ・ドスーン・ダ・ドスーン・ダ・ダ・ドスーン・ダ・ドスーン・ダ・ドスーン」（あくまで「ドスーン」が拍子なので等間隔に鳴り、「ダ」はその途中に挟まる）。

人間は歩みごとに〇回または一回の音をたてるのがふつうだと考えると、わたしたちがつくる音楽も、同様に、拍子の合間にはわずかしか音が入らないはずだ。拍子から外れた音は〇個から一個くらいに収まっていると予想できる。これを検証するには、音符と音符の間隔のばらつきを確かめればいい。音符の大半は拍子とタイミングが合っているので、もし予想どおりであれば、次の音符までの間隔は、拍子の長さと同じ（つまり、拍子とずれている音はゼロ）から、拍子の長さの半分（外れた音が一個）までの範囲がほとんどだろう。

そこで、本章の冒頭で触れたバーロウとモーゲンスターンの事典を電子データベース化し、レンスラー工科大学の大学院生ジョーン・バーネットが、クラシック音楽の主題旋律を一万個調べることにした。隣り合っている音符すべてについて、音の出だしから次の音の出だしまでの間隔を記録していった。それを集計したのが図表19で、どのくらいの間隔がよくあるか、あるいは逆にめったにないかを表わしている。最も多かったのは、横軸が1／2のところ、すなわち、音符と音符のあいだが半拍（八分音符ぶん）だけ離れているケースだ。いいかえると、拍子の合間に音符が一個挟まるのが平均的なわけで、わたしの予測とだいたい一致している。

以上のように、音楽の拍子のあいだにある音の数は、「音符は人間の動作音」という仮説に従った予想どおりだった。蟬やフランケンゾンビの動作音とは異なっている。音符はやはり、人間の四肢から生じる音なのだ。拍子は、そのうちでも別格の、足音に相当する。次の節では、なぜ音楽の中で拍子はとくに意義深いのか、足音も似たような理由で（ほかの動作音とは違う）特殊な存在なのか、といった点を考えていこう。

音楽の土台

わたしは最近、家族ともども、新居へ引っ越した。妻がリビングルームのカーペットに不満で、タイル張りにあこがれていたため、わたしはこっそり一日休みをとって、妻を驚

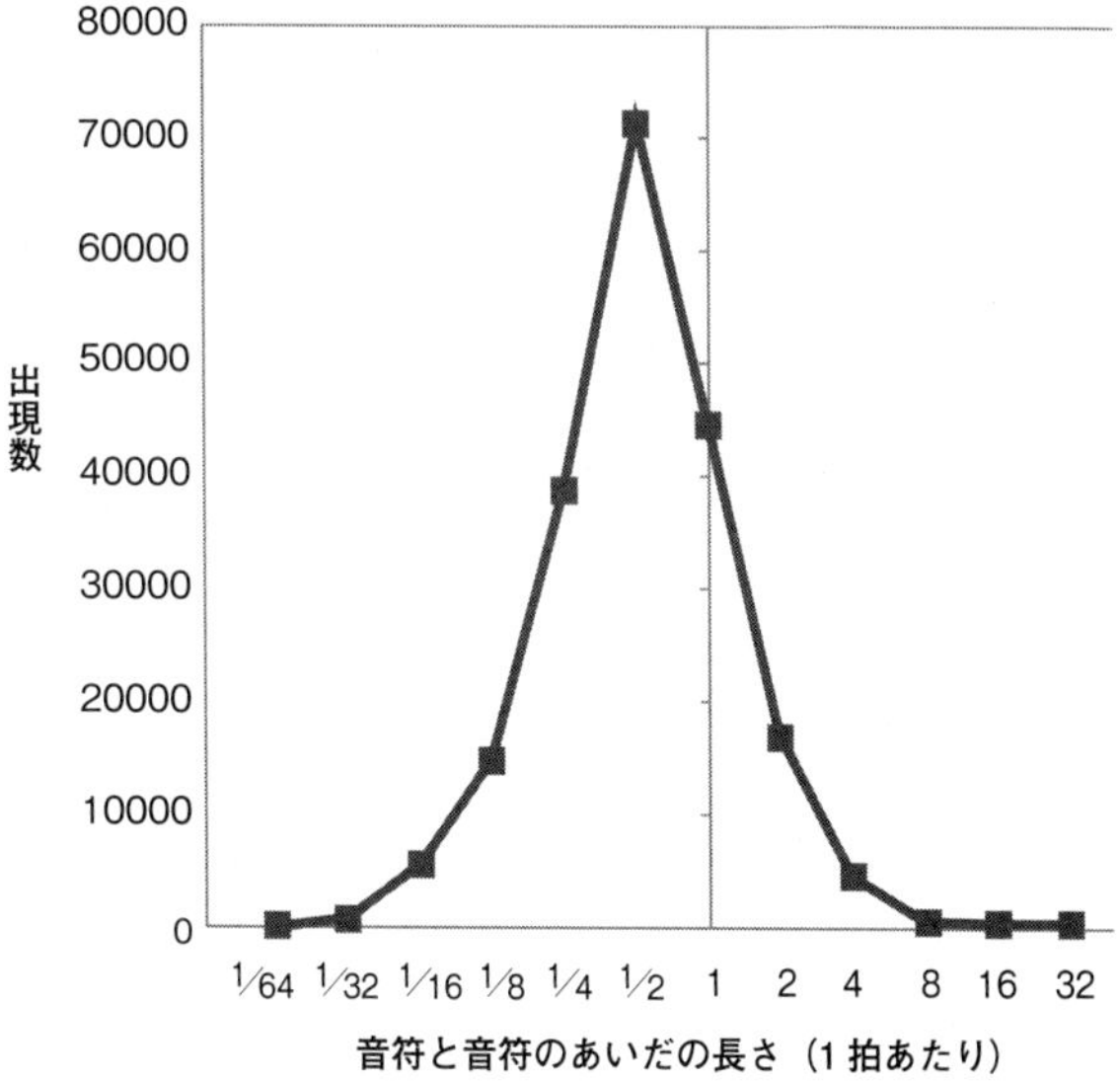

図表 19
クラシック音楽の主題旋律およそ１万個について、音符と音符の間隔を調べ、分布図にまとめた（基準は１拍の長さ）。最も頻度が高いのは半拍の間隔だから、拍子と拍子のあいだには、平均して約１個の音が挟まっていることになる。人間が歩行する際も、足音の合間には０回から１回程度、手足などが音をたてるので、ほぼ同じ傾向といえる。

かせようと企んだ。カーペットをタイルくらいの大きさずつ切り抜いていき、残っている部分が白、床がむき出しになった部分が黒と、市松模様を描くように工夫したのだ。

その晩、カウチの上でなかなか寝つけなかったわたしは、夜のおやつでも食べようかと、キッチンへ向かった。今回の床の改装はとんでもない失敗だったなと反省しつつ、市松模様のカーペットの上を横切っているうち、ふと、自分の足音が気になった。かかとがじかに木の床にぶつかって大きな音をたてるときもあれば、カーペットを踏んで柔らかな音を出すときもある。足音の合間は静かな場合もあるけれど、かなり多くは、厚さ三センチのカーペットと床との段差に爪先が引っかかって、ぶつかったりこすれたりと、けっこう騒々しい。しかし全体の音のパターンとしては、たとえ足音が弱くて聞き取りにくいことがあっても、足音がするはずのタイミングは明白だった。

妻にとって——さらにはわたしにとっても——さいわいなことに、いまの話は途中から架空で、現実には、改装の実行に踏み切る前にやめておいた。けれども自然界は、まさしくそんなふうに、まだら模様になっている。地面の硬さは場所によりけりだから、歩行中、足音の大きさはかなり変化しうる。足音が弱くなる要因としては、地面が柔らかい場合のほか、動作主が足の運びを変化させた可能性もある。でこぼこした箇所に差しかかり、足首をひねってしまわないようにそっと踏みしめたのかもしれないし、やっている行為の必要上、動きを少し変えなければいけなかったのかもしれない。他人の足音を聞き取ることはとても重要なだけに、わたしたちの聴覚は進化を遂げて、たまに一部の足音が聞き取れないときもうまく補えるようにできていると考えられる。耳でとらえられなくても、欠けた音を感覚的に補完できるわけだ。

人間の聴覚が、聞き取れなかった足音を補えるのなら、音楽も――人間の動作音を表わすという説にもとづけば――ところどころでこの機能を活用していると予想できる。なにしろ音楽は、人間の動作という〝物語〟を聞き手に伝える必要があって、その〝物語〟には耳に届きづらい足音も含まれるけれど、脳がうまい具合に処理してくれるとあてにしていいのだ。音楽が足音を抜かすことなど本当にあるだろうか？　つまり、拍子に合わせたタイミングには音符がない、という場合もあるのか？

もちろんだ。単純なかたちとして、たとえば、音符が規則正しく拍子を刻んでいるうち、急に次の一拍だけ休みになったりする。わかりやすい例が、童謡の『漕げ漕げお舟(Row, Row, Row Your Boat)』の出だし。最初は拍子に合わせて「漕げ(row)」が連続するものの、その先、「流れに乗って(Gently down the stream)」のあとで一拍、音がない。もっと極端な例として、図表20のリズムなら、最初の一拍だけは拍子に合っているが、続きは全部、拍子から外れている。にもかかわらず、全体にわたって一定のビートを刻ん

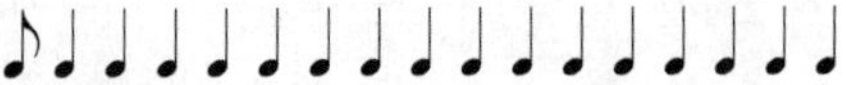

図表20
最初の音符だけは拍子に合っているが、8部音符（1拍の半分の長さ）で、2個目から先はすべて4部音符（1拍の長さ）だから、拍子とずれ続けている。ところが人間は、拍子の位置に音がなくても、全体にわたって一定の拍子を感じることができる。

でいるように感じられる。表現を変えれば、二つ目以降の音符はオフビート、いわゆる裏拍という認識になるかもしれない。音楽そのものが拍子に合わせて音を鳴らしていないのに、わたしたちの聴覚は、欠落している拍子の音、つまり足音を、本来の位置に挿入して受け止めているわけだ。拍子が足音だと考えれば、いたって自然なことといえる。

　拍子は、音楽の確固たる土台なので、聞こえていなくてもなお感じられる。ほかにも、拍子には独自の特徴がいくつかある。わかりやすい例として、あなたが公園にいるとき、得体の知れない何かが近寄ってくる音がしたとしよう。謎のそれがたてる音は、一歩進むたび、直後に別の音をたて、次に長めの間《ま》があり、あらたな足音を響かせる。ドスッ、バン……ドスッ、バン……。「正体は？」と、あなたはとまどう。足を引きずっている人か？　杖をついている人か？　いや、そもそも人間ではないのか？　謎の動作主が木陰からまさに現れる瞬間、あなたは顔を上げる。なんと、たんに散歩中の女性だった。なぜわからなかったのだろう？

よく見ると、その女性は陽気にスキップを踏んでいるではないか。前へ振り出した足が、地面に接したあとすぐまた軽く浮き上がり、続いてきちんと着地する。つまり、足音の直後にまた音がすると思ったのは勘違いで、逆に、正式な足音の直前に〝ぶつかる〟音をたてていたのだ。「ドスッ……バン、ドスッ……バン、ドスッ……」スキップなので、足を下ろすたびに音を二回たてていて、むしろ二回目の音がしっかりと地を踏む足音だったのに、聞き手の脳は、最初の音が足音だと思い込んでしまった。一回目の音は、前進する途中で足が地面をこすったようなものだ。しかし、どちらが本当の拍子なのかをいちど取り違えたが最後、脳は完全に状況を誤解する。女性がスキップで近づいてきたのを、謎の怪物が接近中かと疑い始める。

この女性のスキップからわかる教訓は、動作主の足音にもとづいて状況を判断するには、関連する〝ぶつかる〟音のテンポだけつかめても不十分だということだ。スキップする女性も、未知の怪物も、テンポの繰り返しかたには違いがない。にもかかわらず、音に何か大きな差がある。その差は、軸になる足音をどれととらえるかによって生まれてくる。足音が、足取りのパターンの主軸をなす。ほかのいろいろな物音を支え、土台をつくっている存在だ。〝ぶつかる〟音のテンポは保ちながらも、主軸をずらせば、足取り全体には大きな変化が生じる（動作主の正体すら、違う認識になりかねない）。この点が、わたしたちの感覚を左右する。もし音楽のリズムが歩調を模しているのなら、曲のリズムの印象は、テンポだけではなく、テンポの中に拍子がどう組み込まれているかによるだろう。じつのところ、これは音楽の有名な特徴だ。たとえば、図表21のような音符のパターンを考えてほしい。

このように長、短のペアが際限なく続く場合、一種類の認識しか成り立たないように思うかもしれない。だが、図表22に示したとおり、同じ音のパターンでも二種類のとらえかたがあって、聞き手が受ける印象はだいぶ違う。短い音と長い音、どちらを拍子と考えるかだけで、大きな違いが生まれるのだ。(a)の響きは、(b)にくらべて耳障りでぎこちない。その証拠に、つい先ほど、謎の怪物の足音と思えたのが(a)で、じつはスキップしていた女性の足取りが(b)に相当する。

人間が歩くときの音と同様、音楽も、拍子を勝手に移動させるわけにはいかない。歩行時の動作音のどれが主軸となる足音なのかによって状況が変わるように、どの音符が拍子を表わすのかに応じて、曲のイメージが変化する。足音の一部が欠落しても、脳が推測で補うのと同じく、拍子の音が聞こえなかったときは、脳が補完する。

こうして考えると、人間の歩行者と音楽のリズムは、とうてい偶然とは思えないさまざ

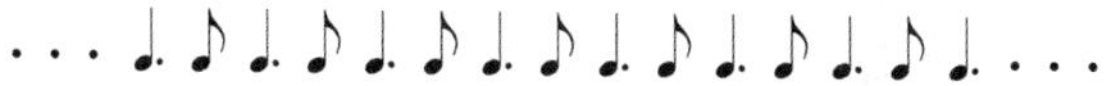

図表21
長、短、長、短の無限の繰り返しだが、どれも拍子には合っていない。ちょっと考えた限りでは、聞いた感じがまったく独特なパターンに思えるだろう。
ところが、次の図でわかるとおり、主軸となる拍子をどこにあるととらえるかが、聞き手の印象を左右する。人間の歩きかたも、このパターンに似ている。

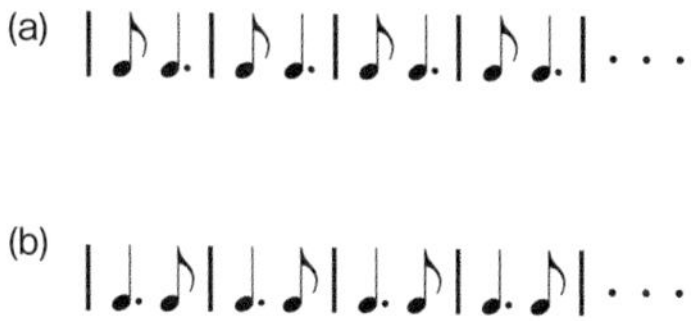

図表22
(a) の「短—長」のリズムは、(b) の「長—短」のリズムとは非常に異なった印象を与える（また、(b) より自然さに欠ける）。

まな特徴を共有している。次の節では、リズムよりさらに踏み込んで、メロディーや音高を取り上げよう。歩く動作と音階はどこでどう結びつくのか、振り付け師はたんなるリズム以外に何をよりどころにしているのか、などを考察していきたい。

リズムそのものの論議はいったんさておくけれど、「アンコール」の章に、ここで示した説のさらなる根拠を記してある。簡単に予告だけしておこう。

アンコール1：長い〝ぶつかる〟と短い〝ぶつかる〟
本節の中で述べたように、謎の怪物を連想させる「短―長」のリズムは、スキップする女性の「長―短」のリズムにくらべて、不自然さを伴う。「アンコール」の章のこの部分で、なぜ不自然さがにじんでくるのかを解説する。

アンコール2：基準は何？
一小節に何分音符が何個入るか（すなわち拍子記号）を変えると、なぜ曲の印象が変化するのか？　この点について明らかにしたい。

アンコール3：華麗な足さばき

動いている人が向きを変えた場合、動作音は複雑になりやすい。音楽でも同じ現象が起こっていることを実証する。音高の変化（これが動作主の方向転換に相当する）によって、リズムの複雑さが増す。

アンコール4：遠い太鼓

動作主が近づくほど、足音ははっきりと聞こえてくる。そこで、音楽にも同じ傾向があることを指摘したい。音量が大きい部分には、一拍あたりの音符の数が多い。

動作の和音

本章の前のほうで、足音やその他の動作音が鳴り、鳴った音には特有の音高があるという仕組みを述べた。また、メロディーのみなもとはドップラー効果による音高の変化だと、ひとこと予告した。その点についてももうすぐ取り上げるが、まずは、音楽で音高が果たすほかの役割に目を向けよう。それはハーモニーと和音だ。

複数の音高がきわめて近い時間内に組み合わさると、和音と呼ばれる独特の響きが生まれる。たとえば、ド・ミ・ソを同時に鳴らすと、ハ長調の主和音と呼ばれる音の表現になる。「音楽は動作音」との説をとるとしたら、和音の正体はなんだろうか？　手がかりをつかむため、人間の動作音のうち、反響が残るのはどんな音か考えていこう。まずは、ピアニストがほかの演奏者に率先してリズムをとり始めたいときどうするか、思い浮かべてほしい。ピアノの蓋をこつこつ叩いて伝えるという手もあるが、実際には、いきなり鍵盤で演奏しだしてリズムを示す。リズムは、音高を変えながらでも表現できる。そのうえ、いろいろな音高を一つずつ弾いているわけではない。複数の音を重ねつつ、リズムも拍子も表現している。ピアニストに限らず、ギタリストでも同じだ。ピアノにしろギターにしろ、弦は、リズムと和音をまとめて表わせるのだ。

わたしの考えでは、リズムと和音は、ともに人間の動作音に由来するものの、別の種類の情報だと思う。すでに本章の中で、「リズムは、人間が歩くとき発する音のテンポがもとになっている」との持論を述べた。そこでこんどは、「和音とは、歩行時に生じるさまざまな音の高低の組み合わせ（もしくは構成要素）である」という仮説を提示したい。歩く際の音は、テンポと音高、両方のパターンを備えていて、それぞれがリズムと和音のもとになっている。また、この二つの音の要素は、厳密にいえば別々の情報をもたらすが、おおまかには「足取り」「雰囲気」「心持ち」といった範疇《はんちゅう》にまとめることができる。逆に、動作主の移動方向や距離に関する情報は、どちらも含んでいない（この二種類の情報はメロディーと音量に関係するが、あとで取り上げる）。

和音とリズムが、それぞれ人間の動作音の各側面であるのだとすれば、和音における音高はリズムと同じサイクルで変化するはずだ。時間的な特徴が一致していなければおかしい。たとえば、アルベルティが初めて用いたといわれる和音とリズムのパターン（アルベルティバス）の一つは、左手でピアノを「**ド**ソ**ミ**ソ」「**ド**ソ**ミ**ソ」「**ド**ソ**ミ**ソ」と奏でる。それぞれの「　」が二拍を、太字と傍点がリズム内の強調箇所を示すととらえてほしい。明らかに、同一の音高変化とリズムからなる二拍のパターンが繰り返されている。音高変化もリズムも、同じ四分の二拍子だ。これに限らず、音高のサイクルがリズムと異なる例は、めったに見つからない。

もし異なっているとすると、たとえば次に挙げるように、音高のサイクルは三つの音——ド、ソ、ミ——でできているのに、リズムは二拍で成り立っていたりすることになる。「**ド**ソ**ミ**ド」「**ソ**ミ**ド**ソ」「**ミ**ド**ソ**ミ」……。この場合、最初の二拍、つまりリズムのサイクル一つぶんのあいだは、音高がドソミドと変化するのに対し、次の二拍ではソミドソと変わる。両者のサイクルがずれているわけだ。しかし実際の音楽では、リズムが四分の二拍子にもかかわらず、音高は四分の三拍子、などということはふつうありえない。リズムと音高は固く結び合わさっている。とすると、どちらも現実世界の同じ何かから生まれたのではないかと想像でき、結局、本章で一貫して論じているとおり、リズムと音高は、わたしたちの歩行時の音に由来するか、少なくとも関係していると考えられる。

続いて、演奏された和音の中でどの音高が拍子に合ったものか、考えてみよう。人間が歩く場合、たてる物音のうちいちばん低い音が足音である可能性が高い。そうなると、音楽についても、拍子に合った音は、外れている音よりも低音だと予想できる。そして実際、和音のサイクルは、たいていいちばん低い音から始まる（しかもその音はほとんどが主音、すなわち、ハ長調の和音ならド）。またしても歩行時の動作音と特徴が同じで、拍子に合っている音が最も低いのだ。

人間の足取りのほかの特性も検討してみたい。歩くときの音は、間違いなく、いくつか同時に発生することがありえる。動作主のからだの複数の部分が、同じ瞬間に音を生じても不思議ではないし、一つの〝ぶつかる〟動作が、ぶつかり合った双方に〝鳴る〟現象を引き起こすかもしれない。したがって、わたしたちの聴覚メカニズムは、進化のすえ、複数の音高が同時に耳へ入ってきても巧みに処理できる仕組みになっているだろう。一方、転調のような大きな変化はメロディーの一部分であり、同時に起こることはまずない（くわしくは後述）。

このように、「音楽における和音は、人間が動くときの物音の組み合わせに根ざしている」との仮説は、さらに深く検証してみる価値がありそうだ。しかしながら、和音をめぐっては解明すべき現象がかなり幅広く、わたしはいまのところ、歩行時の音という単純な素材だけではじゅうぶんに理論化しきれずにいる。デューク大学のデイル・パーブスが率いる研究室は、また少し違うアプローチで、注目すべき研究を進めている。それによると、音高の特徴は、人間の声がもとになっていると考えれば、説明がつくかもしれないという。その研究の延長線上で、和音に関しても、説得力のある説が生まれてくると期待できる。たしかに、人間は動いて何か行為をするとき、声を出すことが多い。だからもしかすると、和音の起源は、動作音の組み合わせとはいっさい関係なく、人の声質にあるのかもしれない。

ただ、動作音に和音のよりどころを見いだそうとするわたしたちの考えかたには、有利な点がある。動作音は、足音のタイミングによって統制がとれているため、本質的に音符との類似性が高い。それにくらべて、人間の発声は、足音と同期しておらず、足音の合間に挟まる音との明確なつながりも欠いている。和音が発声にもとづくのなら、さっき実例を挙げた、和音とリズムの強い関連性を説明できそうにない。その点、動作音に和音の起源を求めれば、リズムとひとくくりで扱うことができ、歩くときの音は、和音もリズムも、両者の密接さも解き明かせる。

先に記したとおり、和音はやはり、人間の歩行動作で生じた〝鳴る〟音の複雑な音高の組み合わせがもとではないか、と考えられる。本章ではこのあと、メロディーの中での音高の変化が、また違う要素に起因し、足取りのひとまとまりの音のドップラー効果からきているのではないか、という説を提唱したい。

聞き手のための振り付け

振り付けとは、早い話、人の動きと音楽とを完璧に合わせる方法を見つけることだ。わたしはその昔、動きを合わせる対象は、音楽全体ではなく、リズムと拍子にすぎないと考えていた。音楽の大きな重い音を、ダンサーが衝突音を生じさせるタイミングと一致させる――振り付け師が気づかうべき点はこれに尽きるだろう、と。しかし、いまのわたしは、もっと肝心なことがたくさんあるのを知っている。すぐれた振り付けの大切なポイントの多くは、リズムとも拍子ともぜんぜん関係ない。重大なのはメロディーラインと、音量だ（あたりまえじゃないかとお思いの振り付け師のかた、ご容赦のほどを）。

振り付けはなぜ、リズムや拍子に合わせるだけでは駄目で、それ以上の音楽的な特性を意識しなければいけないのだろう？　じつは、人の動きを察知する場合も、ごく基本的な動作音だけではなく、音のほかの特徴がだいじになっている。

たとえば、あなたとわたしが駅のホームに立っていて、いま列車が近づいてきたとしよう。あなたはホーム沿いにわたしより一〇〇メートル、列車に近い位置にいる。ふたりとも、列車の〝足音〟——線路がガタンゴトンと規則的に鳴る音など——が聞こえているものの、あなたの耳に入る音のほうが高く、わたしのところではまだそう高くない（ドップラー効果のせいだ）。

では次に、あなたの襟《えり》に小型マイクをつけて、それの拾った音がわたしの着用しているヘッドホンへ届くようにしたとしよう。わたしの立ち位置はさっきと同じだが、こんどは、あなたの場所で聞こえる音に耳を傾けるわけだ。音と動きのつながりが、もし聞き手の位置に無関係なら、この状態でも、わたしの目に見えている列車の姿が、ヘッドホンから聞こえるその列車の固有の走行音に、うまく〝振り付け〟されているように感じるはずだ。ところが実際には、わたしの聴覚へ流れ込む音高や音量は、もはや視覚でとらえた情報と噛み合わなくなってしまう。列車がわたしの居場所まできていないうちに、音高が下がり始め、通過済みと錯覚させるのだ。音量もおかしくなる。まだ一〇〇メートル離れている時点で音量がピークを迎えることになる。このことはふだんの生活環境とは根本的に矛盾している。ヘッドホンからの音は、目に見える列車の動きと釣り合いがとれていない。列車の〝足音〟のうちでテンポにかかわる特徴——拍子およびリズム——が、本来と異なっているからだ。

現実の振り付けは、テンポだけでなく、音高や音量のおおまかな変化を強く意識している。とりわけ、ある動きとどんな音高や音量が合っているかは、聞き手の位置に左右される。音高や音量に合わせた振り付けは、いわばお客様本位なのだ。

音楽に振り付けをする際、人の動きと音楽を一致させるためには、見る位置と聞く位置が同じであるように留意しなければいけない。観客がどんな人々かを知るだけでは不足で、どこに位置するかをよく考える必要がある。あなたが座っている場所に向けて振り付けされた音楽は、わたしの居場所には合っていないかもしれない。テレビ中継なら、カメラの位置を軸に振り付けをおこなう。たとえば、ダンサーがカメラへ向かって動くときは、その映像にふさわしく、音高を上げることになる。生演奏なら、居合わせる観客に照準を当てなければいけないが、客席は舞台のまわりにだいぶ広がっているため、なかなか難しい（スーパーボウルのハーフタイムにおこなわれるショーが退屈なのは、これが理由の一つだろう）。

本章のいままでの議論はリズムと拍子に関してだったため、聞き手の位置を問題にしなかったが、これから先、音高や音量を扱うにあたっては、聞いている人の居場所がおおいに重要になる。もし拍子とリズムしかない音楽なら、人間の動作音をごく単純に物語っているにすぎず、その物語の中で聞き手がどこにいるかは定まらない。けれども、音高や音量の変化を伴った、たいがいの音楽は違う。物語の中で動作音に耳をそばだてる（または動作を見つめる）側がどこにいるかまで指定して、架空の人間の動く向きを変えたり、距離を近づけたり遠ざけたりしている。いわば「動作主の運動学」だ。本章の残りでは、音楽がこの運動学についてどのような物語を伝えているのか考えてみよう。

バイクの音楽

こんどハイウェイを時速一〇〇キロで飛ばしている最中、すぐ隣でハーレーが豪快に爆走していたら、ウィンドウを下げて耳を澄ましてみてほしい（排気ガスは吸い込まないように！）。先日、わたしはそのとおりにした。とたんに、そのオートバイの音がどうも奇妙であることに気づいた。バイクの〝足音〟、つまり、タイヤが舗装道路の亀裂や凹凸を乗り越えていく音は、たしかに聞こえる。バイクの〝動作音〟も、もちろん響いてくる。エンジンが推進力を生みだしたり、車体や道路の振動によって各部が揺れたりなどして、あちこちの部品が衝突音や摩擦音をたてているし、いうまでもなく、排気管はブォンブォンとけたたましい轟きを発している（人間の動作音とはあまり似ていない）。こうしたバイクの音全体を総合すると、まず一つ大きな特徴はリズムだが、加えて、部品どうしが物理的に相互作用していろいろな〝鳴る〟音を出しており、その音高の組み合わせも独自性をかもし出している。バイクの〝和音〟と呼んでもいいだろう。そのようなリズムや和音がまとまって、わたしに状況を知らせる。バイクが並走しているぞ、ハーレーだ、荒れ気味の路面をものともせず、頑強さを見せつけているけれど、少し整備が必要だな、などど……。リズムと拍子（さらには、その二つと密接に結びついているらしい和音）――つまるところ、本章のこれまでの話題の大半――はすべて、動作主の状態を表わしている。どんな種類の足取りで、その動きかたにはどんな感情が込められていそうか。

ではいったい、隣を走る車内のわたしは、バイクの走行音のどこに違和感を覚えたのだろう？　それは、全般的な音高と音量がつねに変わらないことだった。たいていの場面では、バイクと出くわすと、伝わってくる音高も音量もたちまち大きく変化するものだ。なにしろ、バイクの存在に気づくときはふつう、自分のほうへ近づいてきていて――わたしはバイクに乗らないので――ドップラー効果によって音高が変わり続け、距離が縮まるせいで音量も大きくなる一方だ。そういう音高や音量の変化が、動きを明らかにする要素なのに、その状況では欠落していた。ハーレーという特性は明白でありながら、動作が感じ取れなかったわけだ。

音楽にしても、個性はリズムと拍子ににじむものの、動いている誰かについて語りたければ、音高の殻を破ってメロディーを奏で、音の大小を工夫して音量に起伏を持たせることになる。そこで、メロディーの分析に取りかかりたいのだが、わたしが考えるメロディーの正体を述べる前に、ふだん、音が「高い」「低い」というふうに立体的な表現をするせいで、音高は空間にかかわっていると思われがちだから、誤解を解いておかなくてはいけない。

音高は空間的という思い込み

あ、空から何か落ちてきた！　伏せろ、なんだ、あの音は？　もしもなんらかの物体が音高を下げつつあったら（おそらく、同時に音量を増していれば）、そう感じるのはあなただけではないだろう。アニメではよく、頭上に物が落下してくるとき、そんな効果音が入る。はたして、上から何か降ってくるとき、本当にそういう音が聞こえるのか？　それとも、たんなる思い込みだろうか？

いいや、勝手な思い込みではなく、正しい。万が一、落ちてくる物体が、聞き取り可能な音を（自ら、あるいは空気抵抗によって）たてるとすれば、物体が落下するにつれて音高も下がる。列車の通過時に音高が下がるのと同じ理屈だ。落ちてきた物は（あなたの頭めがけてきたなら話は別だが）、あなたを通り過ぎるので、そばを通過する列車と同じように、ドップラー効果の出番となる。列車が地上を水平方向に走るのに対し、あなたの近くに落ちてくる物体は垂直方向の動きだが、それでもドップラー効果には違いがない。落下する物体は音高が下がるなら、上昇していく物体は音高が上がるだろうと、つい連想が働く。そこで、周波数が上がっても現実にはどんな意味にしろ「高い」わけではないのに、「高い音」と呼ぶのが自然に感じられる。結果として、音高と空間的な高低とが、連想で強く結びついてしまっている。

ところが、この連想は誤解を生んでいて、根底にある自然の法則とは異なっている。なぜかを理解してもらうため、こんどはこんな状況を想像してほしい。あなたの目の前の地面に静止していた物体が、突如、ロケットのように大空へ飛び立っていった。この発射時の音高はどう変化するだろう？　もし、高度が上昇すると音が高くなるのが自然の法則なら、物体が空高く舞い上がるほど高い音高になるはずだ。しかし、実際はそうならない。ドップラー効果に従い、上空へ遠ざかるにつれて、音高はむしろ下がっていく。理由を納得したければ、ふたたび、列車が通過するようすを思い浮かべるといい。すでにあなたのいちばん近くまで来ている列車が、だんだん離れていくとしたら、音高はどうなるか？　遠くから接近中のとき音高が最も高く、すぐそばまで寄ってきた時点で早くも下がり始めているはずだ。通過の直後、いちだんと音が下がって、列車の姿はかなたへ消えていく。こうして音高が〝下がる〟〝落ちる〟現象が起こるのは、列車が直進を続けながら、あなたとの距離をしだいに広げるせいだ。あなたの耳に届く音波はだんだん間隔が広がるため、周波数が低くなる（ドップラー効果については、次の節でまたくわしく述べる）。大空高く飛んでいった物体も、あなたのすぐ脇を過ぎて遠ざかる列車と同じ条件下にある。つまり、物体が上昇するにつれて、音高は下がる。ロケット発射が日常茶飯事であれば、一般的な連想に反して、上がっていく物体には音高の下降がふさわしいと想像しやすいだろう。けれどもあいにく、重力の影響で、物が上方へ離れていく場面にはあまり出合わない（少なくとも、人類の進化の歴史上は、まれだった）。

ようするに、空間的な高低と音高の高低は連動していないのだ。一方で、物体が落ちてくることはよくあって（しかも、気づかないと非常に危険）、空間的な高さと音高の〝高さ〟をどうしても結びつけて考えたくなってしまう。このように、高い音ほど地面から離れているような気がするのは、重力に引っぱられると音高が落ちるように思い、その逆を想像するせいだ。しかし、落下物の音高が低くなるのはドップラー効果の影響であって、空間的な高低とはじつは関係ない。物体が聞き手のそばまで迫ってきたから、音が下がる。水平方向に列車が近くを通り過ぎるときと、同じ理屈なのだ。

もっとも、音高と空間を結びつける誤解（すなわち、音高が空間的な位置や距離を表わすと感じること）は、落下物のほかにもいくつか原因がある。たとえば、わたしたちの音楽器の技法——楽器や記譜法——が、誤解に拍車をかけている。ほとんどの楽器は、音高を変える際、手や指を空間的に動かす必要がある。ピアノなら横に並ぶいろいろな鍵盤を叩き、バイオリンでは弦を押さえる位置を変え、クラリネットでは穴をふさぐ指を入れ替えることになる。また、西洋式の記譜法では、楽譜の上下方向が音高を示す。つい先ほどの重力をめぐる連想と似ていて、譜面の上のほうが周波数の高い音を表わす決まりだ。楽器の構造にしろ楽譜の書きかたにしろ、音高の変化に空間を活かすアイデアは、演奏や読譜には便利だが、「音高とは空間的なものである」という世間の思い込みをますます強めてしまっている。

さらにもう一つ、メロディーの音高を〝高い〟〝低い〟と空間的にとらえがちな理由がある。メロディーの中ではふつう、音高が連続的に変わり続けることだ。わりあい近くの音へ移動する場合が多く、非連続的に、いきなり遠い音高へ大ジャンプすることは珍しい。この点は二〇世紀初めから指摘されていて、オハイオ州立大学のデイビッド・ヒューロン教授の著書『Sweet Anticipation』に、簡潔な証拠が載っている。こうした音高の連続性が、音高を空間的に考えたくなる遠因ではないか？　空間でとらえても、たしかに、音高の連続性に矛盾しない（とはいえ、連続性に矛盾しないというだけなら、ほぼありとあらゆる物理特性にあてはまる。たとえば、「動作主の移動方向」も連続的だ）。

こうして、重力、楽器、記譜法、メロディーの音高の連続性が共謀して、音高を空間的に解釈するという見当違いに荷担している。巧みな〝共謀〟だけに、多くの人々が間違った事柄を信じてしまったわけだ。現実の自然界では、音高は空間的なものではない。三次元の中での距離や高低など表わしていない。音の〝高い〟や〝低い〟では、発信源と聞き手の距離がわからない。わたしの考えとしては、音楽の音高も、空間的な意味を持っていないと思う。では、音楽の中で本当に空間的な要素とは何だろうか？　もし音楽が人の動作に関係しているのなら、動作主の居場所くらい、脳に伝えなければおかしい。本章のこの先で論じるとおり、音楽は間違いなく、空間的な位置を物語ることができる。それこそが、音量の役割なのだ。

しかし、音量の話題に移るのはまだ早い。先に、メロディーにおける音高の謎を解き明かそう。わたしの仮説が正しければ、空間との結びつきという誤解の陰に、メロディーの音高が持つ本当の意味が隠れていると思う。音高は、動作主の移動方向（聞き手の位置から見た相対的な向き）を表わしているのではないか。物理学の基礎をなす現象、ドップラー効果が、動作主の移動方向を音高という別のかたちに変換している。となると、音楽の音高を理解し、音高の組み合わせからできたメロディーを味わうためには、ドップラー効果の内容を学ぶ必要がある。次節で取り上げよう。

ドップラー早見表

夏のあいだ、うちの近所には、アイスクリーム売りのトラックが定期的にやってくる。到着を知らせようと、派手な音楽をスピーカーで流す。それを聞いたとたん、子どもたちがわたしに駆け寄ってきて、お金をねだる。わたしは一計を案じて、「あのトラックは犬の餌しか売ってないよ」とか、「内緒にしていたけど、おまえたちにはお姉さんがいて、あのアイスクリーム屋のトラックにさらわれたんだ」などといい、思いとどまらせようとする。けれども、子どもたちはやがて玄関の外へ出て、熱心に耳を傾ける。「いま、ジョンソンさんの家の裏手の林を通っているところね！」と、娘が大声でいう。「違うよ。公園の遊び場のあたりだ」息子がこたえる。アイスクリーム売りが迷路のような街路をくねりながら進む中、子どもたちはときどき、自分たちのほうへ向かってきたと聞き分ける。しかし次の角で違う方向に曲がってしまったのを知り、落胆する。わたしは「トラックがうちの前にきたって、どうせ買ってやらないぞ」といってみせ、ふたりを慰めようとする。が、トラックがまたこちらへ方向転換してくる音が聞こえて、子どもたちはまた顔を輝かせる。

はかない望みにすがる、このうちの子たちのエピソードは、しつけかたの善し悪しについて語るために持ち出したわけではない。アイスクリーム屋のトラックが近づいたり、遠ざかったりするのを、娘も息子もきちんと聞き取れているという点に着目してほしい。トラックの動きを察知するためにはいろいろな手がかりがあるだろうが、中でも有効なのが、走行音の音高だ。子どもたちの位置から見てどの方向へ移動しているかによって、複数の要素からなる音全体が、音高を変える。ドップラー効果の影響だ。

　ドップラー効果とは、そもそも何なのか？　まず、ある特別な速度の話から始めよう。時速一二三六キロメートル。地球の大気圏における、平均的な気温のときの音速だ。空飛ぶスーパーマンは、この速度によく注意しなければいけない。音速を超えると、すさまじい衝撃波が発生し、クリスマスパーティーの手みやげにとせっかく焼いたスフレが、確実にぺちゃんこになる。一般人のわたしたちは、動きがずっとゆっくりだから、そんな心配などせずにスフレを持ち運べる。しかし、不安の種ではないにしても、音速はわたしたちの生活に重大な影響をもたらしている。とりわけ、ドップラー効果を理解するうえでは、この音速が鍵になる。ドップラー効果とは、移動中の物体が、聞き手の位置に対してどんな方向へ動くかによって、音高が変化することをさす。

　音速がもっとはるかに遅いと仮定して、仕組みを考えてみよう。たとえば、秒速二メートル。わたしが動かずに立ったまま、一秒あたり一〇回、手を叩くと想像してほしい。あなたも定位置から動かないとしたら、どんなふうに聞こえるだろうか？　そう、一秒あたり一〇回の音だ。すなわち、一〇ヘルツの波動が連続的に伝わる。この例で、一〇回の拍手の音波が空間をどう伝わっていくかもわかるだろう。音速は毎秒二メートルと決めておいたので、一〇回目の音を鳴らした瞬間、最初の音の波動は空間的に二メートル先へ広がっていることになる。二メートルの範囲内に一〇個の音が存在している（図表23(a)参照）。

さて次に、じっと立っているのではなく、わたしがあなたのほうへ毎秒一メートルの速度で近寄っていくとしよう。たいして速くないと思われそうだが、この架空の実験では音速が毎秒二メートルであることを忘れないでほしい。わたしは音速の半分のスピードで移動している！　最初の拍手音が二メートル進むあいだに、わたしの手やからだは一メートル、あなたに近づく。一〇回目の最後の音は、さっきよりあなたに一メートル近い位置で鳴るわけだ。先ほどのようにわたしが静止していれば、一〇個の音は二メートルの空間に広がっているわけだが、わたしがあなたに接近するこんどの場合は、すべての音が一メートルの中に収まる。したがって、あなたの耳には以前の半分の時間、〇・五秒で届き終わり、聞こえる音高は二倍の二〇ヘルツになる（図表23(b)参照）。

もし反対に、わたしが同じ速度であなたから遠ざかっていくとすると、一〇回の拍手音は——わたしが静止していれば、二メートルの範囲内に収まっていたのにくらべて——三

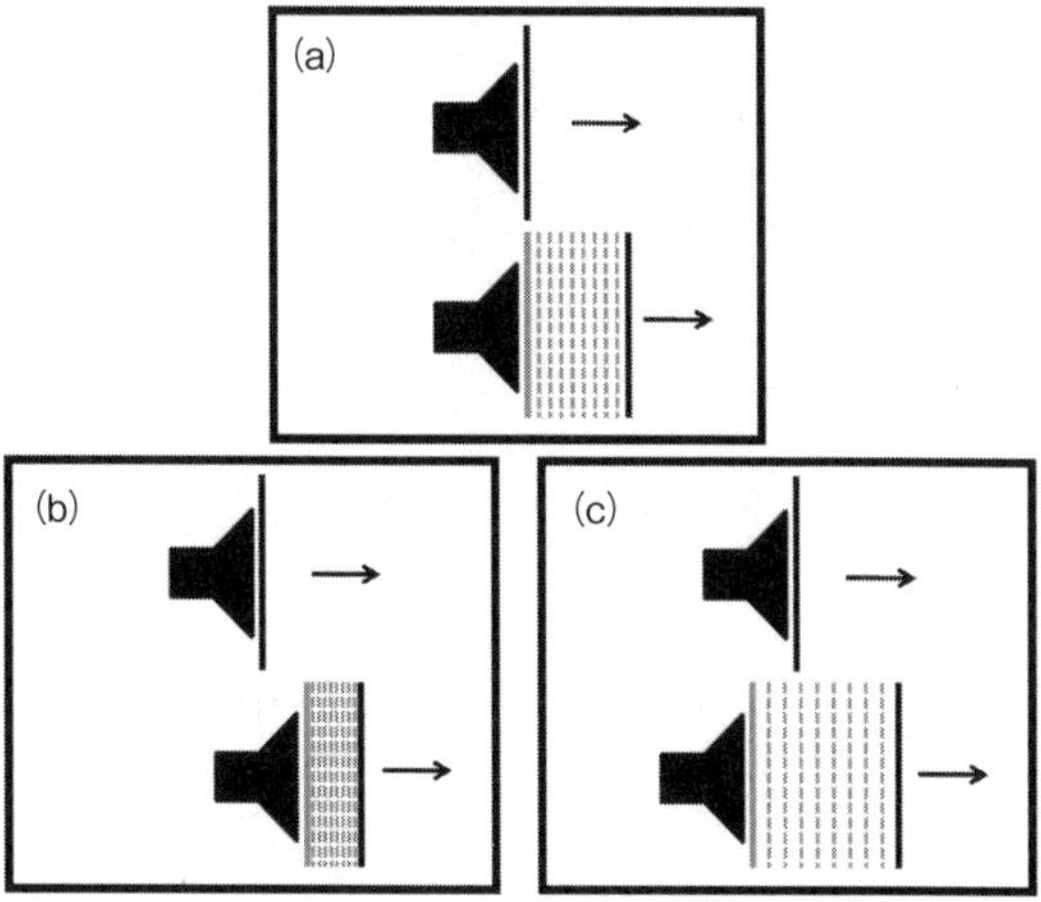

図表23

(a) 静止したスピーカーから、1秒あたり10回の拍手音が鳴っているようす。上の絵は、音が鳴り始めた瞬間で、音波がまだスピーカーから離れていない。下の絵は、同じスピーカーの1秒後。スピーカー自体は動いていないものの、最初の波動が2メートル右まで進んでいて、10回目の波動がスピーカーの位置にある。右側にいる聞き手は、10ヘルツの音を耳にすることになる。

(b) こんどは、スピーカーが音波と同じ方向へ動く場合。1秒後に1メートル右へずれたとする。10回の拍手音は、1メートルのあいだに圧縮される（(a) では2メートル）。10個の音波は聞き手に0.5秒間で届き、(a) の2倍の20ヘルツとなる。

(c) 続いて、スピーカーが聞き手の位置とは逆の左方向へ動く場合。10回の拍手音が鳴るあいだに、1メートル後退したとする。10個の音は、3メートルのあいだに広がることになる（(a) では2メートル）。そのぶん、周波数は6.7ヘルツと、(a) の10ヘルツより低くなる。

メートルの空間に広がることになる。一〇個すべての音があなたに到達するまで一・五秒かかり、音高は六・六七ヘルツ。基準となる初めの設定より低い（図表23(c)参照）。

実際の音速は、いま仮定した秒速二メートルの数百倍だが、原理は変わらない。わたしがあなたに近づけば音高が上がり、遠ざかれば下がる。現実の変化は、架空のケースよりはるかに小さいけれど、生活の中で気づくこともままあるだろう（くわしくは後述）。ドップラー効果は、人類が生きる環境の中で明確かつ普遍的な現象だ。聴覚システムは、これを活かせるように進化しているにちがいない。おかげで、動いている何か――たとえばアイスクリーム屋のトラック――の移動方向を推測できる。

音高と、聞き手に対する方向とのつながりをさらに解明するため、ごくふつうの列車の例に戻ろう。線路はまっすぐだと仮定する。あなたは駅のホームに立っていて、列車が近づいてきているとはいえ、まだだいぶ距離がある（図表24 i参照）。このとき、ドップラー効果により、走行音の音高は最も高い（ちなみに、この高さのまま以後も変わらないとしたら、あなたに衝突の危機が迫っている）。近づくにつれ、列車の進行方向はあなたから少しずつずれていき、やがてそばを通り過ぎる。列車があなたに最接近した時点で、音高は中間（標準ライン）の値まで落ちる。この一瞬だけ、列車はあなたに近づいてもいないし、あなたから遠ざかってもいない（図表24 ii参照）。そのあと、あなたから離れ始め、

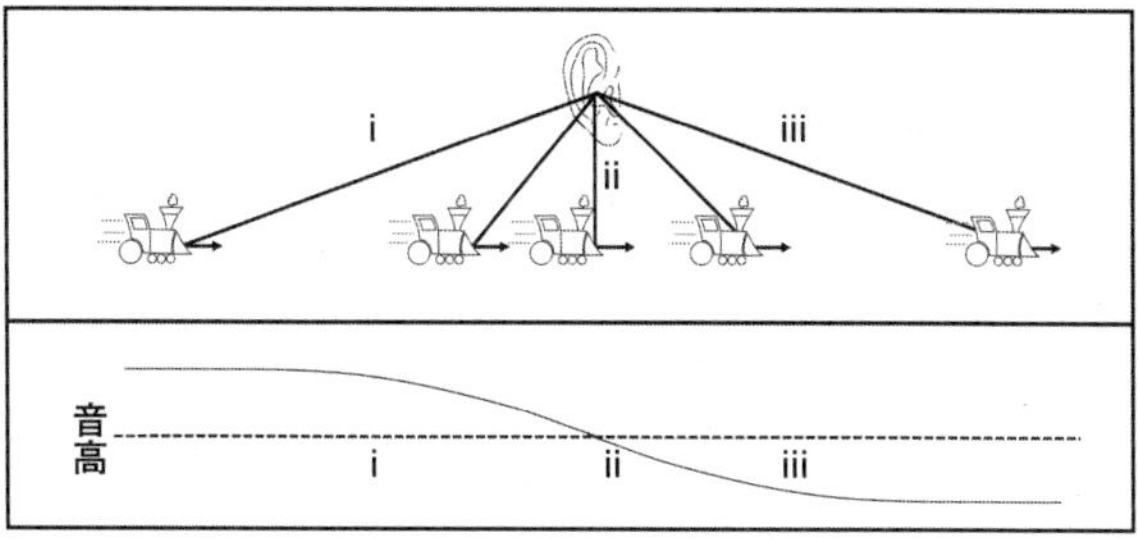

図表24
移動する物体の音高の変化（標準ラインの音高との比較）。物体が聞き手に向かって近づいてきているとする。進行方向が聞き手のほぼ正面のとき、音高が最も高く（i）、正反対であるとき、最も低い（iii）。その中間時に、音高も中間となる（ii）。

音高は中間値より下がり続けて、いちばん低くなり、あなたとは正反対の方向へ去っていく（図表24iii参照）（ちなみに、あなたが妙な気を起こしてホームではなく線路の上に突っ立っていたら、列車が近づくあいだ、音高は最高値のまま保たれる。やがて、あなたの肉体がかたちをなくした直後、音高は一気に最低値まで下がる。あいにく、下がってからの音はあなたに聞こえないだろうが……）。

動作主の方向と音高との関係をさらに探るため、次に、何かがあなたの前をぐるりと回るケースについて考えてみたい（あなたのまわりを回るのではない）。図表25のaの地点だと、あなたとは逆の方向へ進んでいるので、音高はいちばん低い。しかし、

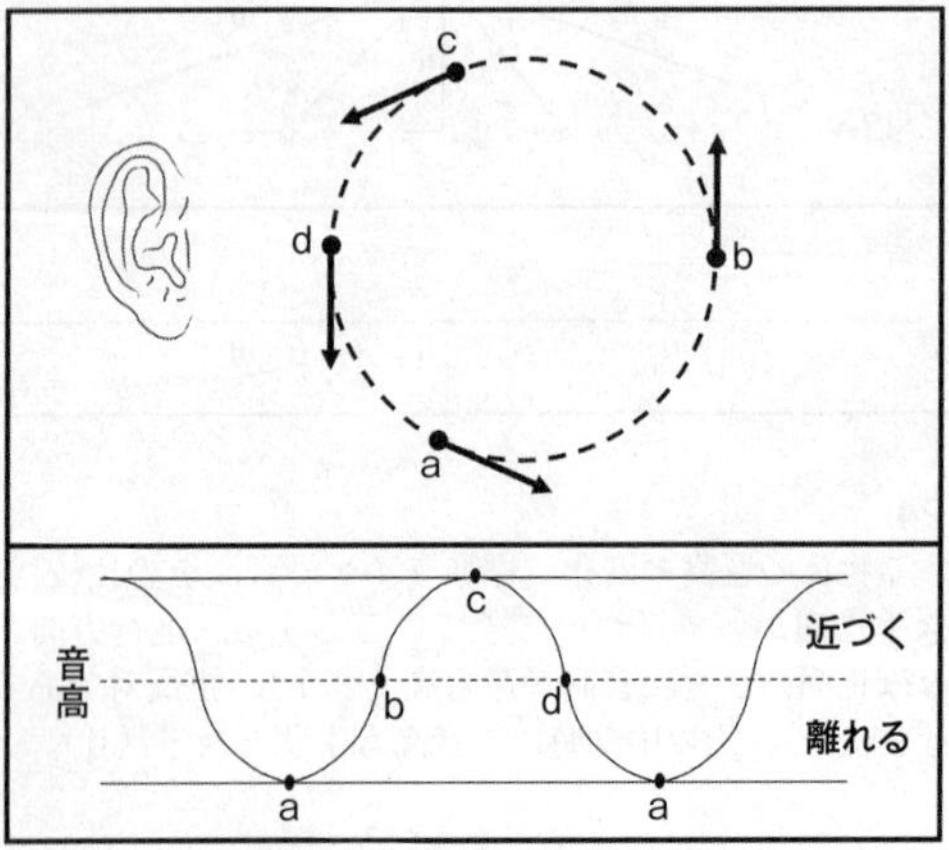

図表 25
上は、聞き手（耳のイラスト）の前を、物体が円形に移動するようす。軌道上の４つの地点に注目したい。下は、その４地点における音高を示している。

(a) 正反対の方向へ離れていくとき、音高は最も高い。
(b) いちばん遠くまで達して、聞き手に対して近づいても遠ざかってもいないとき、音高は標準ラインまで上がる。
(c) 音高はさらに上がって、聞き手にまっすぐ向かっているとき、最高になる。
(d) そのあと音高は下がり始めて、ほんの目の前を通り過ぎるとき、標準ラインに戻る。以後、さらに下がって (a) で最低となり、１周が終わる。

その物体が曲がり始めてb地点に到達したとき、音高は中間（標準ライン）まで上がる。そのあと進行方向があなたに合い始め、真っ正面に向かうc地点で、音高は最高となる。けれども衝突はせず、方向があなたから逸れていって、d地点でふたたび音高は標準ラインに戻り、ますます下がって、またa地点に達する。

直線に走る列車と円運動する物体についてわかったところで、音高の変化を知る「早見表」をつくっておくことにしよう（図表26）。この図には、ある範囲内の音高のうち、特定の音高が表わす意味をまとめてある。動作主が聞き手から見てどんな方向へ移動しているかを把握できる。現実世界の「早見表」では、相手が自分に対してどういう角度で動いているかを、音高が表わしているわけだ。

この図解はなかなか役に立つけれど、じつは限界がある。ドップラー効果の影響を受けた音は、実際に耳にするとき、たいがい変化し続けているからだ。移動する物体が直進してそばを通り過ぎる場合（図表24）も、円運動している場合（図表25）も、そうだった。このような動的な変化と、基本の「早見表」を組み合わせて、聞き手はじゅうぶんな情報を得る。標準ラインより音が高いか低いかによって、相手が近づいているか遠ざかっているかをつかみ、音高の変化によって、回転や方向転換を知る。音高が上がる一方なら、相手はしだいにこちらへ狙いを定めて接近中だ。あなためがけて向きを変えている。逆に、

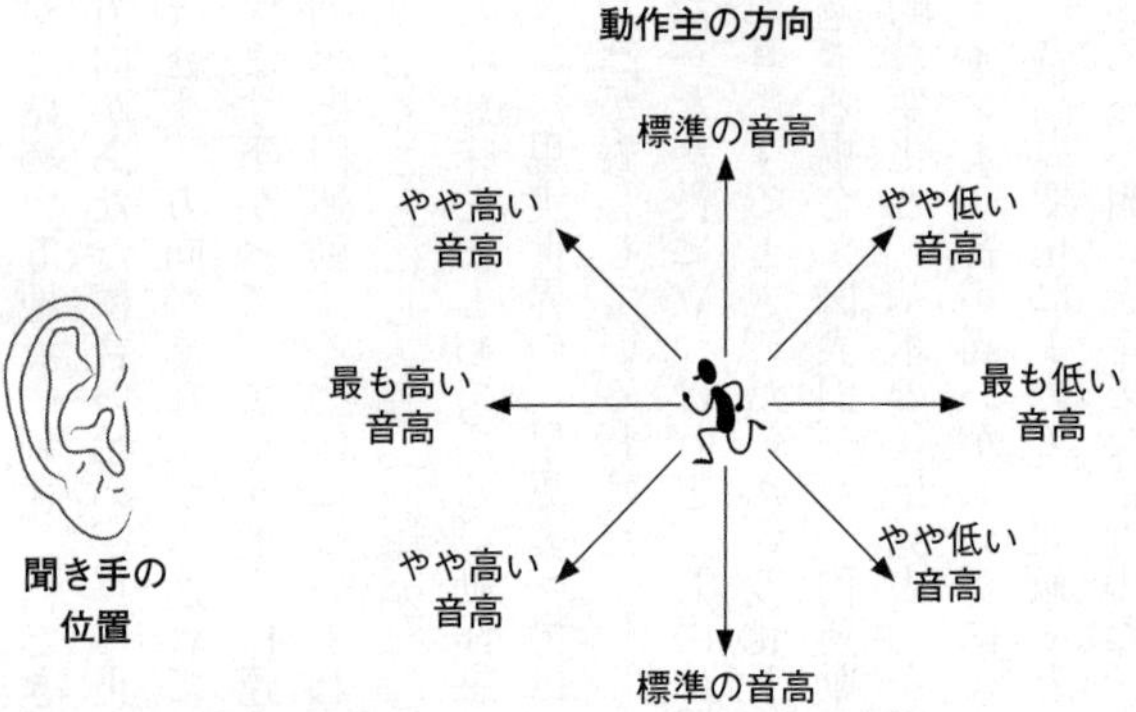

図表 26
音高の“意味”のまとめ。標準の音高にくらべて高いか、低いかを示してある（現実には、距離が音高に反映される際、これほど直線的ではない。くわしくは次節を参照）。

音高がだんだん下がっていくなら、聞き手の正面から外れつつある。徐々にあなたから逸れていく。このへんは図表25で明らかだろう。aからcまでは、じわじわと聞き手のほうへ向き直っているので、音高が上がり続ける。円周の残り、つまりcからdを経由してaまでの部分は、向きが聞き手から外れていくため、音高がひたすら下がる。

以上をまとめると、音高は聞き手に対する動作主の方向を、音高の変化は方向の変化——動作主が向きを変えたこと——を教えてくれるわけだ。音高の高低は、動作主が近づいていること、遠ざかっていることを表わし、音高の上下は、動作主が聞き手のほうに向かっていること、聞き手とは逆のほうに逸れていっていることを表わす。すなわち、音高に関して、次のような二つの意味づけができる。

音高：音高が低い（−）ときは、動作主が遠ざかり（−）つつある。音高が高い（＋）ときは、動作主が近づき（＋）つつある。

音高の変化：音高が下がる（−）ときは、動作主がこちらから逸れていく（−）。音高が上がる（＋）ときは、動作主がこちらへ向かってくる（＋）。

近づいたり遠ざかったりしながら、同時に、聞き手のほうを向いたり逆を向いたりもできるので、合計すると2×2＝4通りのケースがありうる。それぞれ、動作主の違う行為を示していて、整理すると、図表27のようになる。

円周上でこの四つの弧が表わす動きが、もっと複雑な動作の基本要素、いわば〝原子《アトム》〟だと考えられる。たとえば、図表24のように直進する列車は、聞き手から見ればCのあとにDが起こったことになる。つまり、一貫して聞き手をよけて通ろうとしているのだが、最初は接近し、やがて遠ざかっていった（まっすぐ進みながら聞き手のそばを通過するときは、実質上、つねに聞き手をよけるほうへ向きを変え続けている。この点は、「アンコール」の章で「ニュートンの音楽第一法則」と題して、さらに深く論じたい）。

この四種類の基本的な動きには、図表28のとおり、それぞれ音高の特徴がある。

これら四つが、動作主の軌道について知るうえで、聴覚的な〝原子〟を構成しているわけだ。ドップラー効果を反映した音のつながりさえつかめれば、あとは簡単に、動作主の行為を〝原子〟に分解できる。では、四種類の音高にひととおり解説を加えておこう。図表28を眺めながら、読み進めてほしい。

A 図表28の右下の枠内は、低い音高がだんだん上がってくる状況を表わしている。低い

A　遠ざかりつつ（−）、こちらを向く（+）
B　近づきつつ（+）、こちらを向く（+）
C　近づきつつ（+）、こちらから逸れる（−）
D　遠ざかりつつ（−）、こちらから逸れる（−）

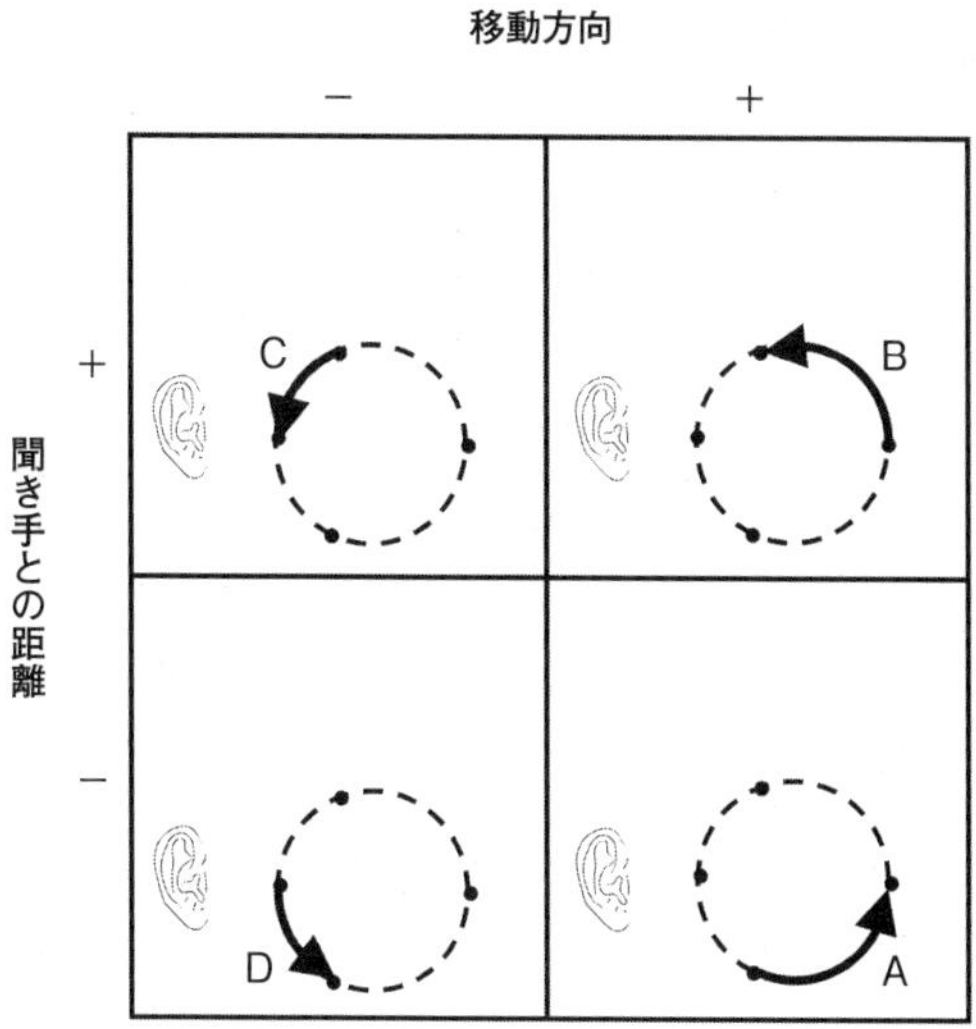

図表27
動作主が近づいているか遠ざかっているか、聞き手のほうへ向かっているか逆に逸れていっているか、組み合わせると4通りの動きが考えられる（右下から時計回りにアルファベットを振ってあるが、その理由は本章のもう少しあとでわかるだろう。じつは、A－B－C－Dの順で変化するのが、最もよくあるケースなのだ）。

A　音高が低くて（−）上がっていく（＋）ときは、遠ざかりつつ（−）こちらを向いている（＋）。

B　音高が高くて（＋）上がっていく（＋）ときは、近づきつつ（＋）こちらを向いている（＋）。

C　音高が高くて（＋）下がっていく（−）ときは、近づきつつ（＋）こちらから逸れている（−）。

D　音高が低くて（−）下がっていく（−）ときは、遠ざかりつつ（−）こちらから逸れている（−）。

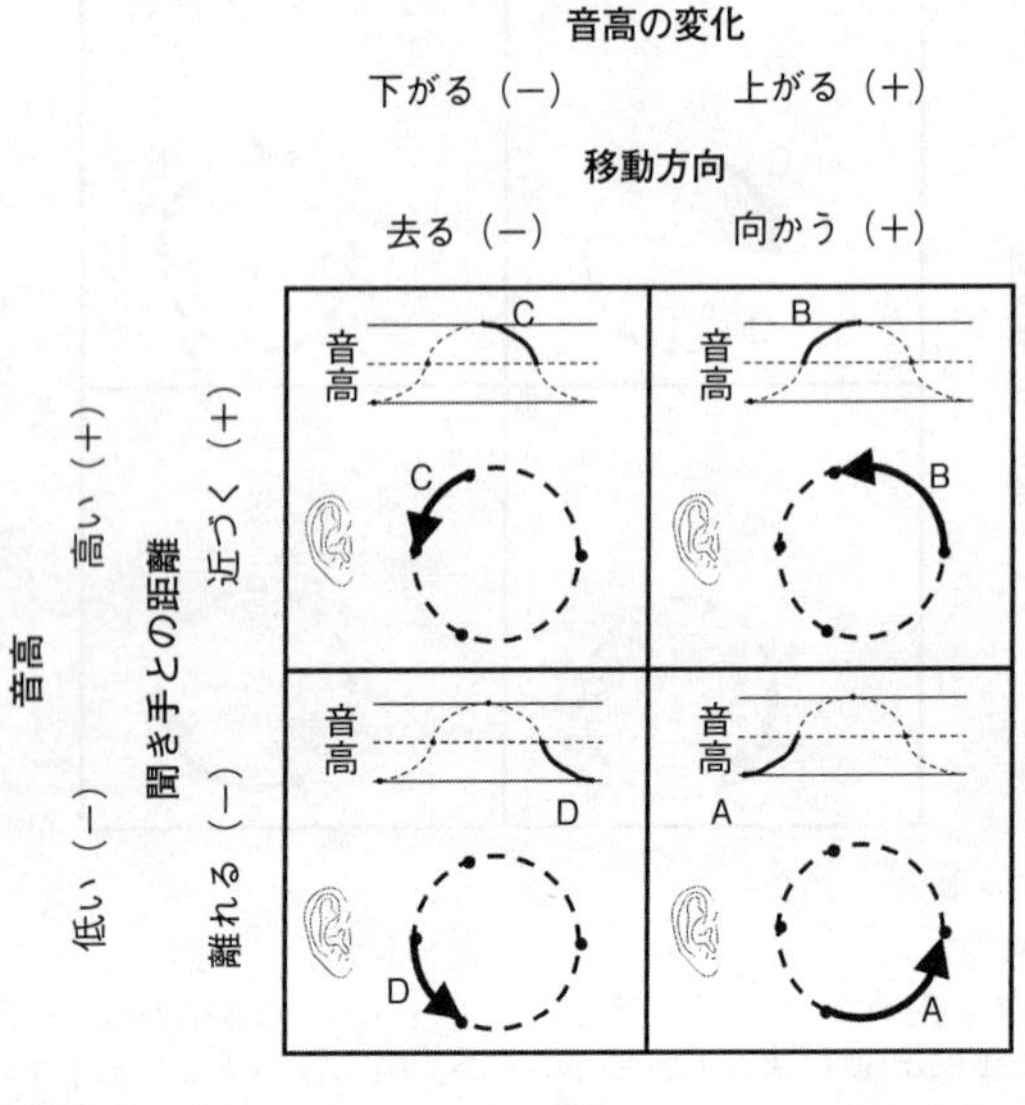

図表28
音高の高低、上下の意味をまとめたもの（ただし、人間が図のように円形に動くといいたいわけではない。おおまかには、すべての動きがこの4つに集約されるとの理由で、正円形を借りたまでだ）。

音高は、アイスクリーム屋のトラックがうちの子どもたちから遠ざかっていくことを示すものの、もし音高が上がってくれれば、こちらへ向かって方向転換しているにちがいない。わかりやすくたとえるなら、あっちへ行きかけていた友達が、ふとあなたに気づいて、あいさつしに引き返そうとするような動きかただ。おやつ好きの子どもたちから見れば、希望の光が射したといえる。アイスクリーム屋さんが戻ってくるかもしれない！

B

右上の枠内は、標準より高い音がますます上がっていく状況を表わす。高音は、トラックが多少ともこちらへ向きを変えつつあることを示し、音高が上昇しているからには、だんだんこちらへ接近中だ。たとえるなら、アイスクリーム屋が子どもたちを見つけて、売りにこようとしている。子どもはもう大喜び。「あっ、きたよ！　僕たちが見えたんだね！」

C

左上の枠内は、音高がまだ高いものの、落ち始めている状況を示す。高い音なので、トラックはこちらに近づいているけれど、音高が下がりかけているとなれば、少しずつ向きが逸れつつあるわけだ。「急がなきゃ！　すぐそばまできたよ！」と、うちの子たちは叫ぶ。こうした音の傾向は、動作主の到着を表わしている。無事あなたのもとに着くと、あなたにぶつからないように方向を変えたり、止まろうと速度をゆるめたりする。いずれにしろ、音高が下がり始めて、標準ラインに近づく。

D　最後の一つ、左下の枠内は、低めの音がさらに低くなっていく状況だ。こんどはトラックがよそを向いて、おまけに遠ざかりつつある。子どもたちは青ざめてわんわん泣きだし、我慢したご褒美を与えなくちゃと、わたしは何か準備し始める。

結局のところ、図表28は、人間の生活環境の中で音高と動きがどんな関係にあるかを表わす「早見表その二」、というわけだ（「その一」は図表26）。さて、メロディーの音高のうねりが、文化的な淘汰の結果、ドップラー効果による音の変化を参考にしているとすれば、この「早見表」は、メロディーの四種類の意味を示すにちがいない。たとえば、ある一節のメロディーが、いちばん低い音からしだいに上がっていく場合、あなたの聴覚システムは、遠くで動く何かがこちらへ向き直ったと解釈するはずだ（図表28の右下）。もし高い音から下がってくるメロディーなら、架空の動作主が到着しようとしている（図表28の左上）。動作音のドップラー効果を真似ているなら、少なくともメロディーのおおまかな輪郭はそういう意味を持っている。音高が実生活で果たす役割がある程度わかったので、メロディーの流れには本当にドップラー効果の痕跡があるか、考えてみることにしたい。まずは、メロディーを弾くのに何本の指が必要なのかを検討してみよう。

指一本でじゅうぶん

六歳児のピアノ発表会は、一本指の演奏が相次ぐはめになりかねない。出てくるどの子も、自分のお気に入りの指を一本突き出して、童謡を演奏する。もし音楽についてくわしく知らないまま、こうした発表会に行ったら、「あの子どもたちはきっと、指一本で弾けるすごく易しいメロディーを課題に与えられたんだな」と思うかもしれない。ところが、音符を一個ずつ順番に弾けば事足りるのは、小さな子どもの演奏会向けの曲だけではない。ほぼあらゆるメロディーがそうなのだ。音高の変化の流れのみで表現するということが、どうやらメロディーの本質の一つらしい。だからこそ、多くの楽器はいちどに一個の音しか出せないにもかかわらず、ほとんどどんなメロディーも演奏できる（肉声も、おおまかには、そういった楽器の部類に入る）。バーロウとモーゲンスターンが編纂した事典を開いてみても、クラシック音楽の主題旋律はほぼすべて、いちどに一つの音だけでまかなわれている。

　このように、メロディーは音高の連続的な変化という性質が強いものの、例外と思える例もある。二つのメロディーが重なってこそ、あるいは一つのメロディーが多重に使われてこそ、独自の音楽性が成り立つような作品、たとえば輪唱やフーガなどだ。ところが、そういう特殊な例をよく見ると、むしろ規則のさらなる裏づけになっている。異色なジャンルではあれ、「単一のメロディーが複数の音の同時演奏でできあがっている」などということはないからだ。たんに、二種類のメロディーが別々に奏でられているだけだったりする。とすれば、あなたのそばでふたりが動作音を発しているような場面に近い。

　メロディーの音がいちどに一個だけなのは、複数の音高をいっぺんに演奏するのが物理的に難しいからだろうか？　いや、そんなはずはない。ふんだんな音をまとめて鳴らす音楽は、いくらでもある。「音高を自由に重ねることが不可能」な音楽など、見つけるほうが難しい。なのに、メロディーは一つの音で成り立っている。

　いったい、どうしてだろう？　和音が複雑で豊かな響きを出し、いくつもの音高を重ねているのにくらべて、なぜメロディーラインはいちどに一つの音高しか使わないのか？

もし、主旋律がドップラー効果による音高の変化を表わしているとすれば、答えは明白だ。ドップラー効果による音高の変化は聞き手に対する動作主の向きを示していて、その動作主は、どんな瞬間にしろ、たった一つの方向へしか動いていない。したがって、基準からのずれは一方向に限られる。わたしの考えによれば、メロディーの大きな流れがいっときに一つの音高だけなのは、いつの時点でも動作主の移動方向はたった一つだからだ。それに対し、短い時間内の音の重なりは、本章の前のほうで説明したように、人間が歩くときたてる音のいろいろな音高を表わすから、同時に複数であっても不思議はない。主たるメロディーは、この動作音全体がドップラー効果でどう変化していくかを表現しているのだと思う。

人間の曲がりかた

「音楽は動作音」という理論に照らすと、メロディーラインは、架空の人物が移動する向きの軌跡を示す。メロディーの音高が変わるとき、音楽は、その動作主がどう方向転換したかをあなたの聴覚システムに語りかけているわけだ。もしこれがメロディーの本当の意味なら、メロディーと人間は、似たような曲がりかたをするにちがいない。

人はふだん、どのくらいのすばやさで向きを変えるだろう？　立ち上がって、試してほしい。そのへんを歩きながら、一、二回、右か左へ曲がる。やってみるとわかるが、九〇度曲がるのに一〇歩もかからない。かといって、一歩でターンするのは不自然だ。どの程度がふつうなのか確かめるため、わたしは、人が動いたり向きを変えたりする動画を調べようと考えた。少し悩んだすえ、レンスラー工科大学の学生、エリック・ジョーダンの手を借りて、サッカー選手のビデオを題材にすることに決めた。めまぐるしいボールの動きにつれて、選手がさかんに進行方向を変えるので、サッカーは格好の研究対象といえる。そのうえ、速度もきわめて変化に富んでいるから、移動の速さに応じて結果が違うのかどうかも確認できる。助手のエリックは、右へだいたい九〇度曲がるようすを一二六シーン検討し、何歩で右折するかを数えた。その歩数をまとめたのが図表29だ。ごらんのとおり、選手たちは平均二歩くらいで九〇度曲がり終える。歩いていても、軽く走っていても、全力疾走していても、歩数は同じだった。サッカー場の外——たとえば喫茶店——でざっと観察したところ、この統計はサッカーに限らないようだ。

音楽が人間の動作音を真似ているのなら、音楽の中で描かれる人物も、ふつうの人と同じような速さで〝曲がる〟はずだ。もっと具体的に絞り込むと、音楽内の人物は、平均して約二歩で右折するだろう。それは音楽の表現に直すとどうなるか？　一歩は音楽でいえば一拍だから、およそ二拍で九〇度曲がる。しかし、〝九〇度曲がる〟とは、音楽で何を意味するのだろう？

思い出してほしい。曲の中で最も高い音高は、動作主が聞き手のほうへまっすぐ向かっているときで、最も低い音高は、正反対の方向をめざしているときだ。進む方向が一八〇

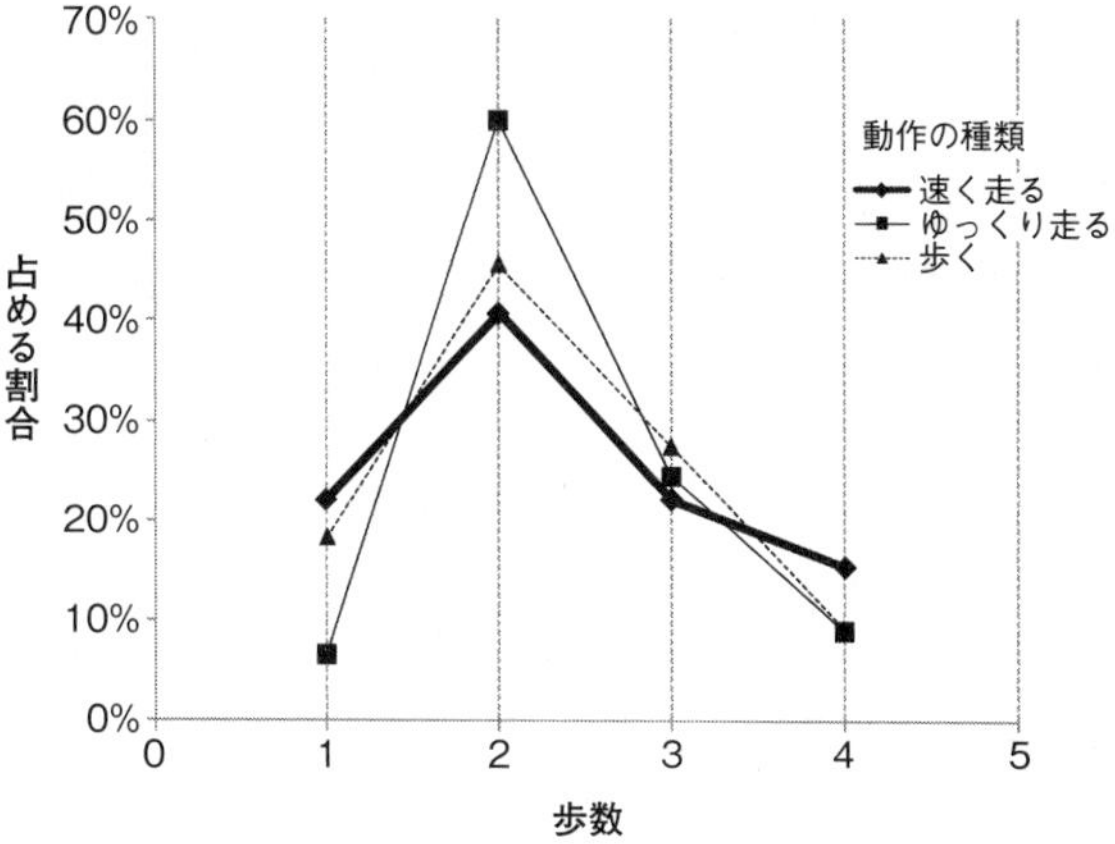

図表29
サッカー選手が90度曲がるのに要する歩数の分布。速く走っている場合、ゆっくり走っている場合、歩いている場合、の3種類に分けてグラフ化してある。歩く人が右折するときに必要な歩数は平均2.16（標準誤差0.17、標本数22）。ゆっくり走る人の歩数は2.21（標準誤差0.11、標本数45）。速く走る人の歩数は2.23（標準誤差0.13、標本数59）。

度違う。つまり、メロディーがテッシトゥーラ（全体に見て最も低い音から最も高い音までの幅）を端から端まで移り動いたとすれば、一八〇度の方向転換を意味する（あなたの真っ正面に向き直る場合と、完全に背を向ける場合がある）。となると、テッシトゥーラのちょうど半分だけ変化するメロディーは、九〇度の転換を表わすことになる。人間は九〇度曲がるのにだいたい二歩かかるから、メロディーがテッシトゥーラの上半分や下半分を横切る時間は、ほぼ二拍と予想できる。

検証するため、例の音楽主題事典を使って、〝曲がる〟メロディー（すなわち、急激に上下する音のつながり）を洗い出してみた。音符が三つ以上連続してひたすら上がるまたは下がる部分のうち、すべての音符がテッシトゥーラの上半分または下半分に収まっていて、なおかつ、そのどちらか半分の八〇パーセント以上を使用しているものをピックアップした。音楽で九〇度の方向転換を表わすものがあるとすれば、いちばんふさわしい候補だろう。図表30は、そうやって音楽が〝九〇度曲がる〟ときに要する拍子の平均数をまとめたものだ。最も多いのは二拍。人間が動いている最中、九〇度曲がるときに必要な歩数と一致している。音楽は、人間と同じすばやさで〝曲がる〟のだ！

人間とメロディーの曲がりかたがこれほど似ているという事実を踏まえておくと、このあと取り上げる内容も理解しやすいだろう。じつは、メロディーの全体的な構造にはいく

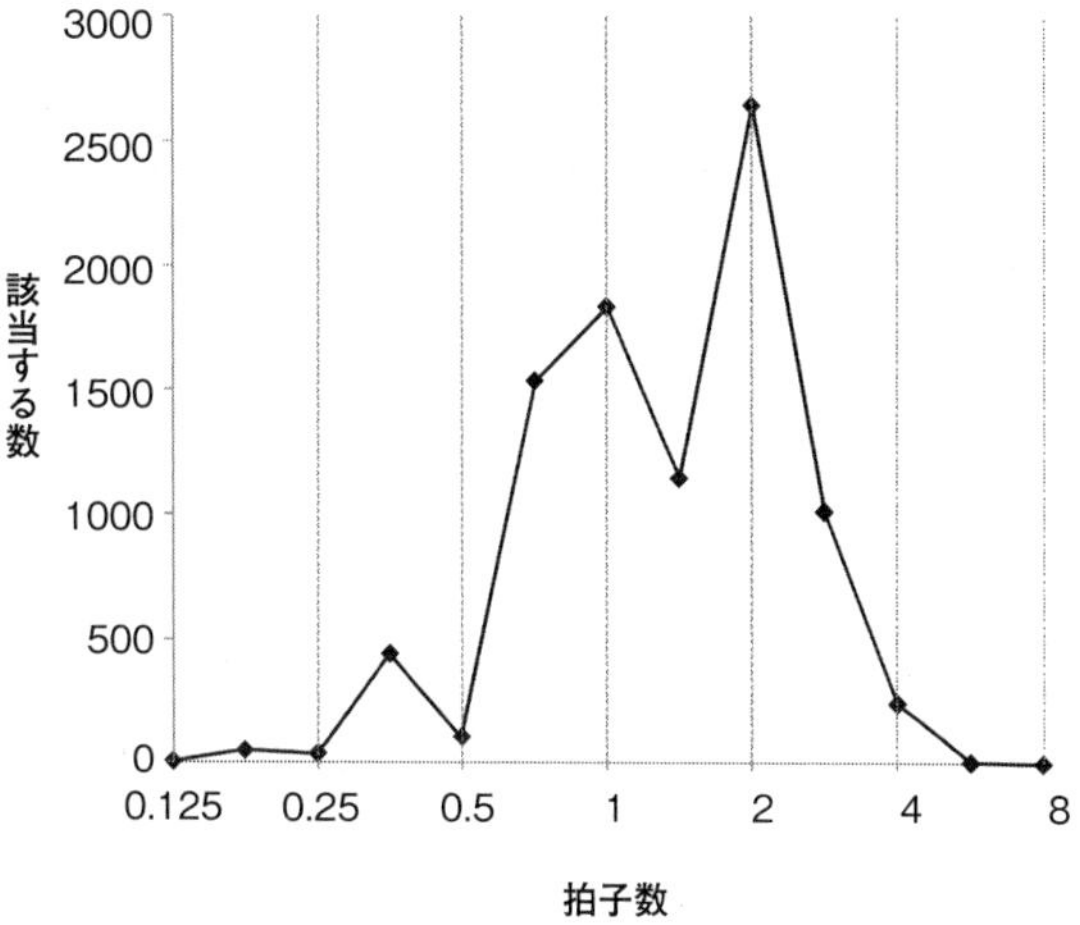

図表30
音楽の主題旋律がテッシトゥーラ（全体の最低音から最高音までの幅）の上半分または下半分を“横断”するときに何拍を費やすかを表わしたグラフ。最も頻度が高いのは2拍であり、人間が進行方向を90度変える際に必要な歩数と一致している。（主題旋律を抽出するにあたっては、音符が同じ方向へ3個以上並んでいること、そのすべてがテッシトゥーラの上半分または下半分に収まっていること、その上半分または下半分の80パーセント以上を使用していること、の3点を条件とした。）

つかの規則性がある。次の節で見ていこう。

音楽上のめぐり合い

「音楽とは、自分のそばで動く架空の人物についての物語である」というわたしの説に照らせば、典型的なメロディーの特徴を浮き彫りにすることも可能なのだろうか？　よくある出だしとは、どんなものか？　おおまかな流れのかたちは？　拍子の数は？　いやそもそも、〝典型的なメロディー〟など存在するのか？

まず、存在の有無に関して結論を出すためには、わたしたちの近くで誰かが歩いているとき、〝典型的な動き〟があるかどうかを考えなければいけない。そんな動きを生む〝典型的な状況〟はあるのか？

大丈夫、ちゃんとある。簡単な例として、こんな筋書きがしょっちゅう起こりうるはずだ。ひとりの知人が、あなたに気づいて向きを変え、なんらかのかたちであなたと意思疎通したあと、足早に去っていく……。「やあ。元気？　じゃあまたね」という展開だ。これを「出会いと別れ」のシナリオと名づけることにしよう。作曲家がつづる物語は、もちろん、ほかのシナリオもありうる。音楽に込められた物語の種類を数え上げたら、きりがないだろう。しかしだからといって、「やあ。元気？　じゃあまたね」がありがちな物語であることに変わりはない。それにくらべて、「じゃあまたね。やあ。元気？」の順だったら、妙な話だ。物語の登場人物は、やってきたあと去っていくはずで、その逆はおかしい。

「出会いと別れ」のシナリオは、身のまわりで誰かが動く場面のありふれた設定に間違いない。そこで、関連する動作をもっと具体化してみよう。図表31に図示したように、性質の異なる動きが四通りあることは、すでに論じた。この分類で考えると、「出会いと別れ」はどこにどうあてはまるだろうか？　そう、「やあ」の段階では、動作主は突然あなたに気づき、向きを変えて近づいてくる。これは図表31のAかBに相当し、その人がもともとあなたに接近中だったのか逆なのかによって分かれる。もしAが物語の始まりなら、次にBが起こる。Bの最後あたりがスタートだとすれば、その人物はきっと、違う方向へ逸れかけていく途中、はたとあなたの姿を認めたのだろう。必然的に、あなたにとても近いところまできて、「元気？」などとあいさつする。これが図表31のCだ。最後に、別れを告げる運びになって、Dが起こる。

こう考えてみると、よくある「出会いと別れ」は、B—C—DまたはA—B—C—Dのいずれかに類型化できる。それぞれの動きの意味は、図表31のAからDに書き入れてある。どちらかといえば、A—B—C—Dが全部起こる場合が多いと思う。物語は、たいがい、

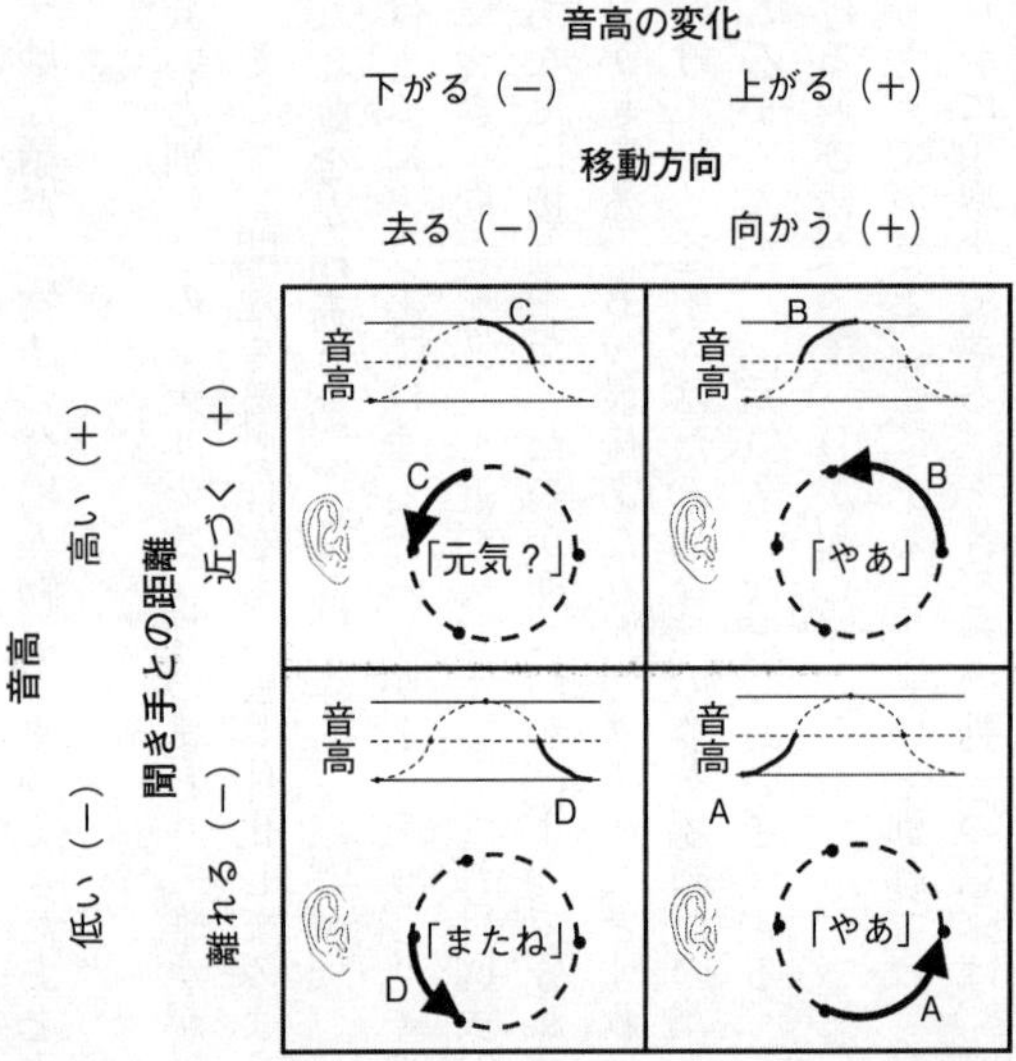

図表 31
図表 28 で示した音高の高低や上がり下がりを、具体的な動作にあてはめたもの。A − B − C − D の順に起こるのが、ごく一般的な動作といえるだろう。わたしが「出会いと別れ」と命名した、「やあ。元気？　じゃあまたね」のシナリオだ。

移動しながらいろいろな相手に会ううちに展開していく。最初まず誰かに遭遇したあと、違う人を見かけたのなら、行動の端緒はAになるはずだ。つまり、最初の人と別れて去っていく途中、またほかの人にあいさつしようと戻ってくるわけだから、BではなくAから始まるにちがいない。結論として、きわめて一般的な「やあ。元気？　じゃあまたね」の動きは、A―B―C―Dといえる。A―Bが「やあ」に相当し、Cは「元気？」、Dは「またね」を表わす。

さて、世間で頻繁に見られる動作がある程度つかめたところで、次なる疑問は、「音に置き換えると、どうなるのか？」。図表31を活用すれば、ドップラー効果によって各時点でどんなふうに音高が変化するかが、たちどころにわかる。これをもとに、ありがちな「出会いと別れ」のA―B―C―Dを、上から見た動きと音高の変化とを対照したのが、続く図表32だ。図表32に挙げたこのよくある音高の変わりかたは、明らかな特徴を二つ持っている。この二つは、動作主の軌跡がもっといびつな形状になっても変わらない。まず第一に、大きな流れは、「音高が上がって、下がる」。第二に、「最も高い音や低い音が、途中の音よりも長い」。曲線の傾きがゆるやかだからだ（「アンコール」の章の「音高の定位置」という節であらためて触れたい）。この〝丘〟のような曲線には、こうした二つの特徴が必ず伴う。盛り上がっていれば何でも丘と呼べるわけではない。おわん型でも四角

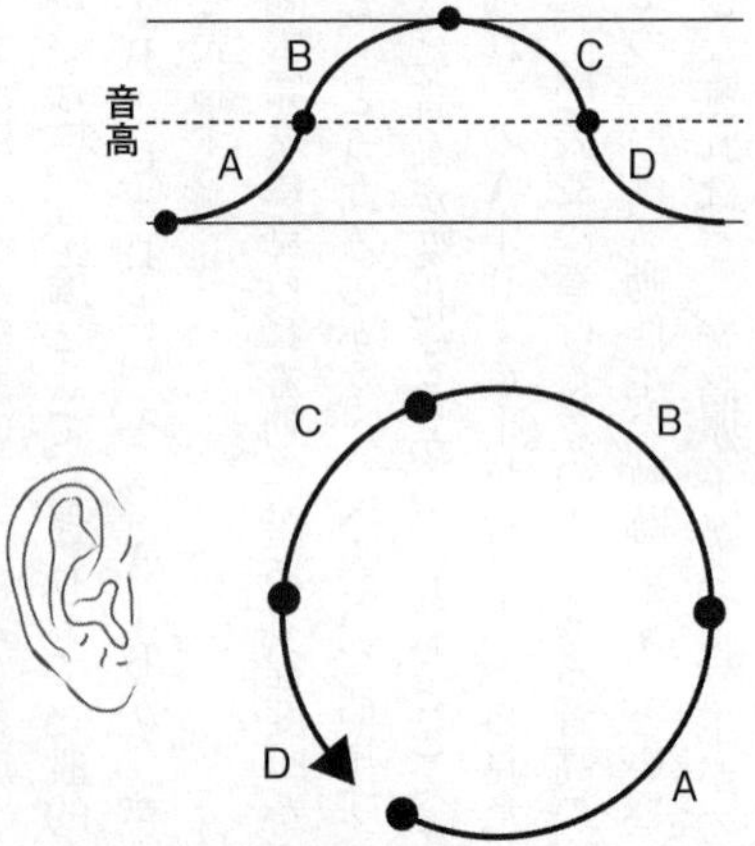

図表32
ごく一般的な動作の流れと、その動作音の音高を表わしたもの。“丘”のような形状が見て取れる。また、人は90度曲がるとき約2歩を要するので、この360度の動作はおよそ8歩で完了することが多いと考えられる。

形でも三角形でもなく、いちばん高い付近と低い付近がなだらかなカーブを描いている。

そこで、この一般的な音高の移り変わりと同じように、メロディーは丘に似る傾向があるのかどうか、さっそく検証したいところだが、しかしその前に、「出会いと別れ」の情報をもう一つ手に入れておかなくてはいけない。全体としてかかる時間だ。誰かが「やあ。元気？　じゃあまたね」と動くとき、一〇〇歩以上も費やすのか、あるいは四歩で済むのか？　前節「人間の曲がりかた」で紹介した調査結果が役立ちそうだ。人間は二歩くらいで九〇度曲がるのがふつう、という結論だった。「出会いと別れ」の四段階（A、B、C、D）はそれぞれ、およそ九〇度の方向転換だから、合計するとほぼ八歩で動作を完了できる。現実には、もっと多いときや少ないときがあるにしろ、信憑性の高い標準ラインを引くなら、この動作は──二歩でもなければ、八〇歩でもなく──約八歩と考えていいだろう。わたしたちの身のまわりでよく起こる他人の動作、「出会いと別れ」を物語にすると、A─B─C─Dという周期になっていて、しかも、八歩前後で成り立っているにちがいない。すなわち、ドップラー効果による音高の変化をおおまかに見れば、丘の曲線を描き、なおかつ、八歩ほどの長さを持っている、と予想できる。人間のごくありふれた動作音は、八歩の丘の音高だ。

人の動作音の音高がドップラー効果によって変化すると、独特のパターンが生じる。それを類型化し、構造上の特色を浮き彫りにしたのが、八歩の丘である、とわたしは考える。当然、現実世界における人間の動きは、この類型から逸脱することも多いが、あくまでこれを基準にしたずれと見なすべきだろう。「出会いと別れ」を類型化したこのかたちを、わたしは「中間構造」と名づけている。動作の底辺をなす基本要素、いわば〝原子《アトム》〟(A、B、C、D)を組み合わせてできあがっている一方、わたしたちのそばで実際に起こる動作——ときには何百歩、何千歩とかかる、物語全体——を構成する基本要素になっているので、階層的にいえばちょうど中間にあたるわけだ。動作の短い区切りの典型が「出会いと別れ」なのだから、人間の動きという長い物語の典型は、「出会いと別れ」の繰り返し。つまり、八歩の丘がたくさん集まったものといえる。

では、準備万端。いよいよ、人の動作音をめぐる一般的な物語がはたして音楽に含まれているのかを探っていくことにしよう。とくに知りたい点は、メロディーが「出会いと別れ」に似た構造を核にしているかどうかだ。よくある「出会いと別れ」は八歩の丘だから、メロディーがそのかたちにもとづいているかを確かめればいい。もちろん、もしそんな傾向があるとしても、さほど明確ではないだろう、と覚悟しなくてはいけない。八歩の丘が、いたってありきたりな出会いのパターンなのに対し、作曲家は、なるべく独自の物語をつづりたがるにちがいない。けれども、大量のメロディーを調べていけば、ありふれたメロディーの面影が浮かび上がってくる可能性もある。

わたしは、学生のエリック・ジョーダンとともに、主題旋律の平均的な音高の変わりかた（音調曲線、ピッチ曲線、メロディー曲線などと呼ばれる）を導き出すことにした。この種の研究に先鞭をつけたのはオハイオ州立大学のデイビッド・ヒューロン教授で、音高の平均値を結んだ曲線がアーチ状を描く事実を発見した。わたしたちはまず、音符の数に応じて主題旋律をグループに分けて、それぞれの旋律の音高を標準化（すなわち、テッシトゥーラのいちばん下の音の高さが0、いちばん上が1となるように調整）したあと、グループごとに一音ずつ音高の平均値を算出した。クラシック音楽の主題旋律はたいがい二五音以下でできているので、もっと長いメロディーの例を集めるため、一万曲にのぼるフィンランド民謡を調べ上げた。こちらの主題旋律は、二五個ないし四〇個の音符で成り立っている。

各グループの平均値にもとづくメロディー曲線をまとめたものが図表33だ。たとえば、八個の音符からなる主題旋律は八三個見つかり、その音高の平均値を曲線で結ぶと、図表33の左上隅のようになる。もし予想どおり、音楽が八拍の丘でできているのなら、平均化したメロディー全般にそういう丘状の起伏が見られるだろう。

さて実際、音符の数ごとに分類したたくさんの曲線をひととおり眺めてみると、長めの

平均的なメロディー曲線
(n は標本数)

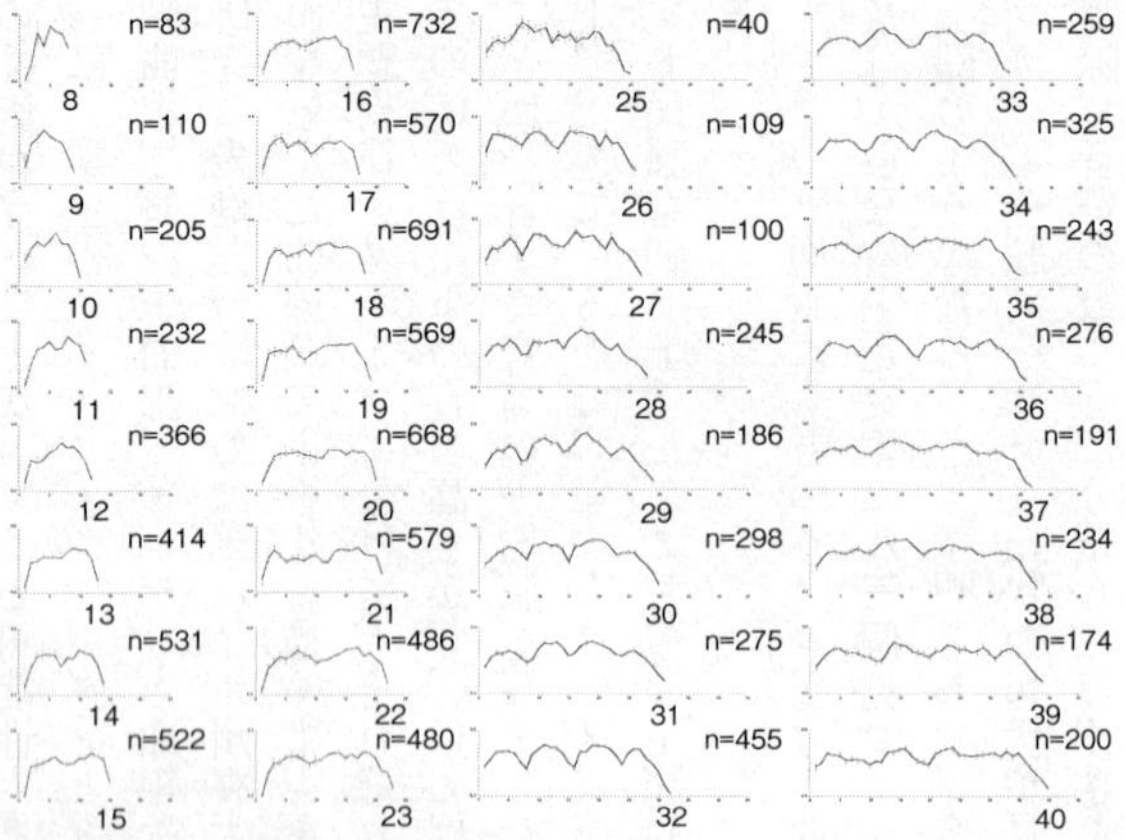

図表 33

音符の数でグループに分けて平均した場合、メロディーの輪郭はどんな曲線を描くかを示したもの。音符数が 8 個から 40 個まで、32 のグループを示してある。どれも、x 軸が音符数、n の値は、その曲線が何種類のメロディーを平均したものなのかを表わす。メロディーのかなり多くは、おもに拍子と同じ長さの音符で占められているから、もしメロディーが 8 拍の“丘”で構成されていれば、8 つの音符で丘 1 つ、という傾向が見られるはずだ。また、拍子の半分の長さの音符が大勢を占めるメロディーも少なくないので、その場合、16 個の音符で丘が 1 つつくられるだろう。したがって、最小の丘は 8 個の音符と予想できる。

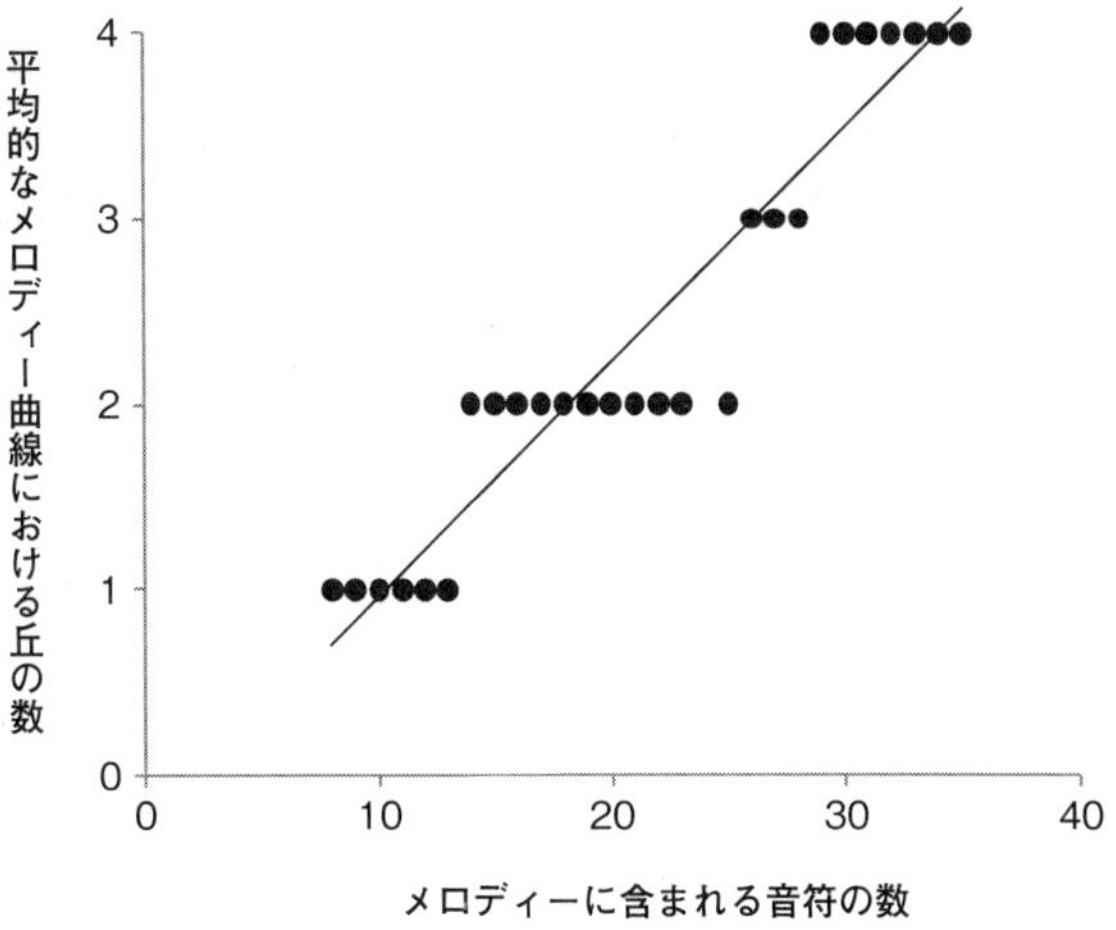

図表34
平均的なメロディーラインに含まれる“丘”の数と、メロディーを構成する音符の数との相関図。図表33のうち、8個ないし36個の音符からなるメロディーのグラフについて、丘状のふくらみの数をおおよそ読み取って記録した（音符が37個以上のものは、丘の数を把握しづらいため除外）。丘の数は、音符数の約0.1256倍を保って増えていく。よって、丘1つあたりの音符数は、1/0.1256すなわち7.90個。ほぼ8個と結論でき、人間のよくある「出会いと別れ」の動作から推測した数と一致する。

メロディーには複数の丘があるように感じられる。音符が八個から一三個の主題旋律に関しては、平均的な曲線に丘が一つだけだが、一四個から一九個あたりは、どうやら丘が二つある。三〇個以上の音符でできたメロディーともなると、明らかに複数の丘が存在する。しかも、ごくおおまかにいえば、丘は一つあたり音符八個で成り立っている（主題旋律は大半が四分音符で占められているため、八個で八拍になって一つの丘を形成する。八分音符が大半のメロディーなら、一六個で丘を一つつくる）。

丘一つあたりの音符数は平均して何個くらいなのか、データの分析をさらに進めた。図表34は、平均的なメロディーの音符数と、丘のおおよその数とを対照したものだ。ごらんのとおり、丘の数が、音符数のだいたい八分の一になっているので、やはり、丘は約八個の音符でできあがっているといえる。

いま提示したデータが、メロディーの丘は音符八個、というわたしの主張を裏づけている。ただ、本当に例の丘であってほかの隆起形ではないことを証明するためには、それぞれの始まり、頂上部、終わりの付近がほかのところより長く続いているかを確かめなければいけない。つまり、そういった部分がほかにくらべて平らかどうかだ（ふたたび図表32参照）。こんどは音符が八、九、一〇個の主題旋律に的を絞って、音符一つずつの長さ（拍子の長さを基準にした相対値）の平均を出した。メロディー曲線が丘状を描くとすれば、旋律の進行につれて音符の長さが変化し、始まり、中間、終わりが長いはずだから、W字形のグラフができあがるにちがいない。結果は、まさにそのとおりだった（図表35）。メロディーの最初と最後は音符が長めで（架空の動作主が聞き手から遠ざかる過程）、中間部も比較的長い（動作主が真っ正面から聞き手に向かう過程）。

どうやらメロディーは、八拍の丘をもとにして成り立つ傾向があるらしい。メロディーがつづる物語の中では、架空の人物が聞き手との「出会いと別れ」を繰り返しているのではないか、という仮説から導き出した予想どおりだ。人物が、到着、あいさつ、別れを八歩でおこなうのと同様、メロディーの音程は、八拍のあいだに、上がって下がる。しかも、人物の行動と同じように、曲線的な変化を見せる。つまり、メロディーの構造には、「やあ。元気？　じゃあまたね」の物語とそっくりの特徴があるといえるだろう。

前節から本節にわたって、音楽のメロディーは、人の動作音がドップラー効果を受けたものといくつかの面で似ていることを検証してきた。しかしじつは、ドップラー効果とメロディーには、もっとはるかに共通点が多い。さらなる類似については、「アンコール」の章で述べるつもりだ。ここではほんの予告だけにとどめるが、ぜひ目を通すことをお勧めする。とても知的な刺激に満ちているし、わたしの説を立証するうえで重大な意味を持つ。

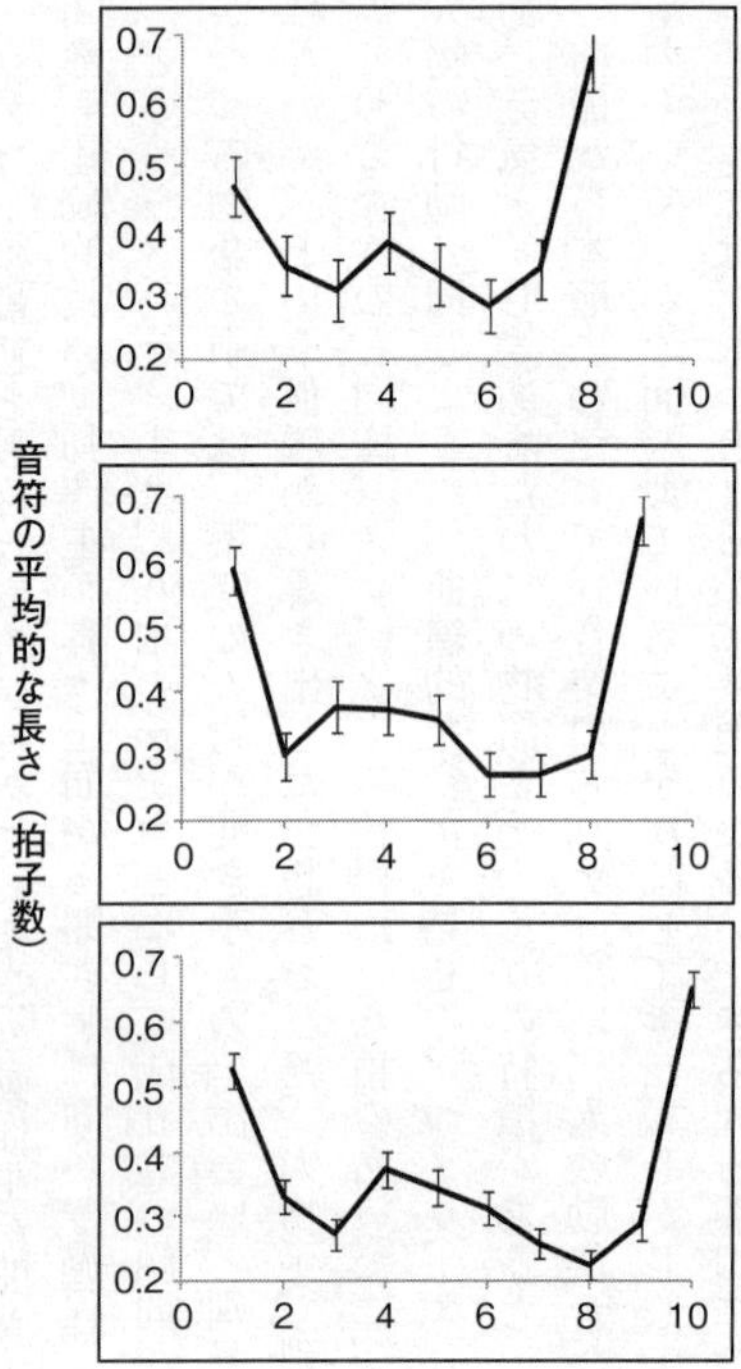

図表 35
クラシック音楽の主題旋律それぞれの音符が、平均して何拍子ぶんの長さであるかを示したグラフ。旋律に使われている音符が 8 個、9 個、10 個の場合に分け、上から順に並べてある。いずれも、人間の一般的な「出会いと別れ」のパターンに似ていて、予想どおり、W 字形が見て取れる。よって、図表 33 で判明した音符 8 個ずつのふくらみは、間違いなく“丘”に分類できる。

アンコール3：華麗な足さばき

動いている人が向きを変えてドップラー効果が生じる際、足取りはやや複雑になる場合がある。この節ではそういう点を扱っていく。そのうえで、音楽も似たような動きをすることを証明する。前にリズムの話題をまとめるときにもこの「アンコール3」に触れた。〝華麗な足さばき〟は、リズムと音高の相互作用に関係している。

アンコール5：音高の定位置

この節では、メロディーとドップラー効果の共通点を三つ挙げる。どれも、音高の散らばりかたに関する事柄だ。第一に、ドップラー効果と同様、メロディー曲線は上下する範囲が決まっている（テッシトゥーラ）。第二に、その範囲全体にわたって均等に広がる傾向が強い。第三に、いちばん高い端、低い端に長くとどまりやすい。

アンコール6：速いテンポ、広い音高

速いスピードで動く人はドップラー効果の幅が広いのと同じように、テンポの速い

音楽は、音高を幅広く用いる。

アンコール7：ニュートンの音楽第一法則

メロディー曲線がドップラー効果に伴う音の変化を表わしているとすれば、上がりかたと下がりかたが、いろいろな左右非対称のかたちになっているはずだ。小刻みに音高が下がり続けるようなメロディーを除けば、一般に、音高の変化には〝慣性〟（同じ方向に音が続く傾向）がないと考えられる。また、下降はわりあいゆっくりで、上昇はわりあい速い。

動作音の高さとは？

ここまで本章では、一貫して、メロディーはドップラー効果を土台にして存在する、と論じてきた。いままであえて触れなかったのだが、この仮説にとって壁になりかねない点が一つある。わたしたちはふだんドップラー効果による音高の変化を意識していない、ということだ。スケートボード、バイク、車、列車などが近づいてくるときには、気づく場合もあるだろう。しかし、人が移動する音のドップラー効果となると、聴覚システムなら感じ取っているとしても、わたしたち自身は意識しているだろうか？

必ずしもそうはいえない。第一章の「自然界の痕跡が目立たない理由」の節で述べたように、下位レベルの刺激は意識に上らないばかりか、感じようとしても不可能なことが多い。意識の上では物体を見ているつもりでも、視覚システムは輪郭線の交差をとらえているし、同様に、わたしたちは、全体として誰かの動作音が聞こえていると感じるにすぎず、音の構造まで細かく知覚したりしない。また、わたしたちの意識は、不変の要素をつかみとろうとする傾向がある。ピンクの部屋に色とりどりの照明がとりつけてある場合、壁の色彩は豊かなはずだが、ふつう、「ここの壁はピンク一色で塗ってあるな」という点に意識が向く。同様に、近くの人間が音をたてていたら、一貫した要素――たとえば、全体的に見て何をやっているか――に注意するだろう。聴覚システムは、ドップラー効果による音高の変化も含めて、下位レベルの構造まですべて把握しているのだが、たいていの場合、細かい部分まで考える必要がないため、無意識下で処理してしまう。

したがって、聴覚システムが、人の動作音のドップラー効果を聞き取って活用しているのに、わたしたち自身は気づいていないとしても、けっして不思議ではない。ただ、人間が歩く速度で発生する程度のわずかなドップラー効果を、はたして感知できるのか、という疑問は残るだろう。秒速一メートルで歩いているとすれば、ドップラー効果で生じる音の高低差などほんの少しで、ピアノの半音（たとえばドとド♯の違い）の一〇分の一ほどにすぎない。つまり、列車や飛行機や車は移動が速いので、動きに伴うドップラー効果はかなり大きいが、人間の歩行だと、ごくわずかにすぎない。けれども、たとえ小さくても、聴覚は音高の変化にとりわけ敏感なのだ。周波数が約〇・三パーセント、つまり半音のおよそ五パーセント変わるだけで、把握できる。歩く人の動作音の変化も、じゅうぶん感知が可能なのだ。

そんなわけで、耳の敏感さはまったく問題ない。しかし、人間の足がどう音をたてるかをよく考えた場合、動作音がそもそもドップラー効果を生むかどうかが大きな問題になりそうだ。歩行時のいちばん大きな音は、足が地面を踏むときに響く。けれども、歩いている最中に足を踏み出すようすを思い浮かべてみると、着地した足の裏は、地面に対して前方へも後方へも動いていない。地面の上で静止している。しかし、音をたてる時点でどの方向にも動いていないとなったら、ドップラー効果で音高が変わったりしないだろう。つまり、あなたが一定のペースで前へ進んでいても、音を発する瞬間の足は、突っ立った状態にあるから、足音そのものはドップラー効果の影響を受けない（図表36a参照。もっとも、歩幅の途中で荷物などが鳴らす物音は、ごくふつうにドップラー効果を受ける）。

しかし足音は、単純に地面を足踏みする音とは違う複雑さを含んでいるので、ドップラー効果が入り込む余地もいろいろとある。第一に、足が垂直方向に地面を踏み鳴らすとし

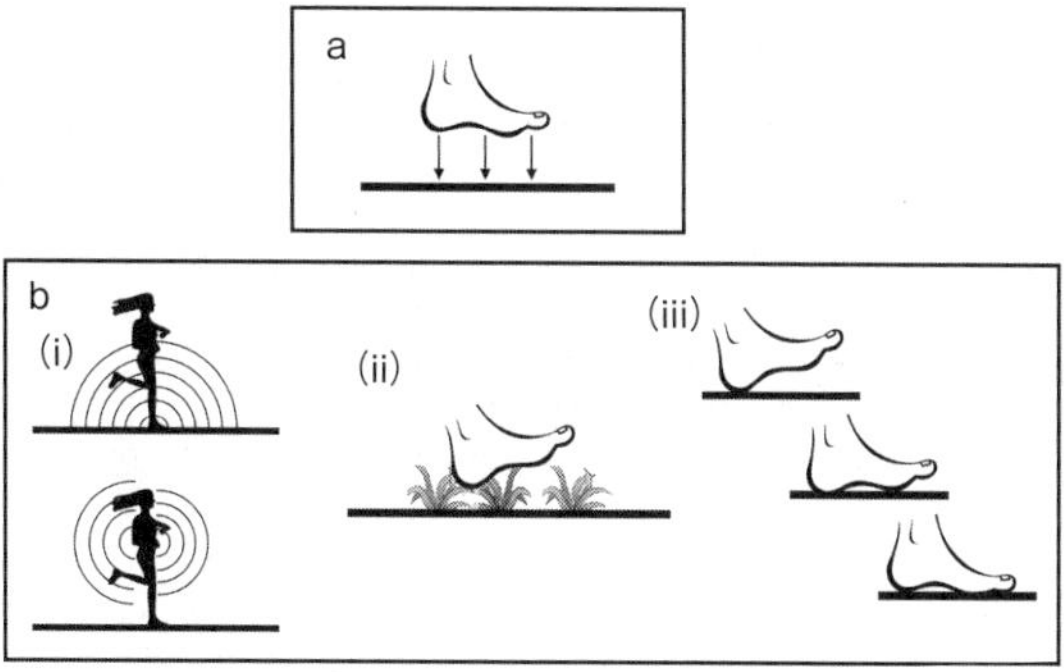

図表36

a　足が真下へ向かって着地する場合、前進も後退もしていないので、ドップラー効果は生じない。けれども、実際の歩行はこれほど単純ではない。

b(i)上　足音が生みだす音波は、全方向へ広がる。周波数はどこも同じ（線の間隔で表わしている）。

b(i)下　しかし、そうした音波は、からだにぶつかって反射する。この人物は前進しているので、からだの正面側にぶつかった音波は前方へ反射し、ドップラー効果で音が高くなる。背中側にぶつかった音波は、逆へ反射し、音が低くなる。

b(ii)　歩きながら足の裏が地面につくときは、ただ垂直にべたりと一瞬で接地するわけではない。地表はいろいろな立体物で覆われていることが多く、人間はそれを手前から順に踏んでいく。そういう複雑な連続音は、ドップラー効果を受ける。

b(iii)　どこかの海賊のように、片脚が木の棒だったりすれば、足が地面につく際、コツッと1回音が鳴るだけで、ドップラー効果は生じないだろう。けれども、わたしたちの脚は木切れではない。かかとの着地後、地面との接触部分は、足の裏に沿ってしだいに前方へ移動していく。

ても、からだ全体は前へ向かって動き続けている。空中に広がり始めた足音の音波は、あなたの大きな胴体にぶつかって反射する。からだの正面側に衝突した音波は前方へ跳ね返るから、ドップラー効果で音高が上がり、背中側の音波は後方へ向かって、ドップラー効果で音高が下がる（図表36ｂ(i)参照）。

第二に、歩くときの足は、図表36ａのようにただ垂直に下へ動いているわけではない。歩みはなにしろ複雑で、たとえば地表の状態が均一ではない。人類の進化の歴史上、今日のように地面が平らだったことはかつてなく、草や低木や小石で覆われているのがふつうだった。足の裏が地面を踏むときは、前方へいくらかの慣性の力を伴いながら、地表の物体と小さな衝突を繰り返す。かかとから爪先へ、つまり進行方向に連続して衝突が起こるので、聞き手のほうに向かって歩いているとすれば、音高が上がる（図表36ｂ(ii)参照）。このように、図表36ａの単純な〝足踏み〟とくらべると、地表が平らではないばかりか、たとえ平坦であっても、足裏の動きはきわめて複雑だ。最初にかかとが着地したあと、地面との接触部分はだんだん前へ移動していき、やがて爪先にいたる（図表36ｂ(iii)参照）。足もとが真っ平らな床であれ、天然のままの野道であれ、一歩踏みしめるあいだに、このたくさんの小さな衝突が、歩くのと同じ方向へ連続的に起こるため、やはり、ドップラー効果が生じるわけだ。

よって、足音もドップラー効果の影響を受け、その高低の変化は人間の聴覚でとらえることができる。しかしまだ、第三の壁が立ちはだかっている。人の動作音のドップラー効果がごくわずかなら、音楽のメロディーも、テッシトゥーラの幅（つまり、音域の高低差）がもっと狭いはずではないのか？　実際の音楽には、人間の動作時には出ないような高い音や低い音もあるし、人間の歩調ではありえないほど速いテンポもある。もしメロディー曲線がドップラー効果の表われを反映しているのなら、音楽は、架空の動作主の動きをわざと誇張しているのだろうか？　ほかの芸術分野でも、誇張はよくある手法なので、同じ理由かもしれない。たとえば、漫画の登場人物の表情は、現実世界の人の表情よりずいぶんおおげさだ。誇張によって、脳のメカニズムが強く刺激され、近くにいる人のようす（笑顔、移動速度など）を明確に把握しやすくなるのかもしれない。また、脳が過剰なくらい活動すると、なにやら気分がよくなるという事実も、関係がありそうに思える（ジェットコースターが人気を集める理由と多少似ている）。

ドップラー効果の大きさと、音楽のテッシトゥーラの幅とが合わないことに関して、もう一つ、検討すべき課題がある。人間が感知できるドップラー効果の大きさを、わたしは過小評価しているのではないだろうか？　人が進む速度は秒速一メートルから一〇メートル程度だとはいえ、足を前方へ振る速さはおそらくその二倍くらいだろう。からだの一部は、全身よりすばやく動いているはずだ。足がかかとから爪先へ着地するさまを、あらためて思い浮かべてほしい。足裏で小さな衝突が後ろから前へ連続して起こり、全体的に見ると音がドップラー効果を受ける。興味深いことに、この種の音は、発生源になっている物体の動きよりもすばやい動作音である、という特徴を持つ。たとえば、はさみで何かを切るとき、実際に動く物体――二枚の刃――は、わりあい少しずつ進むにすぎない。しかし、二枚が嚙み合う箇所は、刃全体の根元から先端へ向かって急速に移動している。はさみがたてる音の大半は、じつはこの箇所の移動音だ。けれども、その音が表わす速度で物体自体が動いているわけではない。こうした〝動作音もどき〟は、かなりの速度になりうる。二つの平面の接触部分が徐々に後ろから前へ移り動く場合も、〝もどき〟の音は相当な高速であっておかしくない。別の例を挙げるなら、定規を一本、平らに落ちるように加減して、手から離したとしよう。この場合も、片方の端がもう片方よりほんのわずかに早く着地し、定規の長さ全体にわたって、ことによると秒速一キロメートルもの〝動作音もどき〟が生じかねない。だから、わたしたちが歩くときも、足元では架空の動作主がはるかに速く動いていて、はさみの音と同様、からだ全体の自然な速度をはるかに上回るわけだ。ドップラー効果による偏向の幅も大きくなる。

以上のように、人の歩行は間違いなくドップラー効果を受けるし、それを聴覚システムが聞き取ることも可能だ。音高の誇張についても、芸術表現に広く見られる効果的な手法と考えれば納得できる。いままで検討してきたとおり、メロディー曲線にはドップラー効果の影響とおぼしき特徴が数多く存在し、「メロディーとは、人があちらこちらへ方向を変えながら歩いていく物語である」との仮説を裏づけている。これが、架空の動作主に関して音楽が教えてくれる、いわば運動学的な情報の土台をなす。けれども、ここまではまだ「運動学音楽《キネミユージック》」の物語の半分だ。動作主がどのくらい離れた場所にいるのかという、もっと空間的な話がわからない。その部分の情報をになうのが音量であり、次節のテーマとして取り上げてみたい。

大音量と3D

わたしは演劇やミュージカルの舞台を見に行くのが大好きだ。なぜだかわかるだろうか？ もちろん、せりふが楽しかったり心に染みたりするし、歌もすばらしいし、演技やストーリーにも胸が躍る。が、ほかにも理由がある。3D（三次元）のステレオ体験だ。3D映画などというものがつくられて上映されるよりはるか昔から、人々は、臨場感あふれる生の舞台に親しんできた。特殊な眼鏡をかけなくても、思う存分立体視ができる。しかも、劇場での公演は、擬似的な3D体験ではない。正真正銘の3Dだ。

「だけど」と、あなたは反論するかもしれない。「劇場まで足を運ぶのは、踊りやせりふや俳優を——つまり芸術を見たいからで、3D体験がしたいからじゃないでしょ！　あなたは芸術ってものを理解できないの？　だいいち、ほとんどの観客は舞台からだいぶ離れて座っていて、ステレオの3D効果なんてあんまり味わえないよ」

「まあね」わたしは、こうこたえる。「でも、だからこそ、最前列に座ったり、小さな劇場に行ったりするのが好きなんだ。3Dのわくわく感はたまらないよ、ほんと！」

このあたりで、あきれたあなたは、おつむのネジがどうのこうの、とつぶやきながら、どこかへ行ってしまうだろう。無理もない。あえて指摘するのもばかばかしいが、3Dで人が動いている光景など、ふだんいくらでも見られる。わたしはいま喫茶店にいて、ついさっき、そばをウエイトレスが通り過ぎた。もちろん、そのウエイトレスは3Dだった！ふと手元のコーヒーに目を落とすと、カップの取っ手がわたしのほうを向いている。これまた、3D！

そう。わたしたちが芝居などを生で見たい理由は、3D体験に飢えているからではない。目が覚めていれば、四六時中、身のまわりは3Dだらけだ。しかし、そうなると謎が残る。なぜ3D映画が人気なのだろう？　日常生活が3Dであふれているのに、どうしてわざわざ映画館でおかしな眼鏡をかけたがるのか？　楽しさの理由の一つは、いうまでもない。

映画では、行ったことのない場所や架空の世界を旅できるのだから、せっかくならリアルな体験がしたいわけだ。ティラノサウルスがすぐ鼻の先まで襲いかかってくるのはどんな気分か、存分に味わいたい。

けれども、理由はそれだけではないはずだ。ごく日常的なシーンでさえ、3D映画だとかなり興奮が高まる。小劇場で生の演技を見るのと、同じ演技を3D映画で眺めるのとは、違う種類の体験なのだ。いったい、何が違うのか？

公演の途中で出演者が客席に降りてくるのを見たことがあるだろうか？　一部の客とやりとりしたり、ときには客を舞台へ引っぱり上げたりする。そんなとき、選ばれた誰かを見て、思わず「わあ、あの人だけ楽しんで、ずるいな」と考えるかもしれない。いや、あなたが恥ずかしがり屋なら、別の感想を抱くだろう。「よかったあ。僕が選ばれたりしたら、心臓がバクバクだったよ！」。もしあなたが指名されていれば、うれしいか嫌かはともかく、その夜の公演の経験は、ほかの客とはずいぶん違うものになったはずだ。舞台から手が伸びてきて、あなたをつかんだのだから……。みんながただ眺めているだけなのに、あなたは参加できたわけだ。

この種の状況を手がかりにすると、3D映画の人気の秘密も理解しやすい。3D映画が現実世界と異なる点は、観客ひとりずつ、全員を同時にターゲットにしていることだ。これはようするに、3D技術のおかげにほかならない(左目向け、右目向けの映像をそれぞれスクリーン上に映し出して、専用の眼鏡で見えかたを制御し、立体視を可能にしている)。この技術は、観客すべてにまったく同じ3D効果をもたらす。あぶない、ドラゴンの吐いた炎でわたしの髪が燃えそうだ、と思うとき、じつはまわりの客も全員、同じ気持ちを味わっている。ゴルフボールがわたしの左側の客席めがけて飛んでいったと感じるとき、左側に座る観客たちも、自分より左へ逸れていく感覚を抱く。上映されている3D映画は、観客めいめいと密接に結びつき、それぞれの空間へ同じように襲いかかってくる。あらゆる観客が、映像的にも音響的にも等しく最適な位置にいて、同一の迫力を感じている。にもかかわらず、全員が、自分だけに向けて特別上映してもらえたという気分になって、ユニークな体験をする。

つまり、生の舞台を間近で見るのと3D映画を鑑賞するのとの違いは、舞台だったら、じかに参加までできる客はほんのひと握りなのに、3D映画は、みんなに同じ効果を与えられることだ。早い話が、3D映画のおもしろさは、立体かどうかとはまったく関係がない。ライブ公演でたまたま舞台上に引き上げられるのと同じ喜びを味わえるからなのだ。脚光を浴びることが楽しい。画面に引きこもっていた物語が、あなたに向かって飛び出してくれれば、感情のうえでは根本的に異なる体験になる。もう、よそ事ではない。物語はあなたの空間に入り込み、ときには恐怖を煽り、ときには同情をそそり、うれしさをもたらす。あなたはもはやたんなる観客ではなく、登場人物の一員だ。

さて、この話が、音楽や聴覚にどう関係しているのか？　もういちど、ライブ公演の客席にいると想像してほしい。出演者が舞台上で動き回るたび、リズミカルな動作音が聞こえてくるだろう。動くうちに方向を変えると、ドップラー効果の影響で音高が変わる。客席に座って、いい場所ながらも物語を外側から眺めている場合、出演者が発する動作音のリズムや音高の変化を感じ取ることができる。からだの運び（リズム）も、動きかた（音高）も把握できる。しかしながら、物語にのめり込みはしないだろう。わりあい簡単に、ふと我に返ることができる。

しかし突然、出演者が舞台から、あなたへ向かってきたらどうだろう？　数人が壇を飛び降りて、まっしぐらにあなたをめざす。ほんの一分後、赤面しながらも頬をゆるめたあなたは、髪をくしゃくしゃにされ、おでこにキスされて、真っ赤な口紅の跡をつけられ……おまけに、目の前の海賊から「大胆不敵な奴め！」といわれる。こうして格好の標的にされているあいだ、あなたは出演者たちの動作音や音高の変化を耳にするが、ただそれだけなら、ふつうの客として席に座っていた時点と違わない。客席にいたときとの最大の差は、音のリズムや高さではなく、音量だ。客席から舞台を眺める場合、どの出演者がどこにいようと、自分からはだいぶ遠い、ほぼ等距離にいる。したがって、進行につれて人が動いても、音量の変化はあまり感じられない。ところが、出演者がいわば〝画面〟を突き破って、自分のほうへ向かってくると、急に音量が上がりだす。音楽でいえば、とくに強く演奏するフォルティシモ（*ff*）の小節、たいがい聞き手の感情を揺さぶるスリリングな部分にさしかかるわけだ。３Ｄ映画のスクリーンから恐竜があなたに襲いかかってくるのに似ている。

そこでいよいよ、本章の最後の話題、音量とその意味について考えることにしよう。わたしの考えでは、音量の変化は、いま説明した３Ｄ効果——聞き手の空間へなだれ込んでくる感じ——を音楽にもたらしている。その点を立証していきたい。さらに具体的にいうと、音楽における音量の増減は、移動する人が近づいたり遠ざかったりするときの音量差を真似ようとしている。証拠を挙げる前にまず、なぜわたしはほかの物音ではなく人間が移動するときの音が音楽の模倣の対象だと思うのかを説明する。

近さと力強さ

わたしの説はこうだ。音楽の音量は、おもに空間的な近さや遠さを表わそうとしている。一方、音高が空間に関係していると思われがちだが、じつはそうではない（「音高は空間的という思い込み」の節で述べた）。空間的な意味を持つのは音量のほうだ。音高についてと同様、「音量は空間を意味する」という主張にも、いくつか乗り越えなければいけない難題がある。第一は、音高に関する世間のとらえかただ。音高が空間を表わすとの考えが正しいなら、音量は何かほかのものを表現していることになってしまう。「音楽的な属性の中で音量は空間にかかわっている」という考えを阻む第二の問題は、音量がたいがい文字で指示されることにある（*pp*、*p*、*mf*、*f*、*ff*など）。音高と違って、楽譜上で空間的な表現は使われない（前にも触れたが、この点が音高についての誤解を生んでいる）。本当の意味が覆い隠されてしまう第三の原因は、楽器の性質にある。ほとんどの楽器の演奏者は、音量を調節するとき、からだの動きを空間的には変化させないからだ。音量を上げたければ、ふつうより力を込めて、叩いたり弾いたり吹いたりするにすぎない。

こうして複数の要因が重なっているせいで、音量が空間的な意味合いを持つことはなかなかわかりにくい。それればかりか、たったいま触れた第三の〝煙幕〟が、また別の誤認識につながっている。音量は、音を発している人のエネルギー量を表わすのではないか、という考えかただ。楽器で大きな音を出すためには、演奏者がいつも以上にエネルギーを使うから、「大音量の音楽は、より精力的に動いている人の歩行者を真似ようとしている」と解釈したくなるのも無理はない。現実の世界を思い浮かべても、なんらかの行為に注ぎ込まれているエネルギーが変化すると、音量が変わる原因になるだろう。しかも、そういうエネルギー変化は、動作主の行動や感情表現に関して重大な情報を含んでいる。自分のそばを、誰かがどたどた騒々しく歩いている場合と、足音を忍ばせている場合とでは、状況が異なる。したがって、このようなエネルギーあるいは〝力強さ〟が、音楽における音量の本当の意味であるようにも思える。

まとめると、現実世界の音量は、二つの要素によって変化するわけだ。一つは、動作主のエネルギー。もう一つは、動作主との空間的な距離。演奏の音量が大きくなるにつれて、たいがい、聞き手の興奮がぐっと高まるのはなぜか、二つのどちらが真の原因だとしても納得がいく。エネルギー説にもとづけば、動作主が（おそらく腹を立てて）感情を高ぶらせているせいだし、空間説によるなら、動作主が非常に近くまで寄ってきたせいだ。音楽が人の動作音を模したものだとして、生活環境に見られるどちらの要素が音楽の音量につながっているといえるだろう？　じつのところ、わたしは、両方とも正しい――ときには騒々しい動作主を、ときには近くの動作主を表現している――という可能性も疑っているのだが、いまどちらかに賭けるとすれば、空間的な距離のほうを選ぶ。

力強さではなく、近さや遠さが音量の意味だという解釈をとるのは、まず第一に、いたって実用上の理由だ。そっちのほうが、理論を組み立てやすい！　空間的な遠近は、ようするに聞き手との距離だから、音量の違いは距離の変化と見なすことができる。それなら、論証を次の段階へ進められる。しかし、足に込めるエネルギーがどう変化するかは、科学的に予想しようがない。地面を踏む力の加減は、歩いている人の気分しだいにすぎず、物理の都合などおかまいなしだからだ。音楽の音量が足音の力強さを表わすとすると、どうやって理論化すればいいのだろう？　心理学と運動学を融合しなければならなくなって、わたしには方法が思いつかない。そこで、まともに理論だてようとする以上、わたしとしては〝空間的な近さ〟に肩入れし、〝力強さ〟のほうは無視するほかない。

しかしそれとは別にもう一つ、「音量は空間的な近さを意味する」と考えるべき、もっと大切な理由がある。〝近さ〟と〝力強さ〟をくらべた場合、音楽で表わせる音量変化の大きさを説明するには、〝近さ〟のほうがふさわしい。なにしろ、音量は距離の二乗に反比例するから、音の発生源が聞き手に少し近づくだけで一気に音量が上がる。したがって、空間的な距離は、音量を大きく揺り動かす。これにくらべて、聞き手から一定の距離で地面を軽く踏んだり強く踏んだりしてみても、音量の変化ははるかに小さい。だから、距離を表わす目的のほうが音楽の音量変化の主因である、とわたしは考えている。また、このあとわかるとおり、音楽の中で音量の変わりようを全体的に眺めると、距離の変化のしかたと一致するところが多く、力の強弱にもとづくとするのは説得力に欠ける（「アンコール5」で論じる、音符の密度が上がると音量が大きくなる現象にも、きちんとあてはまる）。

そんなわけで、「音楽の音量が変わるのは、近さのせい？　力強さのせい？」という疑問に対して、答えは、実用上も内容上も、〝近さ〟はつまり〝距離〟だ。近さは力強さと違って、理論的に検証できるうえ、音量の変化をはるかにうまく説明できる。では、空間的な距離が、音楽の音量の移り変わりと本当に符合しているか、くわしく見てみよう。

遅い音量、速い音高

音符の記しかたが現在のかたちに落ち着いた理由について、不思議に思ったことがあるだろうか？　とくに、どうして西洋の記譜法は、音高の変化を音符の上がり下がりで表わし、強弱はその下に文字（***pp***、***f***など）で書くのか？　図表37に、ごく一般的な楽譜の例を示した。べつに楽譜が読めない人でも——それぞれの音符がどんな音を示しているかわからなくても——このメロディーは音階の起伏が豊かだとすぐに見抜けるだろう。音の高さが上がって、小さくくねったあと、下がって、下がって、さらに下がり、急に上がったかと思うと、また下がっていく。そういう変化を目で確かめられるのは、このような記譜法が、おおまかにいえば音高と時間経過を軸に成り立っているからだ。一方、音量は、

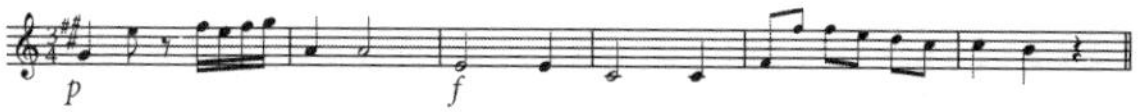

図表37
広く使われている記譜法の例。縦の位置が音高を表わし、音符の下にある文字のような記号が強弱を表わす。このメロディーは、ヨハン・クリストフ・フリードリヒ・バッハ作曲『メヌエットとアルテルナティーヴォ』の第7から第12小節を単純化し、標準的な記譜法にもとづいて記したもの。一般に、音量より音高の変化のほうがはるかに激しいことから、この種の記譜法は、「音量レベルに関しては、下部の記号を読む手間がかかってもやむをえない」という立場をとる。

下のところに記された文字を読み解かなければ把握できない。記憶の中の辞書を開いて、***p***が「弱く」、***f***が「強く」などと意味を思い出す必要がある。なぜ音高は空間的に見やすく配置され、音量は専門用語のような文字で記されるのか？

　音楽の記譜法は、こんな方式ではなくてもよかったはずだ。主軸を逆にして、音量を空間的に表現し、音高は下のほうに記号で示すこともできる。この逆方式で図表37と同じメロディーを記したのが図表38だ。横線が、下から順にピアニッシモ（***pp***）、ピアノ（***p***）、メゾフォルテ（***mf***）、フォルテ（***f***）、フォルティシモ（***ff***）を表わす。それぞれの音高は、こんどは音符の下に記してある。この図表38をひと目見ただけで、こちらの記譜法がなぜ普及しなかったのか明らかだろう。音量を空間的に表わした場合、しばらく同じ高さにとどまることが多い。最初の八個の音符はすべて同

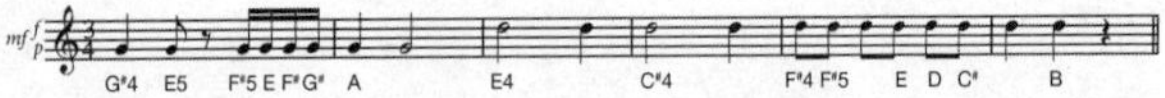
mf
f
p
G#4 E5 F#5 E F#G# A E4 C#4 F#4 F#5 E D C# B

図表38
標準的な記譜法とは違い、縦方向の位置で音の強弱を表わし、音高をその下に記した楽譜の例。図表37で取り上げたヨハン・クリストフ・フリードリヒ・バッハの同じメロディーだが、音量と音高の扱いを逆にしてある。しかし、隣り合った音符はおもに音高が変化し、音量のほうはそう頻繁に変わらないので、この記譜法はうまい方式とはいえない。下部に、文字で書かれた音高がぎっしり並んでいるのに対し、五線の空間は、ろくに活用されていない（音高の記号の読みかたは、たとえばE5なら、「中央ハ音（C4）——いわゆる「真ん中のド」——より1オクターブ上の音域（5）のホ音（E)」という意味。数字が書かれていない場合は、直前の音符と同じオクターブ）。

じ音量（*p*）、残りの一二個も全部同一（*f*）になっている。見渡すと、〝平地〟が二つあるにすぎない。あなたの視覚は、空間的にもっとわずかな起伏も把握できるのに、これではまったく役不足だ。一方、音高を空間的に表わす標準の記譜法なら、譜面上の音符の起伏がずっと大きくなる。架空の新方式は、空間的な認識力を活用していない反面、文字の読み取り能力を駆使しすぎていて、下のあたりに文字の羅列がひしめいてしまう。ここに挙げた例では、音高の指示を一五個も書かなければならず、音符の総数とたいして違わない。標準の記譜法は、音量のほうを文字で表して、たった二個で済んでいる（あらためて図表37を参照してほしい）。
新方式の記譜法がまるきり駄目な理由は、

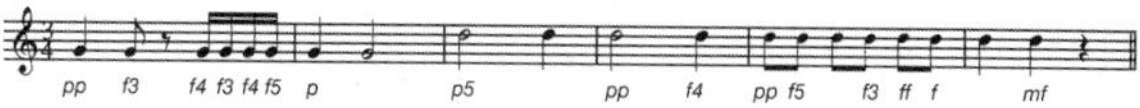

図表39
けっしてありえないタイプの音楽の例（標準的な記譜法による）。もし現実にこんな変化がしょっちゅう起こるなら、図表38で示した新しい記譜法のほうが理にかなう。（この架空のメロディーは、図表38の楽譜を、ふつうの記譜法で書かれたものと見立ててつくったもの。つまり、図表38では音符の位置が音量を表わしているものの、それがもし音高だったら、と仮定して組み立ててある。「***f*4**」は「***ffff***（フォルティシッシッシモ）」の意味。）

ある意味、いうまでもないだろう。音楽では、隣り合った音符どうしで音の高さがめまぐるしく変化しやすい。しかし音量は、短い時間ではそう変わらない。図表37の例でもわかるように、音高は、一六分音符や三二分音符などを使って瞬時に上下するが、音量はとなると、何小節も変化なしだったりする。この点を明確にするため、架空のメロディーを図表39に示しておいた（標準の記譜法にもとづく）。音高がほとんど一定で、音量だけが急速に変わるという旋律だ。けれども、現実の音楽はこんなふうにはならない。だからやはり、標準の記譜法がふさわしい。標準方式のいいところは、音楽の中ですばやく変わりやすい要素——音高——に空間的なメタファーを割り当てて、めったに変化を見せない要素——音量——は格下げして、文字めいた記号で間に合わせてあることなのだ。

音高や音量がどんな速さで変化するのか、もっと定量的に割り出しておこう。音高に関しては、レンスラー工科大学の大学院生ショーン・バーネットが、音の出だしから次の音の出だしまでの間隔を調べた（215ページの図表19）。また、ある音量が次の変化までどのくらい長く続くかについては、同大学生のエリック・ジョーダンが集計し、事例数の分布図にまとめた（図表40）。見てのとおり、音高が平均およそ半拍で変化するのに対し、音の強弱は一〇拍ほどで切り替わる。

架空の〝逆方式〟より標準の記譜法がすぐれていることは明らかだが、そもそもなぜ音楽にこんな傾向があるのかはそれほど明白ではない。音楽においてはどうして音高がすばやく変化し、音量はなかなか変わらないのか？　音楽が人の動作音を真似ているとすれば、音量の増減は、空間的な距離を表わすためにある要素だから、答えはきわめてわかりやすい。音量を大きく変えるには、ある程度の距離を一気に移動しなければならない。しかし、メロディーの音高は、聞き手に対する方向を示す。空間の移動はわりあい時間がかかるものの、方向なら急転換できる。わずか一歩で四五度くらい簡単に変えられる（実際、その程度がふつう）。音楽に置き換えると、おおよそテッシトゥーラの四分の一の変化ということになる。メロディーの音量より音高がすばやく変化する理由はいたって単純で、歩いている人は、聞き手との距離よりも方向のほうが、あっというまに変えやすいからだ。音楽作品がけっして図表39のようにならないのも、西洋の記譜法が効率よく感じられるのも、

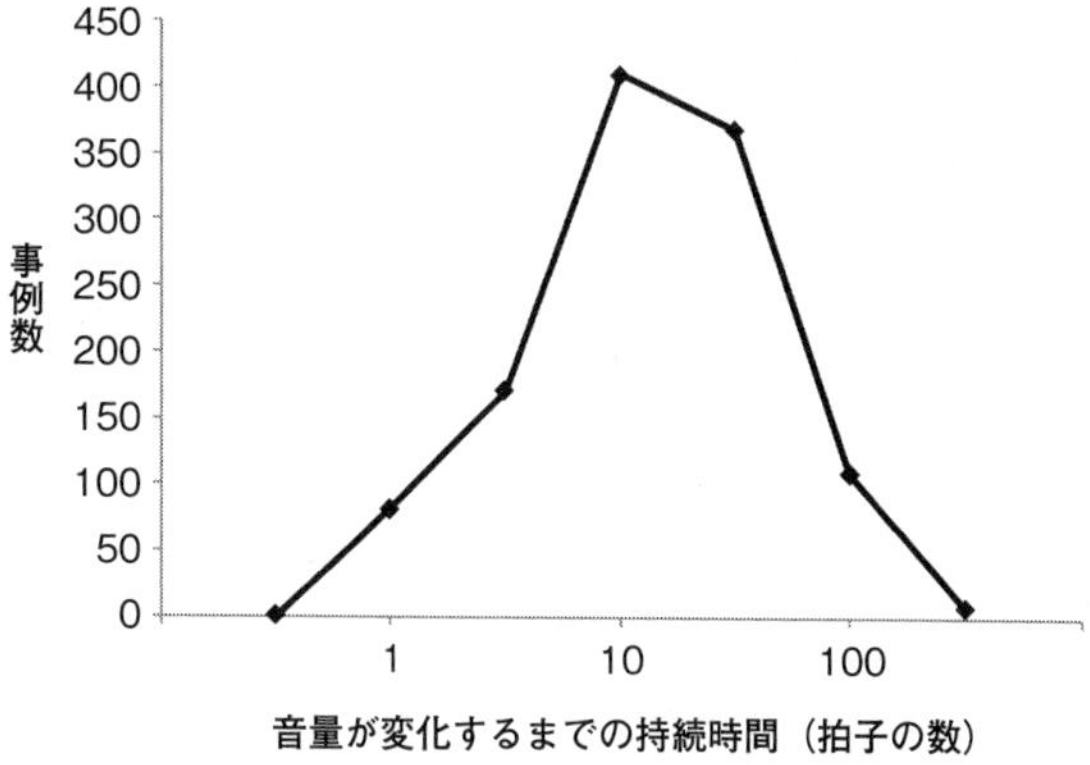

図表40
音量レベルが切り替わるまでどのくらい長く続くかを示す分布図。音量は10拍ほど持続するケースが多いとわかる。30拍以上、同じ音量が続くことも珍しくない。音高が継続する長さはだいたい半拍である事実と比較すると、まさに桁が違う。このデータは、デネス・アゲイ編『An Anthology of Piano Music, Vol. II: The Classical Period』をもとに集計した。

やはり同じ理由による。もし音楽が人の歩行者を模していて、音量が空間的な近さを、音高がその人物の向きを表わしているのだとすれば、変化の間合いが音量と音高で異なる現象は、ごく当然といえるだろう。

このように時間的な尺度で見て、音量の変化は、動作主との距離と性質が一致するわけだが、それればかりではなく、ほかにもいくつか裏づけがある。「アンコール」の章で、四つの節にわたって「音量の意味は近さである」ことをさらに証拠だてたい。

アンコール4：遠い太鼓

動いている人との距離が近いほど動作音がよく聞こえることや、この点が音楽と共通していることについて論じる。つまり音楽の場合、音量が大きな旋律は一拍あたりの音符の数が多い、という傾向が見られる(本章でも、リズムの話題を締めくくるあたりでこの性質に言及した。リズムと音量の相互関係が原因になっているからだ)。

アンコール6：速いテンポ、広い音高

わたしの説から予想されるとおり、テンポの速い音楽は、メロディーに用いられる

音高の幅が広い。この点に関して論じるとともに――同じく予想どおり――音量の幅のほうはテンポと相関関係にない事実も指摘する。

アンコール７：ニュートンの音楽第一法則

この節では、動いている物体の慣性運動や、音高の上がりかたと下がりかたの非対称性をもとに、さまざまな予測をたてて検証する。また、データによる裏づけを取りながら、この非対称的な上下動が、音量の作用にかかわっているという説を提唱する。音量アップは動作主がすぐ近くまできたことを表わし、となると、しばらく高かった音が下がりだすのは当然と考えられる。

アンコール８：ほどほどの出会いと別れ

この節では、動作主と聞き手の距離にはどのような規則性があるかを考察し、音楽がさまざまな音量レベルを活用する頻度について推論を出す。

表によるまとめ

前章から本章にかけて、音楽の成り立ちをめぐる検討を重ねてきた（「アンコール」の章でさらにもう少し論を進める）。第三章では、「音楽は動作音である」というわたしの説を披露し、ひとまず全般的な検証をおこなった。音楽の起源を正しく説明する理論ならば、四つの課題をクリアしていなければならず、わたしの仮説はそのうち三つ——人の脳はなぜ音楽を聞き取れるのか、音楽はなぜ感情を揺さぶるのか、音楽を聞くとなぜからだを動かしたくなるのか——に妥当な答えを出せることが確かめられた。続く本章では、第四の課題を取り上げ、音楽の構造上の特徴を解き明かした。おそらく納得してもらえたと思うが、人の歩行音と音楽とには共通点らしきものが大量に——合わせて四二項目も——存在する。以下の表にそれをまとめておいた。

節のタイトル	歩く人	音楽
1　音楽の核はドラム	足音は規則的に繰り返す。	拍子は規則的に繰り返す。
2　音楽の核はドラム	足音は、人間の動作音の中でもきわめて基本的なものである。	拍子は、音楽の要素の中でもきわめて基本的なものである。
3　音楽の核はドラム	足音は、1秒間に1、2回がふつう。	拍子は、1秒間に1、2回がふつう。
4　音楽の核はドラム	足音は、ほとんどの場合、メトロノームほど厳密な規則性を持たない。	拍子は、たいがいの場合、メトロノームより規則性がゆるい。
5　音楽の核はドラム	人の足音は、止まる前になるとペースが落ちる。	1秒あたりの拍子の数は、音楽が終わる前になると減る（リタルダンド）。
6　拍子と拍子のあいだ	足音は、たいがいの場合、足音と足音のあいだに生じる物音よりも大きなエネルギーを伴う衝突音である。	拍子に合っている音符は、たいがいの場合、合っていない音符よりも強調して演奏される。
7　拍子と拍子のあいだ	足音だけでなく、その合間にも手足や荷物が音をたてる。	拍子に合っている音符だけでなく、その合間にも音符がある。
8　拍子と拍子のあいだ	足音の合間に鳴る物音は、足音のリズムに依存している。	拍子の合間に鳴る音は、拍子のリズムに依存している。
9　拍子と拍子のあいだ	足音と、その合間の音とが生みだすパターンは、動作主が何をやっているか把握するための重大な手がかりとなる。	拍子に合った音と、その合間の音とが生みだすパターン（リズム）は、曲の独自性を把握するための重大な手がかりとなる。
10　拍子と拍子のあいだ	人の動作音（足音や、その合間の音）は、“鳴る”現象を伴い、たいがい音高を持つ。	音楽の音符は、たいがい音高を持つ。
11　動作音の長さ	足音の合間に鳴る音は、0回ないし1回がふつう。	音楽は、拍子から外れた音がおよそ1個あるのがふつう。
12　音楽の土台	足音の強弱は、かなり大きな差が生じるときがあり、ふと聞こえない場合があっても、頭の中で補って足音を感じ取れる。	拍子に合っている音がない場合も、頭の中で補って拍子を感じ取れる。

節のタイトル	歩く人	音楽
13　音楽の土台	動作主の行動を把握するためには、動作音のテンポのパターンだけでは足りない。どの音が足音なのかが重要。	音楽のリズムは、テンポのパターンだけによるものではない。拍子はどこにあるかという聞き手の解釈が重要。
14　長い“ぶつかる”と短い“ぶつかる”（「アンコール」の章）	歩いている人は、足音と足音のちょうど中間あたりで、別の物音をたてやすい。	拍子から外れている音符は、拍子と拍子のちょうど中間あたりにあることが多い。
15　長い“ぶつかる”と短い“ぶつかる”（「アンコール」の章）	足音のすぐ前後に物音をたてる場合、足音の直後よりは直前のほうがふつう（「長–短」の順序が多い）。	拍子のすぐ前後に音符が入る場合、拍子と拍子のあいだの前半（拍子の直後）より後半（拍子の直前）であることが多い。
16　基準は何？（「アンコール」の章）	足音の強調のパターンは、その動作主の行動をつかむうえで重要。	時間的な特徴が、その音楽の独自性をつかむうえで重要。
17　動作の和音	人の動作音には、テンポと音高、両方のパターンがある（動きにつれて出る音の要素の組み合わせが、複数の音高を生むので）。	音楽には、リズムと和音がある。
18　動作の和音	動作主が発する“ぶつかる”音のテンポのパターンは、音高のパターンと一致する（動きにつれて出る音の要素の組み合わせが、いろいろな音高の原因なので）。	短い時間内に重なり合う音（たとえば、ピアノで左手が弾く伴奏）は、時間的な特徴がリズムと一致する。
19　動作の和音	足音は、ほかの動作音より音が低いことが多い。	短い時間内に重なり合う音は、拍子に合っている音が、それ以外の音より低いことが多い。
20　動作の和音	いくつかの音高の動作音が同時に鳴ることもありうる（後述のドップラー効果とは異なる）。	いくつかの音を重ねて同時に演奏することもよくある。

節のタイトル	歩く人	音楽
21　華麗な足さばき（「アンコール」の章）	人が進行方向を変えるときは、ふだんより複雑な動作音をたてやすい。	メロディー曲線が上昇または下降するときは、ほかより複雑なリズムになりやすい。
22　遠い太鼓（「アンコール」の章）	人が近くまでくると、聞き手に伝わってくる動作音は1歩ごとに大きくなる。	音楽の音量が上がると1拍ごとの音符が増えていく。
23　聞き手のための振り付け	ドップラー効果によって動作音の音高と音量が曲線的に変化してこそ、聞き手の目と耳に届く情報が正しく噛み合う。	（リズムだけでなく）音高と音量の曲線的な変化を意識してこそ、振り付け師はからだの動きと音楽とを正しく噛み合わせられる。
24　音高は空間的という思い込み	ドップラー効果による音高の変位は、時間の経過につれて起こる。	メロディー曲線は、たいがい、かなり継続的に変化が続く。
25　指一本でじゅうぶん	歩いている人の進行方向はどの瞬間も1つに限られるので、聞き手に影響するドップラー効果も1種類のみ。	本質的に見れば、主題旋律が奏でる音はどの瞬間も1個のみ。
26　音高の定位置（「アンコール」の章）	人が一定速度で動く場合、ドップラー効果の幅は決まった範囲内に限られる。聞き手へまっすぐ向かってくるときが最も高く、正反対へ離れていくときが最も低い。	メロディーの展開は、「テッシトゥーラ」と呼ばれる音域の範囲内に限られる。
27　音高の定位置（「アンコール」の章）	動作主は、聞き手から見てあらゆる方向へ移動しうるが、ドップラー効果の範囲内でかなりまんべんなくさまざまな音を出す。	メロディーは、テッシトゥーラの範囲の音をかなりまんべんなく用いる。
28　音高の定位置（「アンコール」の章）	ドップラー効果の範囲内で最も高い音、低い音は、わりあい長く続く（三角法の影響による）。	テッシトゥーラの最も高い音、低い音は長く持続する傾向がある。

節のタイトル	歩く人	音楽
29 速いテンポ、広い音高(「アンコール」の章)	速く動く人は、ドップラー効果の影響を受けやすい。	テンポの速い音楽は、テッシトゥーラが広くなりやすい。
30 速いテンポ、広い音高(「アンコール」の章)	速く歩いたからといって、近くにいるときとは違い、音量の変化は大きくない。	速いテンポの音楽は、全般に、音量の変化があまり大きくない。
31 人間の曲がりかた	人が向きを90度変えるには、およそ2歩かかる。	音楽はおよそ半拍で、テッシトゥーラの上半分または下半分を横断できる（これが90度曲がる行為に相当する）。
32 音楽上のめぐり合い	よくある人と人の出会いは、「やあ。元気？　じゃあまたね」のパターン。向こうへ行きかけていた相手が、聞き手の存在に気づいて、ぐるりとUターンしてくる。この場合、ドップラーシフトの推移をグラフ化すると、いちばん低い部分と高い部分が平らな、“丘”のようなかたちの曲線になる。	音高の推移をグラフ化すると、“丘”のようなかたちの曲線になることが多い。
33 音楽上のめぐり合い	よくある人と人との出会いは、おおよそ8歩でおこなわれる場合が多い（90度回転するのに約2歩を要する）。	音高の推移を表わすグラフの“丘”は、おおよそ8拍であることが多い。
34 ニュートンの音楽第一法則(「アンコール」の章)	ドップラー効果でいったん変化した音高が、さらに変化し続けようとすることは、皆無か、ほとんどなく、ニュートンの運動第一法則（慣性の法則）と一致する。	メロディー曲線がいったん変化したあと、さらに変化し続けようとすることは、皆無か、ほとんどない。
35 ニュートンの音楽第一法則(「アンコール」の章)	ささやかだが、メロディー曲線は、わずかに落ちるときのみ“勢い”を持つ。	ささやかだが、ドップラー効果は、わずかに落ちるときのみ“勢い”を持つ。

節のタイトル	歩く人	音楽
36　ニュートンの音楽第一法則（「アンコール」の章）	小さなドップラー効果は下がる方向、大きなドップラー効果は上がる方向である場合が多い。	小さなメロディー変化は下がる方向、大きな変化は上がる方向である場合が多い。
37　ニュートンの音楽第一法則（「アンコール」の章）	下がる方向のドップラー効果（人が去っていく場合）のほうが、上がる方向よりも頻繁に起こる。	下がるメロディーのほうが、上がるメロディーよりも頻繁に使われる。
38　ニュートンの音楽第一法則（「アンコール」の章）	近くにいる動作主の大きな動作音は、やがてドップラー効果で一気に下がる可能性が高い。	音量の大きな部分は、やがて音高が一気に下がる可能性が高い（上がる可能性は低い）。
39　遅い音量、速い音高	人はすばやく方向転換できるから、ドップラー効果で足音の音高が急に変わる場合がある（約2歩でテッシトゥーラの半分）。しかし、長い距離を一気に移動することは難しいので、音量のほうはそうすぐには変わらない。	メロディー曲線は急速にうねるかもしれないが、音量のほうはあまり短時間では切り替わらない。
40　ほどほどの出会いと別れ（「アンコール」の章）	人と出会った場合には、ほどよい距離というものがあり、ほどほどに近い距離で費やす時間が長く、極端に近かったり遠かったりする時間はわりあい短い（ドップラー効果が音高に均等な変化をもたらすのとは違う）。	ほとんどの作品には、標準の音量レベル（たとえばメゾフォルテ）があり、大半の部分はその音量を用いる。極端に違う音量は、あまり長く使われない（メロディーの音高がわりあい均等に使われるのとは違う）。
41　ほどほどの出会いと別れ（「アンコール」の章）	どんな出会いの場面にしろ、平均的な距離より近いケースは少なく、遠いケースのほうが多い。	それぞれの音量に費やされる時間は均等ではないうえ、ふつうより大きな音量はそうしょっちゅう使われない。
42　ほどほどの出会いと別れ（「アンコール」の章）	動作主が平均より近くにいる時間にくらべ、平均より遠くにいる時間のほうが長い。	平均より大きな音量の部分にくらべ、小さな音量の部分のほうが長く続きやすい。

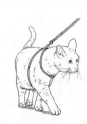

終章　わたしたちは何者なのか？

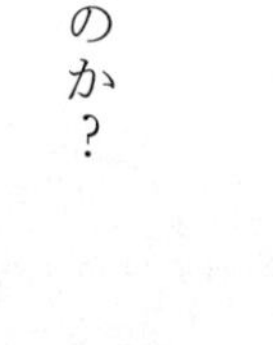

にんじんを使って猫をつかまえることはできない。よほどじょうずに削って銛《もり》のかたちに細工し、猫をめがけて投げるならいざ知らず、そうでもない限り、ツナでおびき寄せるほうが成功の確率は高いだろう。猫は、進化する過程で二〇〇キログラムを超す大型の鮪《まぐろ》にかぶりついたことなどない。にもかかわらず、ツナの匂いと味は、猫の嗅覚や味覚の好みとうまく結びつくわけだ。もしあなた自身、たくさんの魚――と少量の水を――毎日とり続けていたら、いずれあなたの匂いで猫を惹《ひ》きつけられるかもしれない。あなたが使うトイレの横に浅い箱でも置いて砂を敷けば、その猫はたちまち、カーペットの上ではなく、そこで用を足すようになるだろう。ほんの二段階の努力と三九ドル程度の出費だけで、野生の本能を持っていた動物に突然、数億年ぶんの進化をもたらし、トイレのしつけを身につけた、毛づくろい好きの〝鼠《ネズミ》捕り装置〟へ生まれ変わらせることができる。

犬は、脳やからだを人間の都合に合わせながら、長い年月をかけて進化した――つまり、飼い慣らされた――のだが、猫はどうかといえば、人間のいうことをなかなか聞いてくれないことで有名だ。犬が「人の友」と呼ばれるのに対し、猫は「ときどき人の友」で、鼠の退治くらいならあてにできるだろうが、いずれにしろ、自分では野生の猫だと思っていて、野生の猫と同じように振る舞う。猫が人間の生活に溶け込んで見えるのは、そんなふうに進化したせいではなく、飼い主の側が家のつくりを改造して――といっても、たいした改造ではないけれど――猫が自然に振る舞いつつ、人間の役にも立ってくれるように仕向けているからだ。

わたしたちは、猫を飼い慣らす代わりに、うまく利用してしまっているわけだ。特別な訓練もほどこさないまま、猫が生まれつき持つ本能を、進化の方向性とは別のほうへ誘導している。猫を誘導する基本的なコツは、あまりに単純なので意識さえしていないほどだ。いやじつは、もうすでに触れた。ツナ、にんじん、浅い箱。べつに猫の先祖がツナを食料にしていたわけではないけれど、匂いも味も、大好物の小さな魚とじゅうぶん似ていて、猫の敏感な嗜好にかなう。また、トイレ砂は自然界にはない奇妙な代物だが、猫が排泄物を埋めるのに使う軟らかい土を模してある。ツナもトイレ砂も、自然界にあるほかの物を真似ているおかげで、猫の本能をじょうずに転用し、飼いやすいペットに変身させることができたわけだ。

こうして本来の生活スタイルとは違う暮らしを送る猫がいるように、わたしたち人間も、サルらしくなく生きているサルだといえる。トイレのしつけを覚えるどころか、座って用を足す器具までこしらえた。ツナやトイレ砂の例と同じように、本書では、自然界を模倣することが、わたしたち人間の生活の鍵になっているのではないかという可能性を検証してきた。世の中には、進化のおかげで野生的な面が洗練されていって、現代の人類になったとする説や、その逆の説——そもそもわたしたちの野生の脳はどんな事柄でも学び取れる万能マシンであり、各自、生きていくうちに複雑な神経回路ができあがって、洗練された人間になるのだとする考えかた——もある。しかし本書では、第三の可能性について論じてきたわけだ。すなわち、わたしたちの脳の構造自体は、言語やら紙ナプキンやらが誕生する前の大昔とまったく変わっておらず、そういう自然のままの能力をうまく有効利用できるように文化が発達していって、人類にあらたな能力をもたらしたのではないか？サルの親戚でありながら、文字が読めて、音楽を楽しめるのは、脳内に生まれつき言語や音楽の処理機能が組み込まれているせいではなく、脳の特性を反映して言語や音楽が研ぎ澄まされてきたからだ。人間は、犬より猫のタイプといえる。

本書では、とりわけ、文化がわたしたちの能力を転用するときの全般的なやりかたに焦点を当てた。ようするに、現代人が使いこなすべき技能を、類人猿のころから得意な処理能力に結びつけて構築していく。そのための確実な方法は、新しい技能を徹底的に自然界に似せることだろう。こうしたアイデアを肉づけしつつ、間違いなく、文化はこの方法で人間を現代社会に溶け込ませ、また、現代社会を人間に溶け込ませている、という基本的な証拠を挙げることが本書の意図だ。

(a)言語の音は、固体の物理的な事象を模倣している。(b)音楽は、人の動作音を模倣している。(c)文化が進化するにつれて、自然界を模倣しながら言語と音楽が形成されていき、おかげでホモ・サピエンスは現代人になった。本書の要点は、以上の三点に集約できる。(a)と(b)については、いままで三つの章にわたって事細かに証拠づけた。また、わたしの前著『ヒトの目、驚異の進化』には、立体空間に散らばる不透明な物体を模して文字が誕生した、という論を記してあり、それと(a)、(b)を総合した結論が(c)だ。自然界の模倣を基本メカニズムとして、わたしたちは類人猿から人間への進化を遂げた。言語と音楽は、人類が誇る能力のうちでもきわめて重要かつ応用の利く、まさに画期的なパワーだから、自然界の模倣こそが人類をつくりあげたといっても過言ではない。

また、自然界の模倣を活かして人類が誕生し、ほかの動物はそんな方法をとれなかったとすれば、「ヒトとはいったい何か？」という点まで考察を広げる価値がある。わたしたちはどうしたら自分自身について考えをめぐらせることができるのか？　そのあたりを明らかにするため、だいぶ前のほうで取り上げた架空の設定に戻ろう。異星人が人類を調査する場合、どんな手段を使うだろう……？

もし異星人が地球上の生命体を調査しにきたら、適当なサンプルをレーザー光線で吸い上げて、さっそく解剖、などということはしない（ついでにいうと、肛門にばかり異様な興味を抱いたりもしない）。〝レーザー吸い上げ〟のような荒っぽい方法を使うのは、新米の研究者だけだ。あとで指導教官からお仕置きを食らうこと、間違いなしだ（罰として、垂れた鼻を引っぱられるか何かだろう）。研究の対象にしたい動物をただささらってきたところで、生息している環境と照らし合わせなければ、その動物について知ることなどできない。

異星からきた研究者がベテランであれば、まず、その動物が生息している場所に関してできる限りの情報を集めるはずだ。いやなんなら、生息環境をまるごとレーザー光線で吸い取り、自分の星へ持ち帰って、じっくりと観察する。「エイリアン科学大学」の卒業生は、生態学に精通しているから、有機体は複雑なメカニズムを備えているものの、進化する中で暮らしてきたのとは別の環境に置かれると、本来とは異なる行動を起こすことも多く、たいてい、ぎこちない動きしかできない、とわかっている。

真っ当な調査方法の原則に従いつつ、異星人の研究チームは、必要なものをごっそり持ち去って、苦労を重ね、やがて地球人のゲノムから「フェノム」まで徹底的に解明し、進化で培《つちか》った自然な行動パターンも掌握するだろう。フェノムとは、特定の動物がこなせる動作全体をさし、突き詰めれば、ゲノムによって指示が出され、進化の中で暮らしてきた環境の範囲内で実行される。たとえば、あなたの携帯電話のゲノムは電子回路（あるいは、その回路の設計図）であり、フェノムは、その電話が持ついろいろな機能すべて——取扱説明書に列挙してあるような事柄——だ。地球上の生物にはあいにく説明書がないが、異星人はまさにその種のことを解き明かしたい。

ところが、いたって妥当なはずのルールにのっとって人間を研究すると、予想外の展開になる。部族をまるごと拐《かどわ》かし、集落のあった山もごっそり移転したにもかかわらず、不可解な事態にぶつかってしまう。というのも、昔さらってきた、言語も音楽も持たない原始人と、あらたに連れてきた、言葉をしゃべり歌をうたう現代人とを比較して、どこが新しくなったのか調べたところ……なんと、区別を見いだせなかったのだ。生物学的な差異はなし、と異星人の研究チームは結論を出す。同一の動物である。生息環境の違いが原因なのだろうか？　いいや、そうではない。持ってきた山は、前回も今回もこれといった違いがないように見える。同じ生物、同じ環境。なのに、現代のヒトは、原始的なホモ・サピエンスから長足の進歩を遂げている。まあ、進歩かどうかは別にしても、とにかく違う。

異星人は、角《つの》を抱えて悩むはずだ。いったい、なぜだ？　どうして現代のヒトは根本的に異なる振る舞いをするんだろう？　どんなわけで言語や音楽を持つにいたったのか？　言語とも音楽とも縁のない原始のヒトは、非常に頭脳がすぐれているものの、類人猿の範疇にほぼ収まっていた。なのに、今回さらってきたヒトは、どこか重大な違いがあって、別の生き物に思える。生物学的にも生態学的にも一致していながら、高等さがまったく異なり、別種として分類すべきと感じられる理由は何か？

現代人は明らかに、言語と音楽をなんらかのかたちで〝習得〟したにちがいない。けれど、そう考えると、また悩みがふくらんでしまう。何かを教え込むだけで、ほぼ別種の生き物に変化させることなど、可能なのか？　異星人はさらに研究を進めて、言語や音楽が驚くほど複雑だと気づく。これほどのややこしさは、自然淘汰で生みだされたと見るのがふさわしい。動物が何かの動作を適切にこなせるようになるのは進化の結果であり、現代のヒトがこんなに言語や音楽の扱いに長《た》けているのも、そのせいだろう……。しかし、異星における生態学の研究成果に照らすと、動物のからだが、その動作の複雑な処理に見合うつくりになっていない限り、無理やり覚え込ませることはできないはずだ。鹿をいくら訓練しても、鼠を捕まえて食べるようにはならない。犬をトレーニングして、猿のように木登りさせることも不可能。人間にしても同じで、特訓したところでファックス機の送受信音を理解できたりはしない。自然淘汰を経て生き残るだけの価値を持たない能力は、身につけさせることができないのだ。ヒトの脳はそれほど万能にできた学習装置ではないから、本来、言語や音楽のようなひどく複雑な事柄をあらたに習得することはできそうにない。にもかかわらず、現代の人間は、言葉を話したり音楽を聞いたりと、いとも簡単にやってのける……。異星人の研究者たちは途方に暮れてしまう。

理屈からいって、言語や音楽は、人間の脳の中に生まれつき組み込まれているはずがない。また、生息環境から身につけた習慣でもない。かといって、学習可能なほど単純でもない。人間のどこかに、言語や音楽を処理する仕掛けがひそんでいるはずだが、自然淘汰でも学習の成果でもないとすれば、いったいどこから湧き出す能力なのか？

異星人の研究者のひとりが、ふと思いつく。言葉や音楽を持たない祖先と、現代の人間との違いを生んだのは、やはり、一種の淘汰かもしれない。ただし、自然による淘汰ではなく、文化による淘汰だ、と。つまり、生きるうえで必要なものを取捨選択するのとは違い、人工的につくりだしたものを生きるうえで使いやすいように取捨選択していく。人工的なつくりものは、ある意味で生物に似ていて、時間が経過するにつれ、生き延びたり滅びたりして進化を遂げる。人間が生みだしたこの生命体のようなもの（専門用語で呼ぶなら「ミーム」）は、自然界で生存競争を繰り広げる生物と同様、巧妙な適応化に伴い、極度に複雑な仕組みになって、隅々まで工夫の凝らされた傑作に仕上がっていく可能性を持つ。

「わかったぞ！」と、異星人の研究者は叫ぶ。現代のヒトが言語や音楽を学び取る一方、言語や音楽のほうも、共生環境の中で磨きあげられている。もともとヒトは言語も音楽も持っていなかったけれど、ともに進化した結果、生物学的な枠を超えた出来栄えのものを手に入れた。生物学上は原始時代のホモ・サピエンスと同じでありながら、現代のヒトは、もはや異なる存在になっている。その原因は、体内の構造変化でもなければ、外界の自然環境でもない。ヒトの生みだした言語や音楽が、まるで生命体のように進化して、ヒトと共生している。共生関係にあれば当然、パートナーに合わせてさらなる進化を続けていく。そのパートナーとはつまり——わたしたちの脳だ。

では、異星人の研究者の目から見て、わたしたちはいったい何者なのか？　遺伝子から肉体の仕組みにいたるまでは、生物学が教えてくれる。しかし、それだけでは足りない。異星人が人間ひとりではなく生息環境をまるごと攫《さら》わなければいけなかった点からもわかるだろう。適切な環境があってこそ、わたしたちは生物として成り立つ。けれども、そこまでなら、地球上の生命体すべてにあてはまる。人類を研究する際には、人体の仕組みと生息環境を総合してもまだ不足、と心得ておく必要がある。共生する文化まで合わせて考察しなければならない。ほかのどんな動物よりも取り扱いが難しい。人間がどんな生き物であるかは、解剖したり生息環境を調べたりすればある程度まで判明するだろうが、さらに深く見ると、自ら生みだしてともに進化してきた事物ともからみ合っている。言語や音楽をはじめ、高度に文化的な進化を遂げた知識の総体が、遺伝子や生息環境と同じくらい、現代の人類を形成する素《もと》になっているのだ。ヒトの謎を解くための鍵は、言語などの文化的な所産の奥にも潜む。

　異星人の研究者という想定を通じて、わたしたちが何者であるかがより明確になってきたと思う。現代人の本質は、共生する文化に根ざす。文化が発展してわたしたちの脳の中へ入り込み、既存の能力を転用しながら、あらたなものをつくりだしてきた。そうしてできた目に見えない文化的な〝生き物〟が、人間とたがいに影響を与え合いつつ、ともに進化を続けている――というのが、異星人の研究チームの結論だろう。宇宙には、共生する事物どうしの相互作用が数多くあることを知っているはずだ。

　こうした〝生き物〟が、文化による淘汰を経て、人間の脳にふさわしく進化したにちがいない。そこまで理解した異星人は、続いて、この〝生き物〟がどうやって脳内に侵入したのかを知ろうとする。「文化的な共生要素は、どんな方法で脳の内部と接触しているのだろう？」やがて、答えが見つかる。「そうか！　自然界を模倣しているんだ」

アンコール

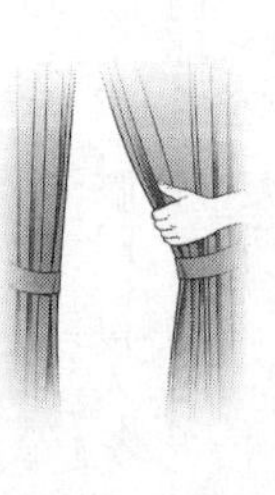

音楽の構造には、人の歩行者の特徴が見られる。第四章にその裏づけを数多く挙げたものの、話の流れの都合上、紹介しきれなかった証拠がまだたくさんある。そこで、この「アンコール」の章を設けることにした。

1――長い〝ぶつかる〟と短い〝ぶつかる〟

第四章の「音楽の土台」の節には、あなたのほうへ近づいてくる謎の怪物が登場した。足音がするたび、なぜか直後にまた別の〝ぶつかる〟音が聞こえるぞ、と感じて、あなたは警戒心を抱いたわけだ。足音と足音のあいだを二つに分けて、短い間隔（足音から、直後の別の音まで）と長い間隔（直後のその音から、次の足音まで）に区切った。実際にきたのはスキップを踏む女性で、たしかに足音の合間に音を発していたものの、長い間隔のあと短い間隔というリズムだった。「短―長」の足取りを怪物扱いしたのには、もっともな理由がある。「長―短」ならありふれているが、「短―長」は人間の足取りとしては不自然なのだ。

あなたの脚は、重さ一〇キログラムの二本の振り子のようなもので、歩みにつれて大きく振れる。これが、足音の合間に生じる動作音の大きな原因になっている。歩いている最中の脚の動きを細かく分析すると（図表41参照）、なぜ合間の音が、足音の直後よりも直前に響く可能性が高いかわかるだろう。立ち上がって、何歩か歩いてみてほしい。続いて、スローモーションで動くとどうだろう？　前へ踏み出した足が地面に着いたところで、いったんストップ。ここから、足音と足音の間隔が始まって、もう片方の足が前へ出て着地した瞬間に終わる。さらに進む前に、考えてほしい。前の足は何をしているだろうか？　何もしていない。地面に着いている。つまり、足音の間隔がスタートする時点では、両足が地面に接した状態だ。ではそのまま、ゆっくり歩きだして、後ろの足がどう動くかに注意してもらいたい。からだの重心が前方へ進んでも、後ろの足はしばらく地面に着いたままで、やがて持ち上がる。細かくいえば、一回の歩行サイクルのうち最初の約三〇パーセントのあいだは接地している。ようやく地面から離れても、まだ加速が始まったばかりで、初めはとてもゆっくりしか動かない。つまり、一歩ぶん移動するおよそ三分の一のあいだ、後ろから前へ出る脚はろくに動かないので、耳に聞こえるような音はたてない。したがっ

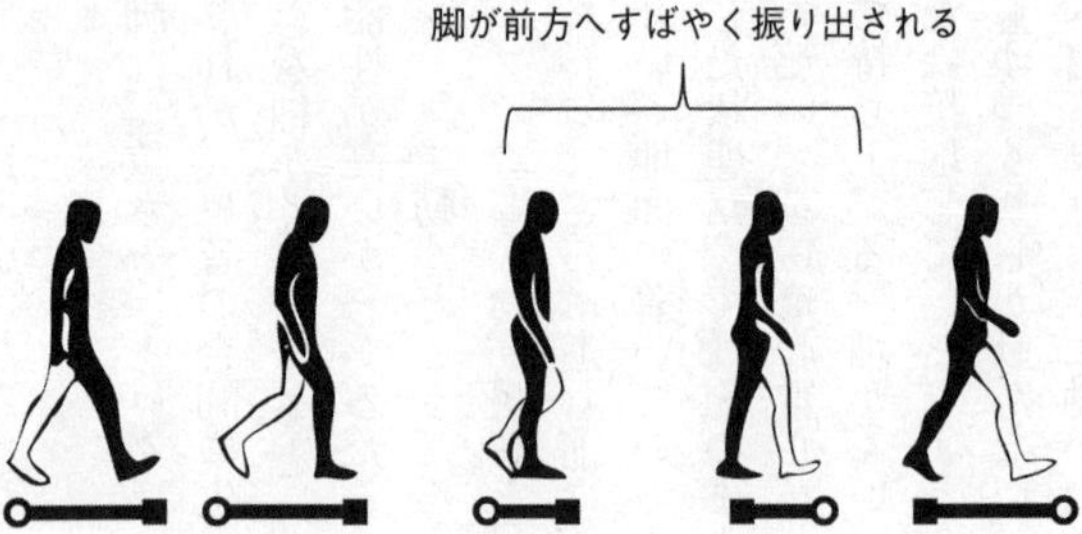

図表 41
人間の歩きかた。右脚（黒）が着地したあと（いちばん左の図）、左脚（白）が浮き上がり始める。中央のイラストの段階まで進んでも、左脚はまだゆっくりと動き始めたばかりにすぎない。続く右半分の２つのイラストのあいだに、左脚が一気に前へ動き、この際、何かにぶつかって、足音の合間に大きめの音をたてたりする。

て、足音の直後に別の音が生じる可能性はあまりない。こうしておもむろに前へ出始めた脚は、やがて勢いがついて、からだ全体の移動速度の二倍以上のスピードで動く（胴体に追いつき、通り過ぎる必要があるからだ）。歩行サイクルのこの真ん中の部分では、振子のような脚が勢いよく動くはずみで、何かにぶつかる可能性が高い。歩行サイクルの最後の段階に入ると、脚は減速し始めるものの、まだだいぶ勢いがあるだけに、耳に聞こえるくらいの衝突音を生じる可能性が高い。

こうして考えると、元来、人間の歩行サイクルは非対称であることがわかる。前へ振り出した脚がなんらかの音をたてる確率は、サイクルの中間あたりが最も高いとはいえ、そのほかでは、サイクルの前半より後半のほうが高い。図表41を参照してもらえば、二本の脚の入れ替わりが時間的に均等ではないことは一目瞭然だろう。いちばん左の絵から次の絵までは、両足のあいだの距離が変化していない。これに対し、右端の二つの絵では、距離が大きく変わっている。したがって、人間の足取りに関し、足音の合間に別の音が挟まる可能性は、図表42(a)のようになる。中間がきわめて高く、前半にくらべると後半が高い。

音楽の拍子と拍子のあいだに音符が入るタイミングにも、同じ傾向があるだろうか？とくに着目したい点は二つ。第一に、拍子の合間に挟まる音符は、間隔の真ん中あたりに

(a) 人間の歩行音

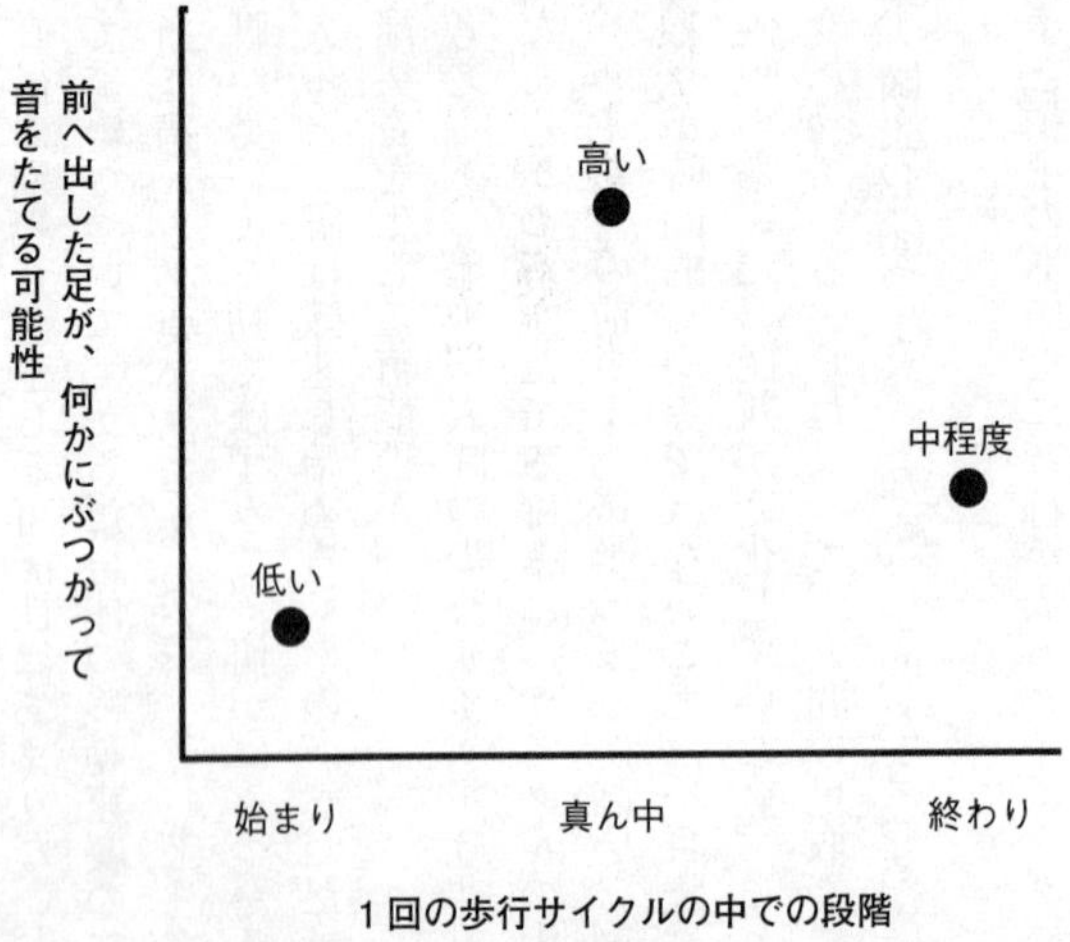

図表42

(a) 人間の歩きかたの癖からいって、前へ出した脚が耳に聞こえるほどの音を生じるとすれば、足音と足音のちょうど中間あたりである場合が多いものの、そのほかでは、グラフのとおり、歩行サイクルの始まりよりも終わりのほうが、可能性が高い。

(b) 音楽

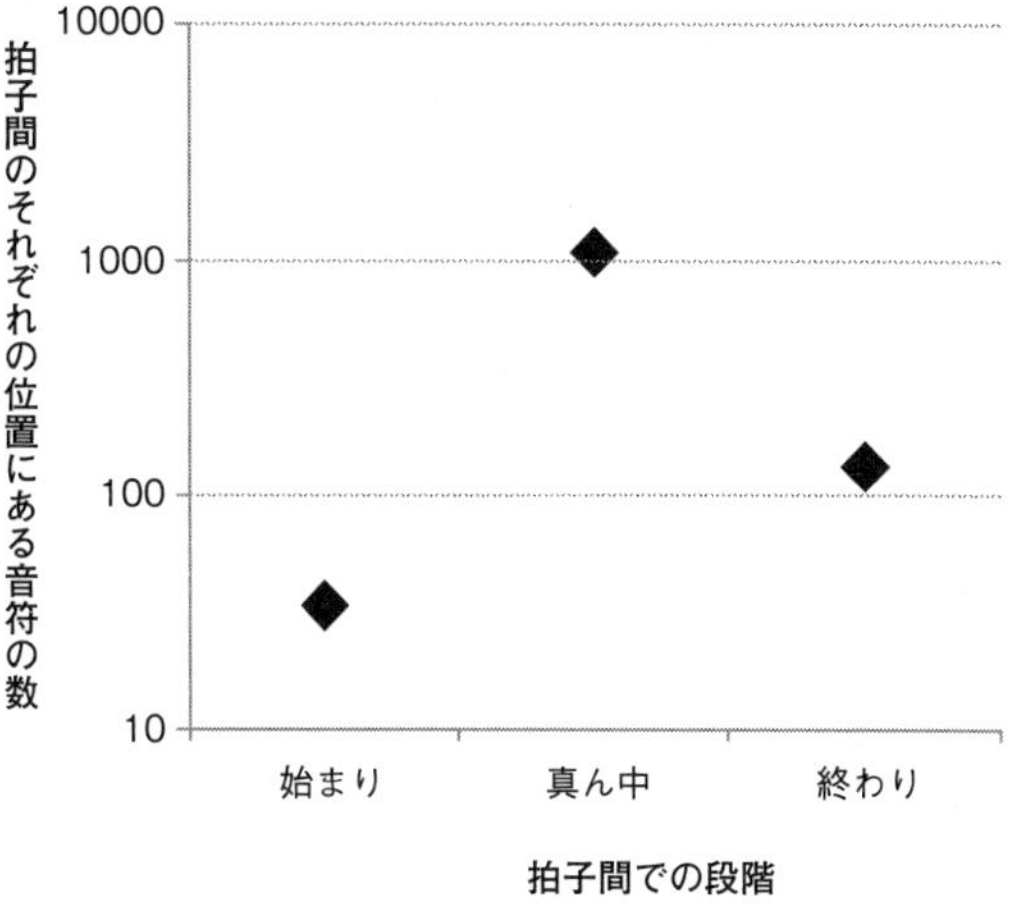

図表 42
(b) 拍子と拍子のあいだを始まり、真ん中、終わりの3つに分け、音符が挟まるとしたらどこが多いかを示したグラフ。(a) の分布と明らかに似ている。

集中し、始まりや終わりの部分にはわりあい少ないのかどうか？　第二に、もし真ん中ではない場合、始まりよりも終わりのほうに入ることが多いのか？　そして結果的に、拍子から外れている音は、拍子間の後半に偏って、分布が非対称になっている（つまり、音符の間隔は「短—長」より「長—短」が多い）のか？　じつは、音楽全般にわたって、たしかにそのような傾向が見られる。クラシック音楽の主題旋律に関しても、はっきりと確認できる。わたしは、例のバーロウとモーゲンスターンの音楽主題事典を活かして、四分の四拍子の主題旋律のみを巻頭から順に五五〇個抜き出し、音符の間隔を調べた。拍子と拍子のちょうど真ん中に音符が一つある例は一〇七八個で、拍子間の前半や後半に位置している例にくらべてはるかに多かった。と同時に、人間の足取りに似た非対称性も見られた。「短—長」（たとえば、拍子に合った音が一六分音符で、そのあとに符点つき八分音符が続くなど、拍子間の前半に音が挟まったかたち）に該当するものが三三個だったのに対し、「長—短」（拍子の音が符点つき八分音符で、次の音が一六分音符というふうに、拍子間の後半に音が挟まっているかたち）は一三一個だった。つまり、音符の間隔のパターンは、「短—長」より「長—短」のほうが四倍も頻繁に現われるが、しかしなんといっても、等間隔である場合が圧倒的に多い。以上のデータを図示すると、図表42(b)のようになる。

音楽で「長—短」がわりあい多めなのは、動きとしてより自然に感じられるから——というのも、実際、動きとしてより自然だからだ。もっと広く見ても、音楽で拍子の合間に挟まる音符は、足音と足音のあいだに入る音と、パターンがよく似ている。第四章の「動作音の長さ」の節で、拍子に合っていない音符の数が、足音の合間に生じる音と同じ傾向を持つことを確認した。さらに今回、拍子の合間にある音符の位置が、人間の足取りに近いパターンであるとわかった。

ここまでのところ、リズムと拍子に関しては、音符のテンポのパターンに注目してきた。けれども、音符には、強弱の違いもある。前に述べたとおり、拍子に合った音符は、合間の音符よりも強調されやすい。歩いている人が、途中の物音にくらべて足音をとくに強く響かせるのと似ている。しかし、音符に合っている音も、強弱に違いがある。そのことを次節で取り上げることにしよう。

2――基準は何？

いままでは、足音が音楽の拍子に相当すると見なして、足音の合間に生じる物音と、拍子の合間に挟まる音符とを比較した。けれども、複数の拍子にまたがる長さで見た場合、音楽のリズムには、ほかにもいくつか特徴がある。とくにきわだつ点は、それぞれの拍子をめったに対等には扱わないことだ。つまり一部の拍子を特別扱いする。たとえば四分の三拍子の音楽なら、拍子が三つごとにやや強調され、四分の四拍子だと、四つごとに強調される。これが、音楽の基準となる区切り、すなわち「小節」の由来だ。小節の最初の拍子が、きまっていちばん強い（さらに規則性があり、四分の四拍子であれば、三番目の拍子がいくぶん、最初の拍子の半分ほど強調される）。たとえまったく同じ音符を演奏しても、強調する拍子を変えると、ほとんど別の曲になってしまうことが多い。例として、『きらきら星』を取り上げよう。本来は四分の四拍子の曲だが、無理やり四分の三拍子に変えて、ふだんと違う音符を強調するとこうなる。「きらきらひかる（無音の一拍）おそらのほしよ」（武鹿悦子氏の訳詩による）。おわかりのように、拍子記号を置き換えるだけで、急に難しく、歌いづらくなる。どうにか歌ってみても、もとの曲とはずいぶん違う雰囲気になってしまう。

拍子の強弱のパターンを変えるだけで、どうしてこんなに音楽の聞こえかたが違うのだろう？　「音楽は動作音である」という説に照らせば、疑問点はこうなる。足音の強弱パターンが異なると、動作主がやっている行為の意味が大きく違うのか？　たとえば、足取りが四分の三拍子のときと四分の四拍子のときとでは、別の行為をしているのだろうか？

答えは、「もちろん」。足音の強弱パターンが異なるのなら、動作主は違うふうに体重を移動していることになる。四分の三拍子で動いていて、三歩に一回、力強い足音が響くとなると、地面を強く踏む足が左右交互に入れ替わっているわけだ。四分の四拍子で、大きな足音が四歩に一回なら、片方の足にだけ一回おきに力がこもっている。この二つは、明らかに別種の動きを表わす音だ。人が現実に歩く場合は、音楽と違って、同一のパターンがそう長くは続かず、むしろ、走りだす、回転する、休憩するなど、急激な変化が起こるかもしれない。いずれにしろ、動きの拍子の変化は、行動が切り替わったことを表わす可能性が高いので、わたしたちの聴覚システムはそのあたりを敏感に感じ取れるはずだ。音楽が、そういう敏感さをうまく活かすようになったと考えれば、音楽において拍子記号が重要な意味を持つ理由も納得できる。

興味深いことに、音楽を耳にすると、わたしたちはつい、からだを動かしたくなるものだが、拍子記号のついた音楽の場合、拍子やテンポのみならず、拍子記号にも動きを合わせたくなる。四分の四拍子の音楽でワルツを踊ることも不可能ではないけれど、やはり三拍子でなければ、踊っていてどうも落ち着かない気分になる。ステップと拍子を合わせたい（これについては第四章で述べた）だけでなく、強調される拍子に合わせてステップを強く踏みたいからだ。

さて、「アンコール」の前節と本節では、リズムを中心に扱ってきた。続く二つの節もリズムに関してだが、こんどはメロディーや音量との相互関係を探っていこう。

3——華麗な足さばき

いま、ミニバンにうちの子どもたちを乗せて、一ドル均一ショップの広い駐車場でドーナツターンをやっているとしよう。つまり、ぐるぐる小さな円を描きながら走って、タイヤに甲高い悲鳴を上げさせている。とすれば、わたしたちと車が動作音を発しているわけだ。この場合、音の仕組みはだいぶ複雑になる。タイヤのゴムが路面と〝ぶつかる〟や〝すべる〟音を出す一方、後部座席の子どもが、きゃあきゃあと歓声を上げている。しかし、まわりを取り巻く客たちにはさらなる作用が働いていて、ドップラー効果に伴う音高の変化を耳にすることになる。車内のわたしや子どもは、ミニバンとの相対的な距離が一定なので、ドップラー効果による音高の変化を感じない。買い物客たちの立ち位置だと、円形に動くわたしたちの車が近づいたり遠ざかったりするため、それにつれて、騒々しい音の高さが上下する。もっとも、生じる音がこれほど複雑なのは、車が急激な方向転換を続けているせいだ。ふつうの走りかたと違って、ドーナツターンをすると、音高がめまぐるしく変わり、おまけに複雑な〝足取り〟になる。ようするに、音高の大きな変化と音の複雑さは結びついていることが多い。

このような音高とリズムのつながりは、人間の動作にも見られる。まっすぐ歩いているときにくらべて、方向を変える際、動作音が複雑化しやすい。たとえば左へ曲がろうとすると、右側に倒れないよう、必然的に上体が左へ傾く。交互に入れ替わっていただけの二本の脚が、全身を左回転させるために、こんどは支えの軸になる。また、向きを変える場合、足の動きも複雑になりうる。横への移動、小走り、ねじれなど、いかにもサルの親戚らしい曲芸的な動きをしょっちゅうこなす。たとえばバスケットボール選手にしてみても、ボールを持った選手がコートを大きく横切るときは、みんなほぼ一直線に進むので、足音もいたって単純な拍子を刻む。ところが、相手陣内まで入ったあとは、全員の動きが曲線状になる。攻撃側の選手たちがパスを受けようと動き回る一方、守備側はパスを防いだりカットしたりしようと懸命になって、双方の動作音がひどく入り乱れる。

音楽にも同じ傾向があるだろうか？　メロディーの音高の変化——第四章で論じたとおり、動作主が向きを変えているという合図——に伴って、リズムも複雑になりやすいのだろうか？　確認するため、わたしは音楽主題事典を使って、拍子二つのあいだに音符が二つ以上ある例を七一三個選び出し、音高が変わっているかどうか、リズムは単純（どちらの拍子にも音符が合っていて、いわば〝足音〟のみ）か、もっと複雑（〝足音〟のほかにも音がある）かを調べた（集めたサンプルは、四分の二と四分の四拍子のもの。事典の冒頭から一〇個ごとに「Ｄ４００」番まで）。その結果、二つの拍子のあいだで音高が変化する場合、拍子が複雑になる確率は六六パーセント。音高が一定の場合、複雑になる確率は三五パーセントだった。よって、現実世界で人が方向を変える際のようすから予想したとおりだった。メロディーの音高が変わる――動作主が方向転換してドップラー効果が生じる――ときは、リズムが複雑化する可能性が高い。人間と同じように、音楽が〝向きを変える〟と、動作音があわただしくなるわけだ。

したがって、メロディーとリズムの相互関係は、ドップラー効果と足取りの関係に似ている。では、音量とリズムも、現実世界の人の動きと似たような関係なのだろうか？　その点について次節で考察してみたい。

4――遠い太鼓

この文章を執筆中のいま、わたしはレンスラー工科大学にある研究室の窓のそば（もちろん内側）にいる。窓の外には、ニューヨーク州トロイ市の中心街とハドソン川が広がっている。研究室は五階にあり、街に面した側とはいえ、大学全体が急な斜面の上に建っているだけに、わたしの耳に届くのは、わりあい遠くからの音か、そうとう遠くからの音に限られる。距離が離れているせいで、街中のざわつきは、ほんのわずかしか聞こえてこない。非常にエネルギーの大きな事象の音だけだ。よほどでなければ、わたしの居場所に達するまでに音波が弱まってしまう。土砂を捨てるダンプカーは見えるものの、特別に大きな音しか響いてこない。小さめの岩が〝ぶつかる〟ようすは、目ではわかるけれど、音は聞き取れない。一般に、複雑な音が生じる場面では、発生源が車にしろ、洗濯機にしろ、竜巻にしろ、音の構成要素それぞれの持つエネルギーに差がある。遠く離れた場所でも聞こえるのは、きわめて力強いエネルギーを伴う音のみだ。しかし近くにいれば、雑多な音の要素をすべて聞くことができる。

そういったケースと同様に、人の動作音も複雑だから、さまざまなエネルギーや周波数を持つ音が混在している。最も力強い音は、たいがい足音だ。したがって、遠くから誰かが近づいてくるとき、わたしたちが真っ先に気づくのは足音ということになる。手足の動きに関連するほかの音は、遠いと聞こえないが、距離が狭まってくるにつれて、だんだん聞き取れるようになる。つまり全体の傾向として、相手が近寄ってくると、動作音の音量が大きくなるだけでなく、一歩進むたびに聞こえてくる音の種類が増える。

以上から見て、音楽が人の歩行音を真似て文化的に進化したのなら、曲の中で音量が大きな部分には、一拍あたりの音符の数が多い（すなわち、架空の動作主が一歩進むごとの物音の種類が多くなる）はず、と予想できる。はたしてどうか？　フォルティシモの節には、ピアニッシモのところより音符が多く詰まっているのだろうか？　レンスラー工科大学の学部生ケイトリン・モリスが、この点を検証するため、デネス・アゲイ編『An Anthology of Piano Music, Vol. II: The Classic Period』（Music Sales America社刊、一九九二年）という楽譜集を調べた。結果的に、予想は正しかった。図表43は、六〇曲のクラシック・ピアノ音楽について、音量の大きさと、音符の密度（拍子あたりの音符の数）との関連性を示したものだ。一目瞭然、やはり、音量が大きくなるに従って音符が増えている。この傾向にのっとらなければ作曲が不可能、というわけではない。弱い部分に音符を詰め込むことも可能だし、強い部分も、拍子に合った音符のみに絞ろうと思えばできる。なのに、音楽には、大音量のとき音符が増える性質がある。なぜかといえば、人間は（いや、人間以外も）現実生活ではそういう特性の動作音をたてるのが原則で、わたしたちの聴覚システムはそれに合わせて進化したからである、とわたしは考えている。

ちなみに、音量は「空間的な距離」と「エネルギー」のどちらを表わそうとしているかという問題（第四章の「近さと力強さ」の節を参照）に関しては、ここに挙げた調査結果に照らしてもやはり、「空間的な距離」に軍配が上がる。力を込めて大きな音を出そうとすれば、音と音の間隔がむしろ広がるはずだからだ。「コッツ、コッツ、コッツ、コッツ、コッツ」と「バアン！……バアン！」のような例を比較してほしい。

さて、リズムをめぐる考察が深まってきたこのへんで、メロディー曲線がドップラー効

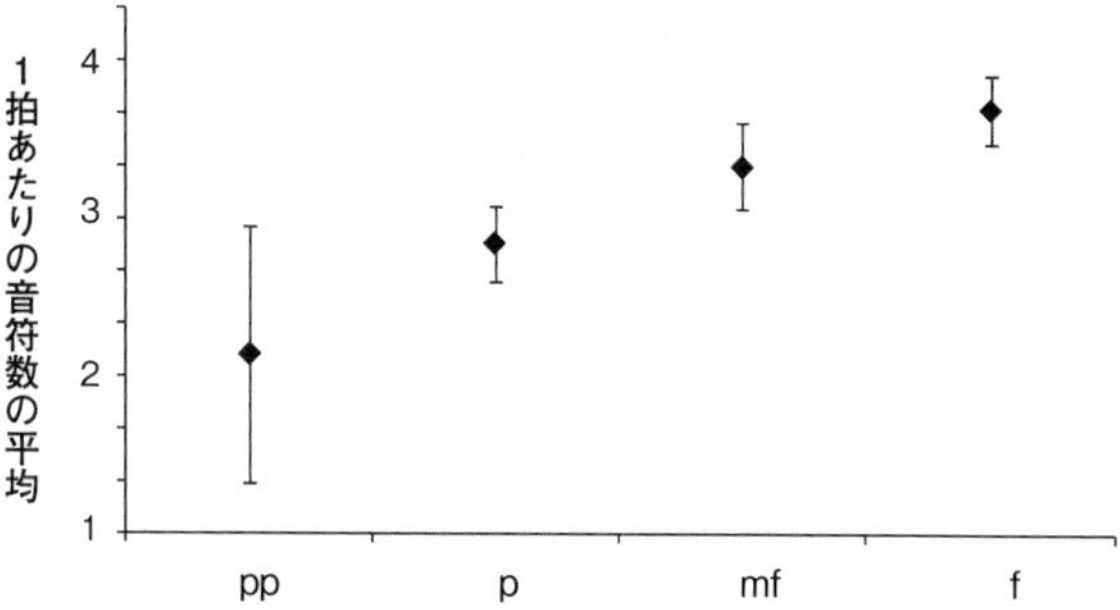

図表43
デネス・アゲイ編『An Anthology of Piano Music, Vol. II: The Classical Period』から60曲を選んでデータ化したもの。音量が大きな節ほど、音符がたくさん詰まっていることがわかる。集計にあたっては、音量が一定している箇所を234個取り出し、音符と拍子の総数を計算したうえで、平均値を求めた。データの収集と分析は、レンスラー工科大学の学部生、ケイトリン・モリスがおこなった（縦線は標準誤差を示す）。

果にもとづいているという証拠をさらに見てみよう。

5――音高の定位置

以前、メロディーはいちどに一つの音高だけで成り立つ、という特徴を指摘した(第四章の「指一本でじゅうぶん」の節)。メロディーの起源がドップラー効果であれば、しごく当然の話だ。また、同じ章のさらに前(「音高は空間的という思い込み」の節)では、音高の変化がかなり長く続く傾向にあると説明した。まとめると、メロディーの音高は、どの瞬間をとってみても一つだけで、また、ある範囲の音高をひととおり、まるで〝動き回る〟かのように変化し続ける。このような性質について、解明の鍵としてわたしが提示する「音楽は架空の歩行者」という考えかたを使えば、メロディーには定位置のようなものがあり、その一定の範囲内をさすらっているのではないか、と見るのが自然だろう。本節では、メロディーの行動範囲と放浪癖をめぐって、三つの側面を検討したいと思う。

まずは、ドップラー効果のきわだった特徴から始めよう。動作主が一定の速さで歩いている場合、動作音の音高には上限と下限があり、聞き手にまっすぐ向かっているとき最大、聞き手と正反対を向いているとき最小になる。つまり、ドップラー効果は、ある固定幅の中に限定される。このような制約――動物の「行動圏」のようなもの――を「音楽とは歩行者である」という説にあてはめると、メロディーにも、一定の幅のあいだに収まろうとする傾向があるはずだ。メロディー曲線は、まるで上限や下限を決められているかのように変化する、と考えられる。さて実際のところ、予想どおりメロディーは見えない柵に囲まれながら変化するのか、それとも、もっと自由に動きまわるのか？　メロディーはさかんに上下動するものの、一般的な傾向として、かなり限られた音高の枠内に収まっていることが、昔から知られている。この上下の幅を「テッシトゥーラ」と呼ぶ。たまにはテッシトゥーラの壁を突き破るときもあるが、全体として眺めると、ある程度の枠を保っているように感じられるので、やはりこの概念は有意義だ。わたしの見解にもとづけば、一定速度で動くひとりの歩行者は、限られた範囲内でドップラー効果を生じさせるから、それを反映してテッシトゥーラというものが存在するのだろう。

メロディーにはたしかに行動圏があって、ドップラー効果の特徴と一致している。では続いて、その行動圏の中でどんな時間経過をたどるかに目を向けてみたい。本当にドップラー効果にならっているのなら、テッシトゥーラ内で上下動するようすも、そっくりなはずだ。まず、ドップラー効果は、一定範囲内でどんなふうに変化しているのか？　とくに着目したい点は、あなたの近くで誰かが動いている場合、どの方向へ移動しがちなのか、だ。じつは、身のまわりに存在するたいていの人たちは、それぞれ自分の都合で行動し、あなたの居場所とは関係なく用事を済ませている。あなたから見てどの方向へ動いてもおかしくない。それればかりか、あなたと何らかのかたちで相互作用している人も、そうでない人とくらべて、移動方向に何か特色がにじむわけではない。たとえば、舞台上で演技している役者たちは、どの観客の位置とも関係なしに動く。ただ、非常に複雑な動きをしているものの、ごくおおまかにいえば、観客を前にして舞台の上を回っている――第四章の図表25（244ページ）のような動きかたをしている――と見なせることが多いだろう。そういった円形運動の場合、音が移動していく方向はきわめてまちまちだ。したがって、短い行為のあいだ、人の動作音はドップラー効果による変域のどのあたりに位置していても不思議ではない。いいかえれば、ドップラー効果の範囲内なら、どこにある確率もきわめて均等なはずだ。これを音楽に置き換えると、メロディーはある範囲の音高を自在に動きまわるが、そのテッシトゥーラの全域をかなり均等に活用しているにちがいない。

いざクラシック音楽の主題旋律を調べたところ、まさしくそのような特徴を確認できた。メロディーそのものはじつにさまざまだが、調べた一万個の主題旋律をすべて平均してみると、音符がテッシトゥーラ全体にわたって平均して散らばっている（図表44参照）。ふつうに考えると、中くらいの高さに音符が集中し、そこに引っぱられるようなかたちで上下する、という推測も成り立つ。もしそうであれば、分布グラフは中央あたりが大きく盛

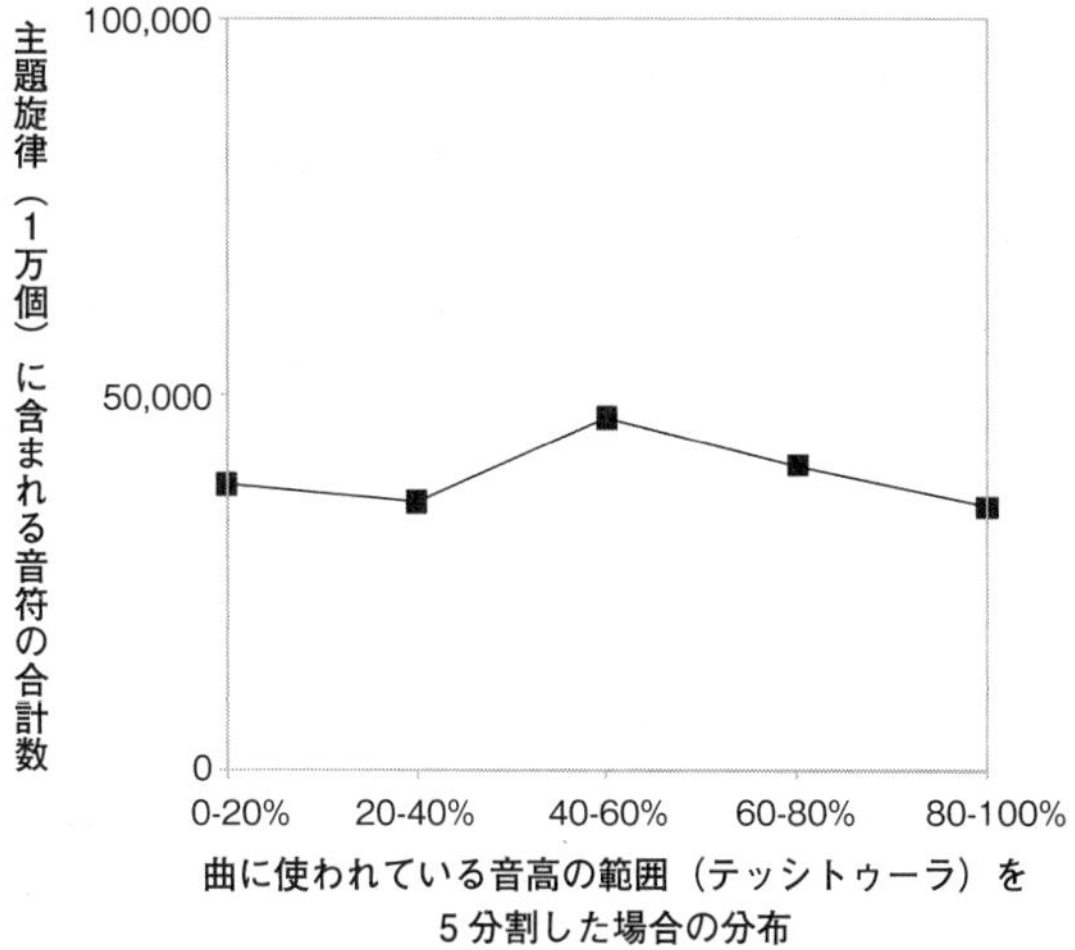

図表44
クラシック音楽の主題旋律（1万個）に含まれる約20万個の音符に関し、テッシトゥーラの中でどんな位置にあるかを示した分布図（主題旋律をおおまかに5分割した場合、それぞれの音符がどこに位置するかを調べ、合計個数をグラフ化した）。見てのとおり、テッシトゥーラ全体にわたっていろいろな音高を平均的に使っており、特定の部分に集中する傾向は感じ取れない（5分割ではなくさらに細分化しても、グラフの形状はほぼ同じで、誤差はごくわずか）。あらためて断っておくが、この分析は、各作品のテッシトゥーラを基準にしたものであり、旋律全体の平均音高との離れ具合を示すわけではない。後者の分析方法なら、もう少し正規分布に近くなり、グラフは中心だけ盛り上がって左右が急に下がるような曲線を描く。2008年、ラホーヤにある神経科学研究所のアニルッダ・D・パテルらがそういった研究結果を報告している。今回の結果と照らし合わせると、パテルらの研究は、テッシトゥーラ内における音高の分布ではなく、テッシトゥーラそのものの分布を表わすと考えられる。

り上がって、どちらかへ離れるにつれて急激に落ちていくだろう。ところが、メロディーはそんなふうにできていない。ドップラー効果に似て、範囲内の音高はどこも平等に利用されている。

ドップラー効果もメロディーの音高も、特定の行動範囲を持ち、その範囲をきわめて均等に移動する。では引き続き、範囲内で〝粘着力が強い〟場所があるかを考えてみよう。すなわち、テッシトゥーラの中で、その音高に差しかかるとしばらく変化しない、というような部分があるだろうか？　この点は、いまさっき検討した事柄――テッシトゥーラの各部分で使われている合計時間（厳密にいえば音符の数）――とは違う。こんど俎上《そじょう》に載せたいのは、ある音高に達したとき、どのくらい長くそこにとどまるかだ。こうした音高の粘着力を知るため、ひとまず、動作音のドップラー効果の中に持続しやすい特定の音高があるのかどうかを検討したい。

実際にどうかといえば、ドップラー効果の中には、長続きしやすい音高がある。理由を考えるうえで、ふたたび、あなたの前で誰かが図表45に示したような円形歩行をしていると想像してもらいたい。当人があらゆる方向へ均等に動いているにせよ、歩行者の音高は、あなたから見て横向きに移動している際、最も急激に変化する。あなたのすぐそばを通り過ぎるとき、急に下がり、円形のいちばん遠くを通過するとき、急に上がる。それにくらべて、だんだん近づいてくる、あるいは遠ざかっていく段階では、かなり高い音または低い音を保ったままだ。図表45に、動作主の円形の軌道を四段階に分けて示した。「向かってくる」や「離れていく」の段階は、二つの「通過」の段階よりもはるかに音高が安定していることがわかると思う。ドップラー効果の場合、音域全体のうち最も高い、または最も低い付近では、音高の変化がゆるやかなのだ。とすれば、メロディーに関しても、テッシトゥーラの上限や下限のあたりでは音の高さがゆっくり変わるのではないか、と予測できる。はたしてどうだろう？

この点を検証するため、レンスラー工科大学の大学院生ショーン・バーネットが、クラシック音楽の主題旋律を一万個取り出し、すべての音符について持続時間を調べた。それぞれの音符を「低い」「中間」「高い」に分類して、どのくらいの長さの音符なのかを平均したわけだ。結果は図表46のとおりで、主題旋律に含まれるかなり低い音または高い音は、中間の音と比較して一七パーセント長いことが判明した。

この節では、メロディーの定位置について二つの側面を論じた。(i)メロディーはそれぞれ、音符が上下する範囲（テッシトゥーラ）がある程度決まっている。(ii)メロディーは、固有の音域内をきわめて均等に使いながら変化する。(iii)メロディーは、音域の上限や下限のあたりで長く続きやすい。わたしの考えでは、このような性質を音楽が備えている理由

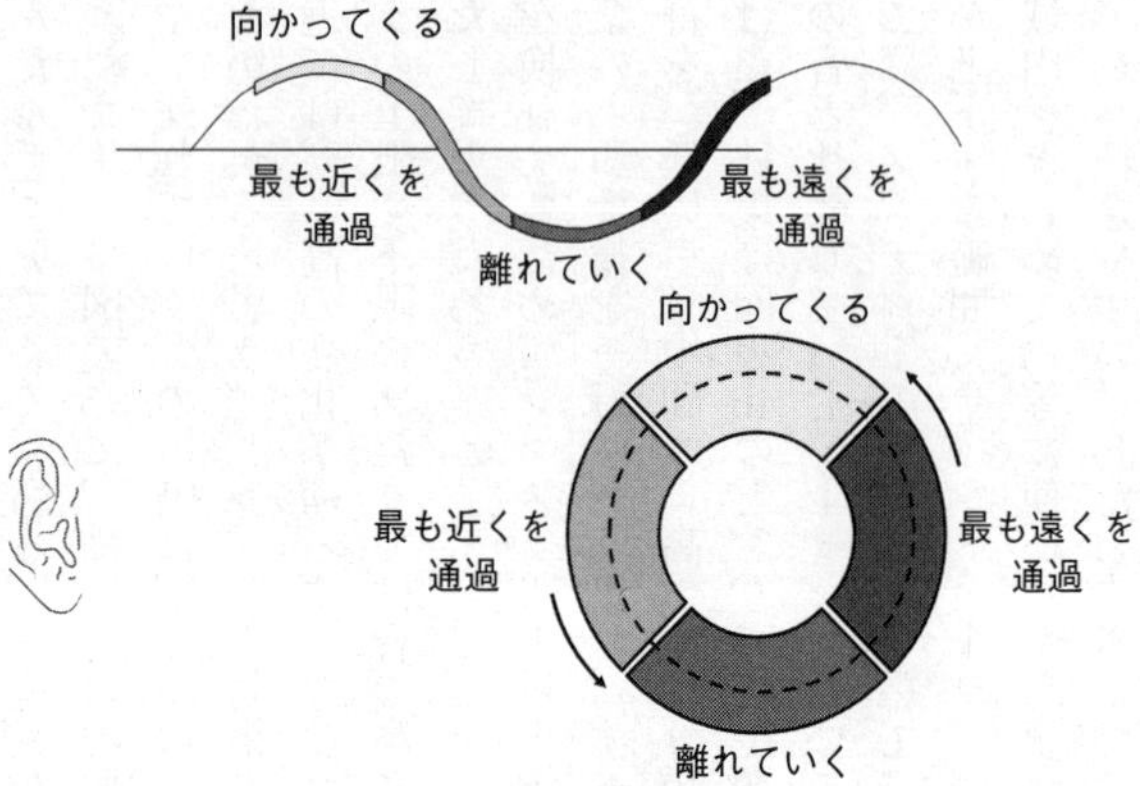

図表 45
ドップラー効果に伴う音域のうち、最高や最低に近いあたりでは、音高がゆるやかに変化する。図表 46 のとおり、音楽のメロディーにも同じ傾向がある。

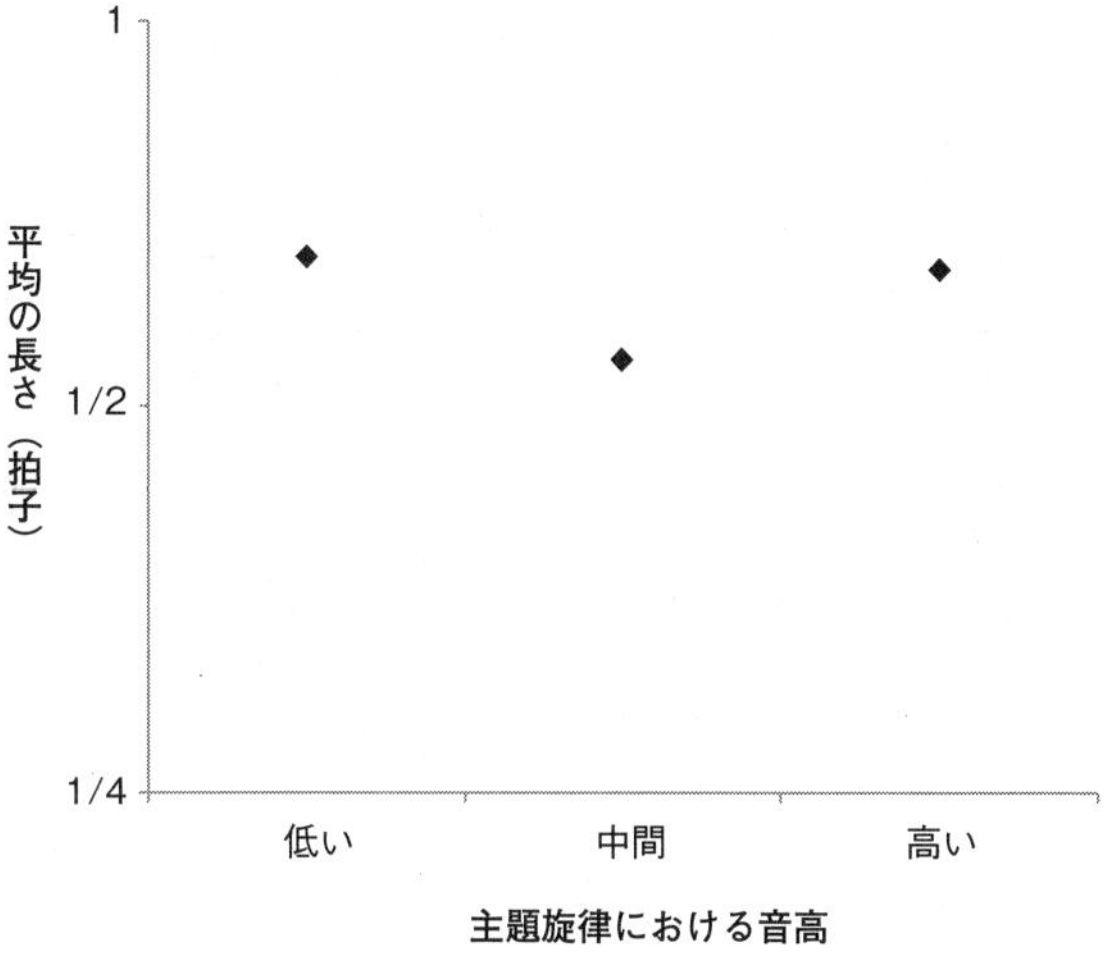

図表46
クラシック音楽の主題旋律を1万個抽出して、あらゆる音符を「低い」「中間」「高い」の3つに分け、音符の長さを平均したグラフ。主題旋律の中できわめて高い音や低い音は、中間の音よりも長い、という傾向が見て取れる（長さは対数平均により算出した。標準誤差はきわめて小さいため無視できる）。

は、ドップラー効果の特質にならっているせいだ。ドップラー効果を受けた音と同じように、一定の範囲に収まり、均等に散らばって、両端に長くとどまる。

6——速いテンポ、広い音高

前節では、メロディーの定位置、分散、長さの偏向を取り上げた。真っ先に論点にしたのは、メロディーがテッシトゥーラと呼ばれる〝檻《おり》〟に閉じ込められていることだ。わたしの説に従えば、テッシトゥーラの上限と下限は、架空の歩行者があなたのほうへまっすぐ向かっているときと、正反対に遠ざかっているときとの、ドップラー効果の範囲に相当する。さてこんどは、歩くスピードが速いと、ドップラー効果の幅が大きいという事実に注目してほしい。あなたの近くをのろのろ通り過ぎる車は、接近してくる高音と遠ざかっていく低音とのあいだにあまり差がない。けれども、あなたがもし高速道路の脇に立っていたら、通過音の音高は、ずっと大きく変化する。そう考えると、単純な推理が働く。速いテンポの曲は、メロディーの上下動の範囲が大きいはずだ。つまり、メロディー曲線が、文化的な淘汰を経て、歩行者のドップラー効果を模倣しているのだとすれば、テンポが速い（一分間あたりの拍子の数が多い）音楽はテッシトゥーラが広い、と予測できる。

そこでわたしは、大学院生ショーン・バーネットとともに、クラシック楽譜集

『Classical Fake Book』（Hal Leonard社刊）に収録されている全作品のテンポとテッシトゥーラの幅を調べ上げた（音楽主題事典にはテンポの記述がないため、ここでは使用しなかった）。図表47は、テンポに応じてテッシトゥーラの幅がどう変化するかを示している（統計の対象は、鍵盤楽器向けにつくられた曲のみ）。一見してわかるように、遅めのテンポの作品はテッシトゥーラの幅に差がないものの、速くなるにつれて急に幅が広がっていく。動作主の移動が速いとドップラー効果が大きくなるという現象から予想したとおり、テンポが速まるに従い、テッシトゥーラの幅が広くなるわけだ。あらためて考えると、驚くべき特質といえる。テッシトゥーラが広いほど演奏が難しくなるから、テンポはむしろゆっくりになってもよさそうな気がする。にもかかわらず、今回明らかになった性質はその逆なのだ。

もしかすると、別の理由を考える人もいるかもしれない。速いテンポの曲は、音楽の質（というものが何であれ）を強調しようとしがちで、だから音符の数が多いだけではないのか、と。そこで、学部生のケイトリン・モリスが、音量レベルの範囲――いわば〝音量のテッシトゥーラ〟の幅――とテンポとの関係を把握するため、デネス・アゲイ編のピアノ楽譜集『The Classical Period』に収録された五五曲を調べた。その結果をまとめたものが図表48で、音量が変化する範囲とテンポとの関係を表わしている。どうやら、これとい

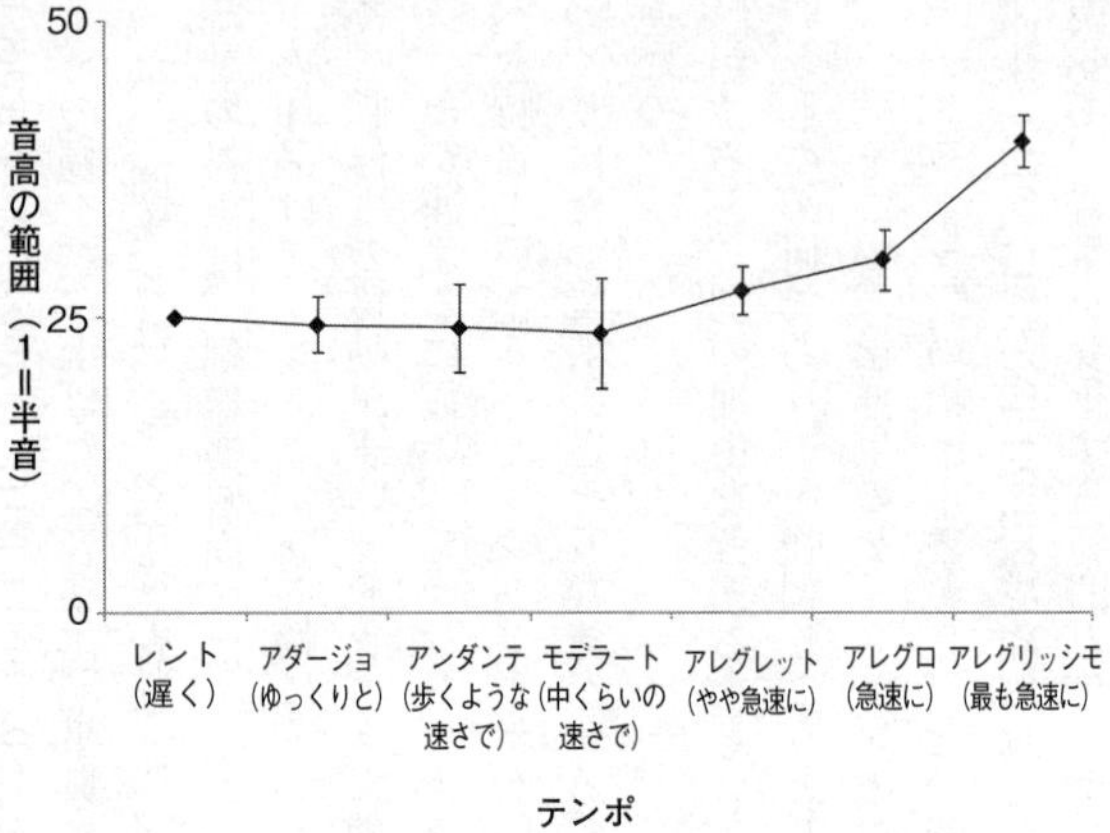

図表 47

メロディーのテッシトゥーラとテンポを対比したもの。テンポの情報が記載されている楽譜集『Classical Fake Book』の中から、鍵盤楽器向けに作曲された 92 作品すべてを選び出して調査した。このグラフから、テンポの速い音楽はテッシトゥーラの幅が広いと読み取ることができ、メロディーの音高はドップラー効果で解釈できるという仮説に一致する（鍵盤楽器向けではないメロディーも含め、全曲を対象にした調査でも、同じ結果だった）。今回、『Classical Fake Book』を使用した理由は 2 つ。第一に、和音を文字記号で示してあるため、楽譜の並びがシンプルであること。第二に、クラシック音楽の「フェイクブック（訳注：有名な楽曲を集め、伴奏ハーモニーなどを排して簡略化したメロディー譜）」のうちわたしが所有しているのは本書ただ 1 冊であり、偏りのないサンプルを集めるうえで手近な資料だったことだ。

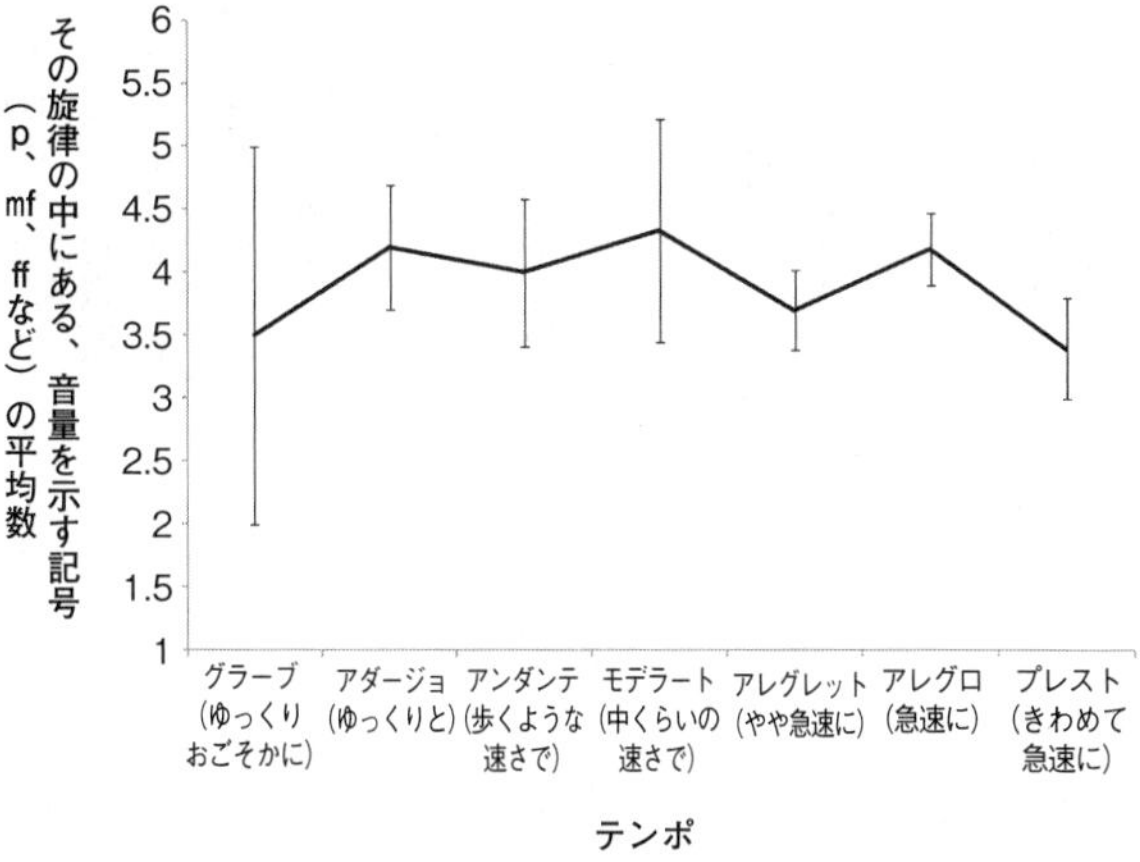

図表48
“音量のテッシトゥーラ”（すなわち、最小音量から最大音量まで）の幅と、テンポを対比したもの。デネス・アゲイ編『An Anthology of Piano Music,Vol. II: The Classical Period』に含まれる55作品をサンプルにした（音楽主題事典は、音量についての情報が記載されていないため、ここでは使用しなかった）。音高のテッシトゥーラの幅とは違い、テンポの速い曲であっても、“音量のテッシトゥーラ”はとくに変わらないという、予測どおりの性質が裏づけられた。このピアノ楽譜集を採用した理由は、わたしの手元にある類書の中で唯一、レッスン用ではなく本格的な記述の入ったアンソロジーだったからである。

った相関関係はなさそうに見える。したがって、テンポを速めることには、音楽性をより強調するような意図はひそんでおらず、図表47に示したテッシトゥーラの幅の広がりもそういった目的ではない。しかも、〝音量のテッシトゥーラ〟に変化がないという事実は、「音楽は人の動作音」と考えれば、いたって当然なのだ。第四章の「近さと力強さ」の節でくわしく論じたとおり、音量はおもに、聞き手との近さを表わす。あなたのすぐ近くにいる誰かが、ゆっくりとした速度で一連の短い動作をおこなったとしよう。次に、その人物に頼み、まったく同じ動作を猛スピードで——つまり、速いテンポで——繰り返してもらった、と想像してほしい。二回とも、空間的な動きの進行は違わないので、聞き手との距離の変わりかたも同一だ。比較すればたちどころに判明するとおり、遅くても速くても、音量の変化の流れには影響がない。だから、「音楽は人の動作音」だとすれば、音量は、音高とは異なり、音楽のテンポには左右されないはず、と見当がつく。テンポが速くなっても、音量は同じ——わたしたちの調査結果と一致する。

というわけで、テンポが速い音楽は、てきぱきと動く人物と似ている。テンポが上がるにつれて音高の幅が広がる一方、音量は変わらない。ようするに、このような研究結果によって、動作音の物理的な特性が音楽の構造にも見られると確かめられた。次の節では、引き続き、音楽の中の物理学を探りながら、ニュートンの第一法則（慣性の法則）との関連を取り上げる。

7——ニュートンの音楽第一法則

静止中の物体は、外部から力の作用を受けない限り、静止し続ける。また、移動中の物体は、外力を受けない限り、等速直線運動を続ける。これが、ニュートンの発見した「運動第一法則」、いわゆる「慣性の法則」だ。物理の基礎をなす法則の一つで、質量を持つすべての物体に及ぶ。人間には質量があるから、もちろんこの法則にあてはまる。さらに、音楽が、歩き回る人間の動作音を真似ているとすれば、音楽もニュートンの運動第一法則に縛られているにちがいない。さて実際、どうだろう?

答えを模索する前に、第四章でも論じた心理的な罠をあらためて取り除いておこう。音高を空間的に解釈してしまう勘違いが多い、という点だ。譜面で音符が上下に揺らいで描かれていること、ピアノの鍵盤上で手がせわしなく動くことなどから、音楽に慣性が反映されるとすれば、音高が同じ方向へ変化し続けるというかたちで表われるのではないか、とどうしても考えたくなる。しかし、これは危険だ。音高は、空間の位置ではなく、動作主の方向を示す、とわたしがさかんに主張していることを思い出してほしい。したがって、動作音高の変化は、動作主の空間的な位置が変わることではなく、移動の方向が変わることを意味する。

では、音高の意味を頭に入れたうえで、はたしてニュートンの第一法則は音楽にどんな影響を及ぼすと予想できるだろう？　メロディーの音高の変化は、架空の人物の移動方向が変わったことを意味する。そこで、考えてほしい。動作主の方向が変わった場合、なんらかの物理的なルールによって、そのまま変わり続ける傾向が強いだろうか？　ニュートンの第一法則にのっとれば、答えはノーだ。外部からの力が加わらない限り、またあらたに進行方向が変わることはないはずで、いちど変わったら、その方向へ直進していく。移動中のある物体が、何かの理由で向きを三〇度転換したとすれば、慣性の法則により、その新しい向きへまっすぐ進むのがふつうだ。ますます方向転換し続ける可能性は低い（速度の変化によってドップラー効果が生じる場合も、同様のことがいえる。いったん速度が変わったからといって、そのまま変わり続けるわけではない――が、ここでは、動作主の速度は一定として話を進めたい。音楽もそれぞれ特定のテンポを保つから、そういう前提のほうがふさわしい）。

そう考えると、動作主の音高は、運動の法則に従って、同じ高さにとどまりがちだ。もし変化したとなれば、こんどはそのあらたな音高――動作主の新しい進行方向――のまましばらく一定になりやすく、さらに変化し続けることは少ない。したがって、動作主の音高をめぐるニュートンの第一法則は、音高の変化には慣性の力が働かないということだ。慣性とは、空間的な変化が持続する現象をさし、速さや進行方向の変化にはあてはまらない。音高は、空間上の位置ではなく、速さおよび進行方向にかかわっているので、音高の変化には、続きやすいというような性質はない（音高の変化を無理やり空間的な事象にたとえるなら、ねばねばした液体の中にビー玉が浮いている状態を思い浮かべるといいかもしれない。フォークを差し込んで突っつけばビー玉は動くものの、突くのをやめたとたんにまた止まってしまう）。

メロディー曲線が、動作主のドップラー効果と同じように移り変わるとすれば、音高には、同じ方向――譜面でいうと上または下――に動き続ける〝慣性〟がない、と考えられる。そこでわたしは、大学院生のショーン・バーネットに頼んで、クラシック音楽の主題旋律を一万個すべて分析してもらった。その結果、音高には慣性がほとんど、あるいはまったくないことが明らかになった。やはり、人の動きにより生じるドップラー効果とメロディー曲線とには共通性があるのだ。具体的に述べると、音高が上か下へ半音だけ変わる場合、その次も引き続き半音上がる確率は四九・一四パーセント、引き続き半音下がる確率は五一・三三パーセント。半音二つぶん（全音）変化したあとは、さらに上がり続ける確率が四七・〇六パーセント、下がり続ける確率が五六・一七パーセントだった。したがって、音高は空間的な位置ではないと結論できる。もし空間的なら、いちど変化すると、慣性の働きによって、同じ種類の変化をさらに続けるはずだから、いま挙げた数字はどれも、五〇パーセントを大きく超えていなければおかしい。ところが、わたしが予想したように、いったん変わった音がますます変わり続けるといった傾向はほとんど見られない。音高はドップラー効果と似た性質を持っていて、ニュートンの第一法則から導き出した推論どおり、音高には慣性がない（方向転換には慣性の力が働かないからだ）。

わたしたちが割り出したデータを眺めると、同じ向きへ変化し続ける性質（すなわち、空間的な慣性の特徴）はとくになさそうだが、変化が半音一個のときも二個のときも、次は下がる可能性のほうがわずかながら高いというところに注目してほしい。ほんの少しではあるが、下向きの力が感じられる。これについて検証を進めるには、まず、わたしがいままで触れずにいた細かな点をいくつか説明しなければいけない。

生活環境の中では、音高は動作主の移動方向を表わすととらえるべきだが、もう少し厳密にいえば、聞き手の位置から見ての移動方向をさしている。これを念頭に置くと、じつは、動作音のドップラー効果は大きく二種類に分かれる。一つ目は、本節でいままで前提にしてきたように、動作主が向きを変える場合だ。しかし、二つ目として、動作主は向きを変えていないのに、ドップラー効果が起こる場合もある。こちらの音高変化は、日常なじみ深いはずで、動作主があなたのそばを通り過ぎる——たとえば列車が通過する——といった場面のたびに発生する。聞き手のすぐ脇を過ぎるとき、音高が落ちるのだ。つまり、なんらかの物体がただ一直線に動いていても、音高はやがて下がる（物体が聞き手めがけて真っ正面から進んできたり、聞き手とまったく正反対の方向へ離れていったりすれば、話は別だが）。だから、「ドップラー効果による音高の変化には、慣性の力が働かない」という表現は、厳密にはやや甘い。直進する移動体は、音高が下がり、かつ、（慣性によって）直進し続ける性質を持つため、そのような状況ならば、たしかに音高が下がり続ける。

音高が変化したとき、動作主が本当に向きを変えたのか、たんに直進して通り過ぎただけか、その区別ができさえすれば……！　それさえわかれば、前者なら、音高には慣性がない、後者なら、音高には慣性がある、と簡単に見当がつくだろう。いやじつをいうと、区別は可能だ。方向を変えたのであれば、意図的な動きだから、かなりすばやい（第四章の「人間の曲がりかた」の節で述べたように、平均して一歩でおよそ四五度曲がる）。さらに、聞き手に対して正面を向こうとする場合もあるし、背を向けようとする場合もある。すなわち、意図的な方向転換なら、音高の変化は大きく、方向としては上でも下でもかまわない。一方、音高が変わるもう一つのパターンであれば、動作主はまっすぐ進んで、通り過ぎる。この場合、音高が下がるあいだ多くの歩数を費やす。空間的な位置が継続して変わり続けなければいけないからだ。すると当然、一歩あたりの音高の変化は小さく、つねに下向きになる。

そこで、動作主が向きを変えているか、まっすぐ通過しているかの区別は、こうなる。音高が少しずつしか変わらなければ、動作主は直進しているだけなのだろう。しかし、変化が必ずしも小さくなく、下向きとも限らなければ、動作主は方向転換していると見るのが妥当だ。つまり、動作主は、音高に関して二つの手がかりを与えてくれている。(i)大きな音高の変化は、上方向にしろ下方向にしろ、動作主の方向が変わったことを意味する。(ii)音高の変化の大小にかかわらず、上方向であれば、動作主の向きが変わったと考えられる（直進しているときは、下方向しかありえない）。

このように考察していくと、ドップラー効果による音高の変化が慣性を示す場合は一つしかない。音高が少しだけ下がるケースだ。音高のわずかな下降は、動作主がまっすぐ進んでいるせいである可能性が高い。直進する動作主は、慣性のせいで直進し続けやすいから、音高の若干の低下に限り、慣性の力が働く。しかし、上方向の変化や、上下いずれかの大きな変化は、慣性を持ちえない。

音楽では、そうなっているだろうか？

証拠はすでに本章のいままでの中でそろっている。全般に見て、音高にはほとんど慣性がないことを思い出してほしい。同じ方向へ音高の変化が続く確率は五〇パーセント前後だった。しかしあらためて、変化の数字にもう少し目を凝らそう。半音一つぶん変わったあと、同じ方向へ変わり続ける可能性は、上方向が四九・一四パーセント、下方向が五一・三三パーセント（標準誤差はごくわずかで、それぞれ〇・〇〇五と〇・〇〇四。サンプル数が膨大なわりに、きわめて小さい）。全音一つぶんの変化のあとは、四七・〇六パーセントと五六・一七パーセントだ（標準誤差はともに〇・〇〇四）。これらの結果は、オハイオ州立大学のデイビッド・ヒューロン教授が著書『Sweet Anticipation』の中で紹介している、ポール・フォン・ヒッペルの研究成果とも一致する。そのデータでも、上方向には慣性が見られず、下方向にはそれなりの慣性がある。もっと大きな音高変化に関しては、上下とも、慣性が確認できない（つまり、同じ方向への変化が続く確率は五〇パーセント以下）。したがって、音高のメロディー曲線は、慣性があってもよさそうだとなんとなく感じるわりに、じつは基本的には、人の動作音と同じく慣性を持っていない——が、人の動作音と同じ状況で例外が生じて、慣性を伴う。「メロディーは、人の動作音に生じるドップラー効果に由来する」という仮説どおり、メロディーは、ニュートンの慣性の法則にもきちんとあてはまっているわけだ。

音高は同じ方向に変化し続けるのかということの問題には、もっと単純な考察をつけ加えることもできる。まず想像してほしい。ドップラー効果の生じた歩行音は、どんな音高の推移をたどるのが標準的だろう？　何の手がかりもなしに直感だけでいえば、次の足音も同じ音高のままに思える。けれども、たいがいは違う。いちばん自然な動きとして、動作主は、すでにめざしている方向へそのまま向かい続ける（慣性に従う）ことが多いはずだ。人間は――物体ほど絶対ではないにしろ――直進を続ける傾向が強い。したがって、音高の標準的な移り変わり、つまり最も可能性が高い変化は、少しずつ落ちていく、というかたちであるはずだ（動作主が方向転換するときにくらべると変化は小さい）。

さて、人の動作音についてもう一つ考えてみよう。あなたのそばで誰かが何かを、しかも、あなたに向けてやっていると仮定する。すると第一に、行為の向きをあなたの位置に合わせるため、その人物は意図的にたえず方向転換しなければいけない。しかし第二に、あなたから逸れる向きに変わることはありえない。なぜなら、おおよそあなたの方向めがけて動きだしたとはいえ、完全に正確ではないはずだからだ。もしそのまま直進したら、あなたをよけて通過する動きになってしまう。ずれた向きのまま単純にまっすぐ進むと、あなたの脇を抜けて去っていくことになる。したがって、相手に向かって動作をする人物は、たえず向きを変えて調整する必要に迫られ、かつ、相手から逸れる向きへはけっして方向転換しない。以上のことから、音楽は聞き手に向けての動作であるとの主張が正しければ、「小さな音高の変化は、下方向がふつう」に加え、「大きな音高の変化は上方向がふつう」という性質もあるはずだと推察できる。

音楽の中に、そのような性質が見られるだろうか？　メロディー曲線は、全般に、ゆっくりと下がっていくのか？　また、音高が下がる変化はわりあい小さく、上がる変化はわりあい大きいのか？　じつは、ナイメーヘン大学のピエット・G・フォスとジム・M・トルーストが、音楽主題事典『Dictionary of Musical Themes』の一部を使い、この性質をすでに立証している。わたしたちも、独自の研究として、同書のすべてのデータをあたってみた。大学院生ショーン・バーネットの手を借りて、音高変化の幅と、変化が上向きである確率との相関関係を調査した（確率が〇・五より大きければ「上向きの傾向が強い」、〇・五より小さければ逆に「下向きの傾向が強い」ことになる）。結果をまとめたのが図表49だ。音高の変化が小さい場合、確率はほとんどが〇・五を下回っていて、予想どおり、音高が下がる傾向にある。変化が大きい場合は、大半の確率は〇・五を上回り、こちらも予想どおりに、音高が上がる傾向といえる。

ドップラー効果による動作音の音高の上下には、もう一つ特徴がある。動作主がまっすぐ進みつつ通り過ぎるとき、音高は〝慣性〟でゆっくりと下がるばかりか、さらに下がっ

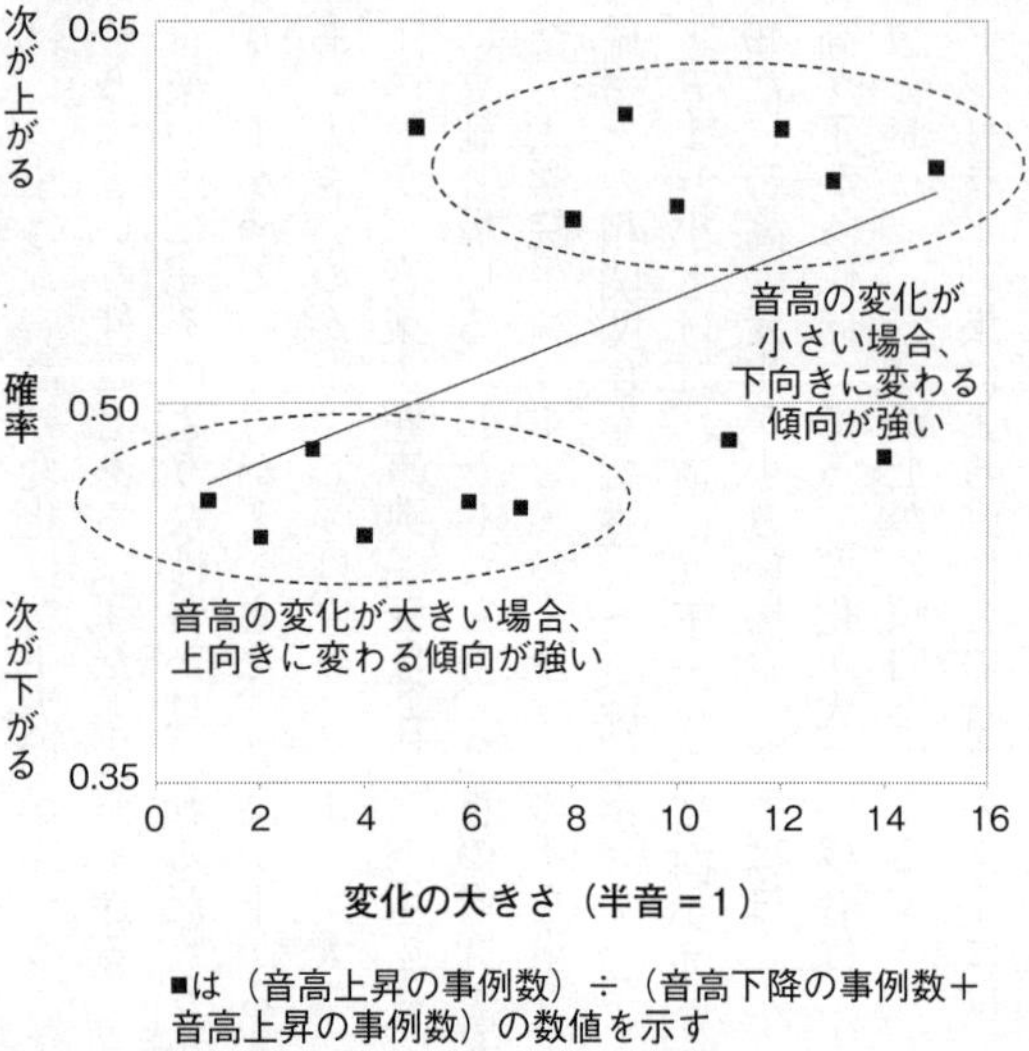

図表 49
縦軸は、次の音符の高さが上がる相対的確率を表わしている。バーロウとモーゲンスターンが編纂した『Dictionary of Musical Themes』を使い、収録されている1万個のクラシック音楽主題旋律を分析した。値が0.5であれば、音高が上がる確率と下がる確率が等しいことを意味する。横軸は、半音を1として、音高の変化の大きさを表わす。見てわかるとおり、小さな音高変化だと0.5を下回ることが多く、音高が下がる傾向にあるといえる。逆に、大きな音高変化のときは、上向きである可能性が高い。レンスラー工科大学の大学院生（当時）ショーン・バーネットがデータを集計した。

て標準以下のレベルへ突入する。たとえば、あなたの場所まで到達した列車は、最も高い音から標準の音高まで下がったあと、なおも下がり続けて、標準より低い音になりながら通過していく。そう考えると、この種の長いドップラー効果は、現実世界では上向きより下向きのほうが起こりがちなのだ。では、音楽に関しても、長い音高変化は下方向が多いのだろうか？　こちらも大学院生ショーン・バーネットが、一万個にのぼるクラシック音楽の主題旋律を分析した。具体的には、テッシトゥーラの上半分または下半分を横断する例を抜き出していった。「二個以上の音符が、テッシトゥーラの上半分か下半分の八〇パーセント以上をカバーしていること」を最低基準と定めた。その結果、条件を満たすものは合計二一万二五四二個あり、うち五一・八六パーセントが下方向だった。音符が二個だけではメロディーの変化とはいいがたいから、もっと条件をきつくすれば、下方向の割合が大きいという特徴が顕著に現われるのではないか、と考えて、ふたたび集計した。音符の数を「五個以上」と改めたところ、予想どおり、条件を満たす一万二一九個の中で五四・二二パーセントが下向きと判明した。

続いて、同じ流れでさらにもう一つ、現実の生活環境における規則性を取り上げてみよう。直進に伴う音高の下降は、動作主が近いときと遠いときのどちらが起こりやすいだろうか？　動作主がはるか遠くにいる場合、下がっていく音を長く続かせるには、向きを変えずにかなりの歩数をまっすぐ進まなければいけない。しかし、そういう長距離を歩くとなると、途中で方向を変える確率も高い。一方、近くにいる動作主なら、もっと少ない歩数の直進によって、はっきりと下がる音を出せる。したがって、下向きのドップラー効果は、動作主が近いときに起こることが多い。音楽にも、同じ傾向があるのか？　第四章で述べたように、聞き手との距離は、音楽では音量というかたちをとる。となると、曲の中で音量が大きな部分（動作主がより近くにいることを表わすメロディー）では、音高が下がっていく傾向がそれなりに見られるはずだ。レンスラー工科大学の大学院生ロマン・ウェーバーが、デネス・アゲイ編『The Classical Period』を使用して、テッシトゥーラの少なくとも半分を横断する例を調べ上げ、音高の下降と音量との相関性を確かめた。図表50で明らかなとおり、案の定、大音量のメロディーでは音高が大きく下がりやすく、生活環境の音の変わりかたと一致している。

メロディーの音高がドップラー効果を表わすとしたら、ニュートンの第一法則が反映されるはずで、以上のように、しかるべきところに間違いなく反映されていることが確かめられた。曲の音高は動作主の方向を示すから、法則のとおり、音高には基本的に慣性がない。しかし細かくいえば、上方向と下方向のドップラー効果には異なる特徴があり、メロディーにも同じ特徴がある。人の動作音と同様、音高が小さく下がる場合のみ、例外的に

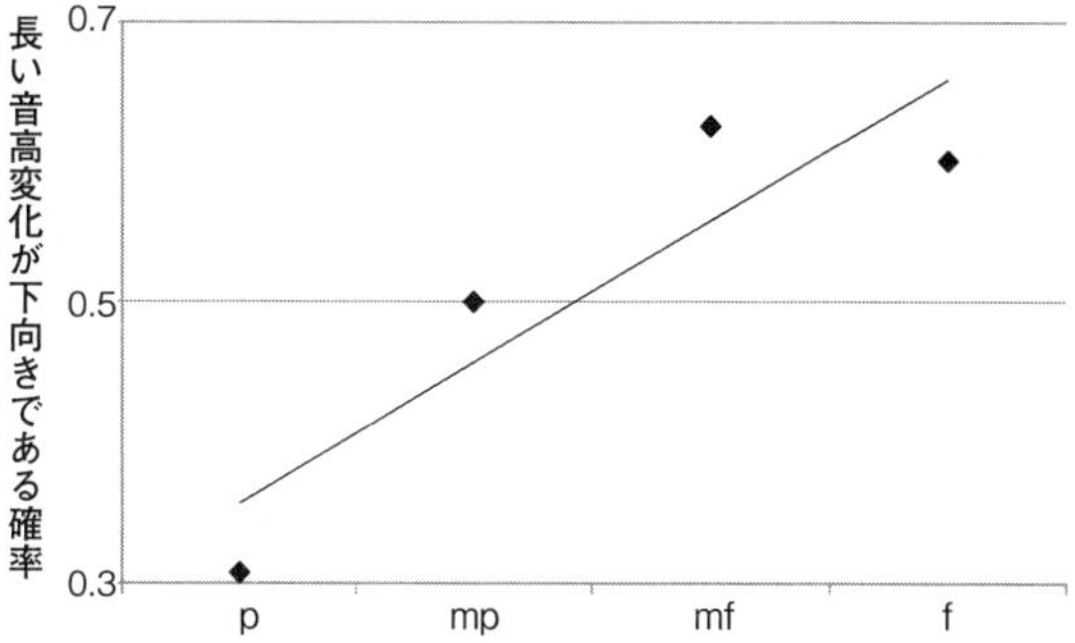

図表50
デネス・アゲイ編『An Anthology of Piano Music, Vol. II: The Classical Period』に入っている37作品について、テッシトゥーラの半分以上にわたる音高変化の事例を調べたもの。条件を満たすメロディーは40個あり、そのメロディーの間の音量と、変化が上方向か下方向かの相対的確率とをグラフ化した。音量が大きいメロディーほど、長い下向きの変化である可能性が高くなっている。人の動作音から推測したとおりの結果が得られた。

慣性の力が働く。また、メロディーは全体としてゆるやかな下降傾向を持ち、この点も、直進する人の動作音の音高がゆっくりと下がる事実と符合する（正確に聞き手の方向、あるいは正反対の方向へ進む場合は除く）。さらに、大きな音高変化は下向きより上向きであることが多く、動作主が聞き手に向かって行為をおこなうケースとよく似ている。そのうえ、メロディーの長い変化は上向きより下向きがふつうで、これまた人の動作音と共通の特徴だ。最後に、近くにいる動作主と同じく、曲の中で大音量の部分は、より大きく音高が下がる確率が高い。

この章では、ここまでおもにリズムとメロディーを話題にしてきた。音量に関しても、「アンコール4、6、7」でいくらか扱ったが、本書の最後を飾る次節は、音量を議論の中心にすえ、「音楽における音量は、動作主の近さと酷似している」という点をさらに裏づけていきたい。

8――ほどほどの出会いと別れ

第四章の「遅い音量、速い音高」と題した節で、音量はゆっくり変化すること、動作主が聞き手との距離を変えるのに要する時間とよく似ていることを説明した。ただ、そうとはいいきれないケースもある。もし動作主がいやに聞き手の近くをうろつく人だったら、少し距離が変わっただけで、音量はだいぶ大きく変化するかもしれない。音量は距離の二乗に反比例するからだ。しかし現実生活では、相手がそんなすぐそばを移動するのは珍しく、ふつうはほどほどの距離を置いて出会ったり別れたりする。日常的に耳にする足音は、たいてい数メートルから一〇メートルくらい離れている。一メートル以内の近さだったり、反対に、何百メートルも遠くだったりする場面はまれだろう。距離が〝ほどほど〟であれば、ごくわずかな歩数で急激に音量が変わることはない。もっと多くの歩数を必要とするはずだから、第四章で見たように、曲の音量が拍子およそ一〇個ぶんで変わるというのは、納得のいく数字だ。

ふだんの経験上からもそういえるし、個々の行為は平均的なほどほどの距離でおこなわれると見るのがやはり自然だろう。第四章の「音楽上のめぐり合い」の節で述べた、よくある出会いと別れのパターンを思い出してほしい。A―B―C―Dという円形の動き全体の〝重心〟が、ごくふつうの出会いのふつうの距離にあたる。すると、動作音には〝典型的〟と呼べる音量があるわけだ。そこから推察すれば、音楽にも曲ごとに基準となる音量があり、そこで費やす時間が長く、そこから離れるほど時間が短くなるのではないか、と考えられる。動作音の場合、ドップラー効果による音高変化の散らばりかたはきわめて均等だが、音量の分布はかなり偏っている。音楽も同じだろうか？　平均的な音量の時間がいちばん長く、極端な音量はめったにないうえ、平均からかけ離れた音量ほどまれ、となっているのか？

おおざっぱに結論をいえば、たしかにそういう傾向がある。メゾフォルテを中心にして、音量が大きくなるほど、あるいは小さくなるほど、あまり使われなくなる。レンスラー工科大学の学部生、ケイトリン・モリスとエリック・ジョーダンが、曲の中でどんな音量がどのくらい長く使用されているかを調べた。結果をまとめたのが図表51だ。明確な〝山〟がグラフに表われている。中程度の音量が使われる時間が長く、極端に大きかったり小さかったりする音は少ない（おおまかには予想したとおりだが、***p***〔ピアノ〕や***f***〔フォルテ〕にくらべ、中央の***mf***〔メゾフォルテ〕がややくぼんでいて***p***の時間が最も長い）。

ほかにも指摘できる点がある。明らかに、聞き手のすぐそばより遠くのほうが面積（空間）が広い。そのため、動作主は平均以下の距離にいることより、平均以上の距離にいることが多い。だからグラフは、だいたい山型を描くだけでなく、平均以上の音量よりも平均以下の音量のほうが一般的であると示すはずだ。図表51の分布は、まさにそうなっている。

さらにもう一つつけ加えたい。動作主は、聞き手のわりあい近くより遠くにいる時間が長いほか、いざ近くまで来たかと思うと――すなわち、音量が大きい状態になると――わ

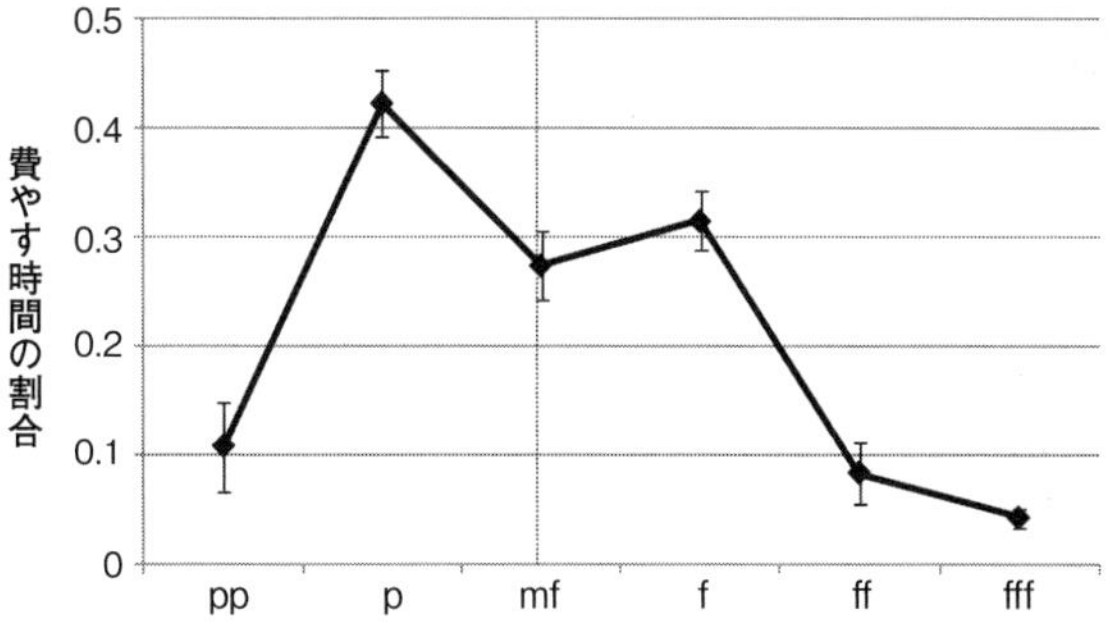

図表51
作品ごとに、どんな音量でどのくらいの割合の時間を費やしているか調べたもの。デネス・アゲイ編『An Anthology of Piano Music, Vol. II: The Classical Period』に収録された43作品について、平均を計算した。

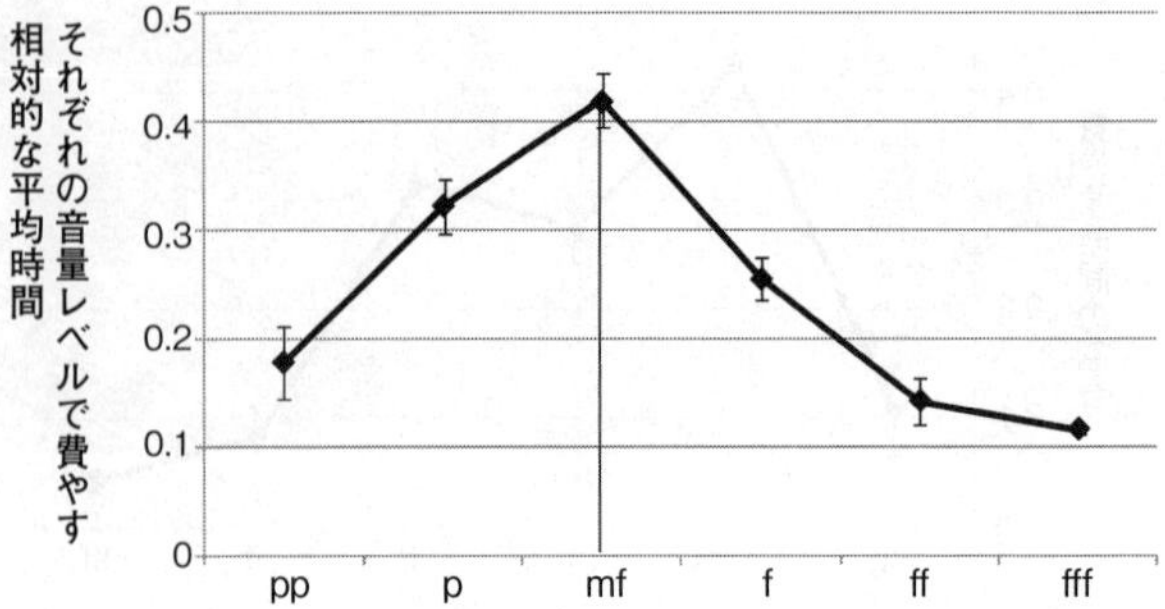

図表 52
曲ごとに、それぞれの音量レベルで費やす平均時間を集計したあと正規化（= 合計が 1 となるように数値化）し、さらに、デネス・アゲイ編『An Anthology of Piano Music, Vol. II: The Classical Period』に収録されている 43 作品全体の平均を出したグラフ。非対称であることがわかる。“遠く” と “近く” では空間の量に差がある事実から察したとおり、音楽には、平均より大きな音量にくらべて小さな音量で費やす時間のほうが長いという傾向がある。

りあいすぐに離れていく。なぜか？　それは、〝遠く〟と比較すると〝近く〟は面積が狭いだけに、相手は近い範囲からたちまち外れてしまいやすいせいだ。同じくケイトリン・モリスとエリック・ジョーダンの調べによって、これもまた、音楽にあてはまることが証明された。

分布グラフ（図表52）は予想どおり、「音量とは聞き手との距離である」との仮説を裏づけている。(i)人との出会いには典型的な距離というものがあり、(ii)累計で見ると、近くより遠くで費やす時間が長く、(iii)近くにいる時間は、遠くにいる時間より短時間で終わってしまう。

解説　文化と人間の「共進化」

東京工業大学准教授・美学者
伊藤亜紗

本書は、*Harnessed: How Language and Music Mimicked Nature and Transformed Ape to Man*（BenBella Books, 2011）の全訳である。著者のマーク・チャンギージーは、カリフォルニア工科大学、レンスラー工科大学でキャリアを積んだ理論神経科学者。しかし彼の活動はアカデミズムの枠にとどまらず、科学者として得た知見を製品開発につなげる起業家としての顔も持つほか、小説を出版したり、展覧会をキュレーションしたり、テレビ番組に出演したりと、実に多彩な顔を持っている。

本書の原題、ポイントは「Harness」という言葉が持つニュアンスだ。この語は名詞だと「馬具」や「革ひも」を意味するが、動詞では「The dam harnesses water power」といった使い方をする。日本語に直すと「ダムは水力を利用している」としか訳しようがないが、この「利用」の背後には、「自然の力をうまく利用する」というニュアンスがある。つまりこれは、「ヒトをヒトたらしめる言語や音楽が、いかに自然の力をうまく利用してきたか」についての本なのだ。

どういうことか。その意味するところを明らかにする前に、本書がいわば「続編」として書かれていることを押さえておかなければならない。本文中でもたびたび言及があるように、本書が出版される二年前、チャンギージーは *The Vision Revolution: How the Latest Research Overturns Everything We Thought We Knew About Human Vision*（邦訳『ヒトの目、驚異の進化――視覚革命が文明を生んだ』、ハヤカワ・ノンフィクション文庫）という本を世に送り出している。この本でチャンギージーがとりあげたのは、ヒトの視覚をめぐる四つの「なぜ」だ。すなわち「ヒトの目はなぜ色を知覚する能力を発達させたのか」「なぜ人間の両眼は前向きについているのか」「なぜ錯覚が生じるのか」「なぜヒトは文字を読むことができるのか」である。

四つの議論のすべてを追うことはできないので、ここでは本書の序章でも触れられている「文字」に関する議論だけを紹介しておこう。

チャンギージーによれば、私たちが文字で書かれた文章をものすごいスピードで処理できるのは、それがものに似ているからだ。複数のものが隣接していたり、部分的に隠れていたりするとき、輪郭線は互いにさまざまな仕方で結合する。逆に言えば、その結合部分のパターンを見れば、ものがどのような仕方で配置されているかが分かる。ところで、世界中の言語で用いられている文字は、要素に分解していくと、実はこうした結合部分にあらわれる特徴的なパターンから作られている。つまり文字は、私たちが自然界を認識するときに用いている能力をそのまま転用できるようにデザインされているのだ。こんなびっくりするような議論を、チャンギージーは、諸言語の文字における特定のパターンの出現頻度を自然界におけるそれと比較するなどの手法を用いて、あくまで科学的に実証していく。

このような前著の議論を踏まえれば、「Harness＝自然の力をうまく利用する」の意味はもうお分かりだろう。私たちが進化の過程で手に入れたと思っている本能は、実はもともと自然の中で培われた脳の機能をうまく再利用して、転用したものにすぎないのだ。このような仮説はチャンギージーひとりの奇想では全くない。たとえば、チャンギージーがしばしば引用する神経学者スタニスラス・ドゥアンヌは、これを「神経回路のリサイクル」と呼んでその説を裏付けている。

チャンギージーが本書で試みているのは、こうした「転用」のプロセスを、視覚だけではなく聴覚的な活動についてもあてはめてみることだ。ヒトをサルから区別するとされる二つの能力、すなわち「話し言葉」と「音楽」。それらは本当にヒトが新たに獲得した能力なのか？　むしろ、「Harness＝自然の力をうまく利用する」ことによって獲得した、再利用の産物なのではないか？

まず「話し言葉」から。チャンギージーは、人間の話し言葉が、固体の物理現象によって生じる音に似ていることを指摘する。その物理現象とは、「ぶつかる」「すべる」「鳴る」。私たちの耳が自然界で聴いている音は、つきつめるとこの三つの現象によって生じる音から構成されており、言葉は、それらを聞き分けるために私たちが獲得した能力をうまく転用している、というのだ。

たとえば、tellとsell。これらが韻を踏んでいると感じられるのは、その音が、同じ物体が立てる二つの異なる音に対応しているような印象を受けるからではないか、とチャンギージーは言う。最初に無声の破裂音が来るtellは、物体が何かにぶつかってその音が共鳴して鳴っている感じ。対して無声の摩擦音が来るsellは、同じその物体が何かの上をすべってその音がやはり共鳴して鳴っている感じ。録音した音を逆再生すると不自然に感じられるのは、「鳴ってからぶつかる」のような自然界ではありえない物理現象に対応した音になってしまうからだそうだ。

度肝を抜かれたのは、文末のイントネーションについての説明である。なぜ私たちは平叙文の末尾で音を下げ、疑問文では上げるのか。チャンギージーの見立てでは、秘密をひもとく鍵はドップラー効果にある。音源が自分の横を通過するとき、通過直前で音は低くなり、通過直後から音は高くなっていくように聞こえる。この下がって再び上がるパターンこそ、文の終わりと再開を示す印に対応しているのではないか、というわけだ。逆に疑問文は、音源が自分に向かって迫ってきているときの聴こえ方である。そのような場合には音は高くなっていくように聞こえるからだ。人間の耳がドップラー効果を聞き取る精度は非常に高いらしい。救急車のサイレンや電車のような極端な音源でなくても、私たちは無意識的に音の高低を感じ取ってものの移動を把握しているのだそうだ。

次に「音楽」。チャンギージーの推理は、音楽を人間の動作音と結びつける。たとえば、曲の最後でテンポがゆっくりになるのは、人間が動作を止めるときにそのような特徴を持っているからである。ボールがバウンドしていくときを想像すれば分かるとおり、ものの場合にはそうはいかない。むしろ静止の直前は間隔が短くなり、速度は速くなるからだ。拍子はもちろん、人が歩くときの足音である。実際、拍子と拍子のあいだにある音の数は平均一個で、歩くときに手や足が立てるノイズの数と同じ傾向があるとチャンギージーは指摘する。

重要なのは、こうした議論全体を通して、チャンギージーの文化観が明らかになってくることだ。これは、あくまでヒトの視覚の進化の問題として書かれていた前著では強調されていなかった論点で、たいへん興味深い。

チャンギージーは、文化と人間は「共進化」の関係にあるのではないか、と言う。なぜ、原始時代のホモ・サピエンスと現代のヒトが、生物学的には同じ体を持つにもかかわらず、全く異なる存在に見えるのか。それは人間をとりかこむ文化が、ヒトが新たな能力を獲得したように見えるような仕方で進化したからなのである。ランがハチドリの形に合わせて進化し、ハチドリがランの形に合わせて進化したように、文化が、人間の能力に合わせて話し言葉や音楽を生み出し、そのことがこれまでにない人間の能力を引き出している。文化も生命体のようなものだ、とチャンギージーは言う。文化と人間は、ともに相互作用しながら進化している。そう、文字通りの環境としての自然がそうであるように。文化は自然界を模倣している。

自然と文化のパラレルな関係を知ったからだろうか、本書を読み終えたあとに覚えたのは、本文の内容とはむしろ逆向きの錯覚だった。それが文化のルーツだと思うと、逆に物音がしゃべっているように聴こえたり、ヒトの足音が歌っているように感じられたりするようになったのだ。自然が文化に聴こえる。もちろん、パラレル関係の痕跡は私たちの意識ではとらえようもないものなので、あくまで錯覚でしかないのだが。
いま、自宅の二階でこの原稿を書いている。窓の外では、風が物干し竿をゆらし、自転車がガタガタと走り去り、お年寄りが歩行器で散歩し、遠くでは工事現場の物音が響いている。私はそのどれも実際に目にしたわけではないが、自転車のカゴに固いものが入っていることや、お年寄りが歩行器を左右に振る癖があることを、ありありと感じ取ることができる。目の見えない人が聴覚で世界を感じ取るように、私たちの耳も、見えていない出来事を見る力を持っている。なぜ、私たちの耳は、こんなにも世界の音に吸い寄せられるのだろう。環境が私たちの体を粘土のように捏《こ》ねている、そんなちょっと不気味なイメージがうかぶ。

二〇二〇年一〇月

付録

言語データ

言語構造に関するデータは、以下に挙げる18の言語から収集した。インド・ヨーロッパ語族＝1英語、2ドイツ語、3スペイン語、4ベンガル語、5ボスニア語。アルタイ語族＝6トルコ語。アメリカ語族＝7イヌクティトゥット語、8タイノ語、9ユカテク語（マヤ語）。アフリカ語族＝10ランゴ語、11ソマリ語、12ウォロフ語、13ズールー語、14ハヤ語。オーストロネシア語族＝15フィジー語、16マラガシー語。ドラヴィダ語族＝17タミル語。東アジア語族＝18日本語。

めいめいについて日常的な単語のサンプル（言語1つにつき平均937語、標準誤差134）をとったうえで、共鳴音ではない音が3個以下の単語（平均775語、標準誤差103）に絞って分析した。多くは、英語ふうに音訳された辞書を用い、その音訳の音韻構造を研究の素材とした（音素を破裂音、摩擦音、共鳴音に分類することが目的だからである）。活用した情報源は多岐にわたる（一部を付表1に示した）。サンプルの各単語に含まれる音を3つのグループに分け、破裂音をb、摩擦音をs、共鳴音を（連続する場合は1つにまとめて）aと置き換え、パターンごとの語数を調べた。共鳴音には、母音のほか、共鳴子音（y、w、l、r、m、n、ngなど）も含めてある。また、母音で始まる単語はたいがいその前に声門子音（破裂音として扱う音）を伴うので、母音を示すaの前にbを追加した。破擦音（chやjなど）はbsと記した。結果として、それぞれの言語の中にどんな構造の単語が何個あったかを、付表2にまとめた。共鳴音で始まる語に関しては、共鳴音以外の音が2個以下のもののみ集計した。理由は、本文中で述べたとおり、そのような語の場合、一連の音が耳には聞こえない衝突で始まると予測できるためである。単語から音韻の構造パターンへ移し替える作業が適切であったかを確かめるため、ドイツ語を母国語とする第三者に依頼して、わたしたちが選び出したドイツ語の単語863個を同様のやりかたで分類してもらった。最初にわたし（筆者）が集計した頻度数と対比し、両対数グラフを描くと、その近似式は$y = 0.95x^{0.92}$、すなわち両者はほぼ同一（$y = x$）であり、決定係数は$R^2 = 0.88$だった。

付表１

単語の構造パターンを分析する際、サンプルとして使った言語の一覧。さらに、単語を選定するとき利用した情報源と、音素を破裂音、摩擦音、共鳴音に分類するとき利用した情報源（最低１つ）を付記した。

A：日常単語を選ぶうえで利用した情報源
B：音韻に関する情報源
（※＝2020年9月14日現在、アクセス不能）

インド・ヨーロッパ語族

1　英語
A　American National Corpus, http://americannationalcorpus.org/SecondRelease/data/ANC-spoken-count.txt
2　ドイツ語
A　http://www.wortschatz.uni-leipzig.de/Papers/top1000de.txt
B　http://en.wikipedia.org/wiki/German_orthography
3　スペイン語
A　http://en.wiktionary.org/wiki/Wiktionary:Frequency_lists/Spanish1000※
B　http://en.wikipedia.org/wiki/Spanish_alphabet
4　ベンガル語
A　http://www.websters-online-dictionary.org/translation/Bengali+%2528Transliterated%2529/※
B　http://www.prabasi.org/Literary/ComposeArticle.html
5　ボスニア語
A　http://www.websters-online-dictionary.org/translation/Bosnian/※
B　http://en.wikipedia.org/wiki/Bosnian_language

アルタイ語族

6　トルコ語
A　http://www.turkishlanguage.co.uk/freqvocab.htm※
B　http://www.omniglot.com/writing/turkish.htm

アメリカ語族

7　イヌクティトゥット語
A　http://www.websters-online-dictionary.org/translation/Inuktitut+%2528Tra

nsliterated%2529/ ※

B http://en.wikipedia.org/wiki/Inuit_phonology.
http://www.rrsss17.gouv.qc.ca/en/nunavikllangue.asp ※

8 タイノ語

A http://www.websters-online-dictionary.org/translation/Taino/ ※

B http://en.wikipedia.org/wiki/Ta%C3%ADno

9 ユカテク語（マヤ語）

A http://www.websters-online-dictionary.org/translation/Yucatec/ ※

B http://en.wikipedia.org/wiki/Yucatec_Maya_language

アフリカ語族

10 ランゴ語

A http://www.websters-online-dictionary.org/definition/tango-english/ ※

B http://sumale.vjf.cnrs.fr/phono/AfficheTableauOr-tho2N.php?choixlangue=dholuo ※

11 ソマリ語

A http://www.websters-online-dictionary.org/translation/Somali/ ※

B http://en.wikipedia.org/wiki/Somali_alphabets.
http://en.wikipedia.org/wiki/Somali_phonology

12 ウォロフ語

A http://www.websters-online-dictionary.org/translation/Wolof/ ※

B http://www.omniglot.com/writing/wolof.htm
http://en.wikipedia.org/wiki/Wolof_language

13 ズールー語

A http://www.websters-online-dictionary.org/definition/lulu-english/ ※

B http://isizulu.net/p11n/

14 ハヤ語

A http://www.websters-online-dictionary.org/translation/Haya/ ※

B http://en.wikipedia.org/wiki/Haya_language

オーストロネシア語族

15 フィジー語

A http://www.websters-online-dictionary.org/translation/Fijian/ ※

B http://en.wikipedia.org/wiki/Fijian_language

16 マラガシー語

A http://www.websters-online-dictionary.org/definition/Malagasy-english/※

B http://en.wikipedia.org/wiki/Malagasy_language

ドラヴィダ語族

17 タミル語

A http://www.websters-online-dictionary.org/translation/Tamil+%2528Transliterated%2529/※

B http://www.omniglot.com/writing/tamil.htm.
http://portal.unesco.org/culture/en/files/38245/12265762813tamil_en.pdf/tamil_en.pdf※

東アジア語族

18 日本語

A http://www.jpf.org.uk/language/download/VocListAAug07.pdf

B http://en.wikipedia.org/wiki/Japanese_phonology

付表2

単語の構造パターンの頻度数。わたしたちが集めた18種類の言語すべてのデータを合算した。本文中で述べてあるとおり、共鳴音ではない音の続きかたを分類したもの（bは破裂音、sは摩擦音を示す。aは共鳴音だが、1つまたは複数が語頭にあるときのみ表記してある）。

	インド・ヨーロッパ語族					アルタイ語族	アメリカ語族		
型	1	2	3	4	5	6	7	8	9
	英語	ドイツ語	スペイン語	ベンガル語	ボスニア語	トルコ語	イヌクティトゥット語	タイノ語	ユカテク語
a	63	42	45	29	13	47	3	16	32
b	105	99	155	180	27	124	39	46	70
s	71	74	55	33	11	48	5	6	28
ab	70	37	49	55	28	51	34	13	23
as	45	18	20	12	13	33	2	2	15
bb	135	105	176	214	38	162	151	47	92
bs	93	80	132	88	30	106	12	3	66
sb	66	72	47	62	23	52	17	7	33
ss	33	26	20	9	10	24	3	0	10
abb	9	4	8	18	7	19	54	1	8
abs	23	9	6	24	6	15	3	5	10
asb	14	26	7	11	9	15	8	1	3
ass	6	2	5	1	1	8	1	0	0
bbb	21	20	31	56	20	59	247	10	15
bbs	44	23	62	70	18	43	13	9	31
bsb	37	38	52	69	32	92	40	7	43
bss	19	12	22	9	8	12	0	0	4
sbb	18	27	7	19	7	18	31	2	10
sbs	15	8	8	21	13	13	2	0	8
ssb	11	11	6	1	6	19	7	0	4
sss	3	3	1	3	3	3	0	0	0
合計	901	736	914	984	323	963	672	175	505

アフリカ語族					オーストロネシア語族		ドラヴィダ語族	東アジア語族
10	11	12	13	14	15	16	17	18
ランゴ語	ソマリ語	ウォロフ語	ズールー語	ハヤ語	フィジー語	マラガシー語	タミル語	日本語
52	43	78	36	11	71	98	9	33
103	118	70	149	67	120	129	36	75
16	76	32	19	8	49	112	8	36
78	44	56	49	9	41	102	13	56
34	32	11	32	3	28	71	7	17
134	167	66	411	138	70	188	28	174
98	101	43	211	58	40	102	14	55
17	89	27	25	2	40	162	21	74
8	27	6	12	2	14	84	6	26
41	18	7	16	3	13	55	1	21
37	10	4	15	2	7	74	4	19
12	18	7	8	0	5	22	1	3
3	4	1	11	0	2	8	0	3
57	47	9	381	106	12	51	7	69
28	29	16	234	56	2	82	10	57
68	49	24	206	41	15	36	7	55
11	13	1	83	7	9	15	2	11
1	30	1	7	0	9	36	6	27
0	17	6	3	1	6	75	4	18
0	22	2	2	0	2	25	7	6
0	5	0	3	0	3	10	3	1
798	959	467	1913	514	558	1537	194	836

動画データ

わたしたちの仮説によれば、ヒトの聴覚システムが発達したおもな理由は、肉眼で確認可能な固体のあいだで起こる物理現象を聞き分けるためだ。そこで、測定者に訓練をほどこしたのち、動画に含まれる物理現象をもとに、“ぶつかる”“すべる”がどのように連続しているかを記録した。耳に頼ると、自然界の事象で生じる音のうち、言語に似た音のパターンばかりを多く聞き取ってしまう恐れがあると考えて、それを防止すべく、測定は目で見て（つまり、音声を消して）おこなった。使用する動画は、固体の“典型的な”物理現象が映っている可能性の高い5つのジャンルから選んだ。以下に、そのジャンルと、動画へのリンク（および再生時間）を記しておく。

以下に挙げた動画の合計時間は67分。物理的な相互作用（すなわち“ぶつかる”または“すべる”）が3つ以下連続する場面だけを取り出したところ、事例数（3名の測定者の平均）は504.7だった。測定者3名が作成した相対度数分布の決定係数は、R^2=0.51、R^2=0.63、R^2=0.48。続いて、同じ動画をもういちど、こんどは音声つきで再生しながら計測した結果、音声なしのときと非常に近い数値だった（決定係数は、R^2=0.857）。また、計測のためのトレーニングの際、わたし（筆者）が、物理現象を自ら実地録音したサンプルを用意し、2名の測定者に耳だけを使って計測させてみた。両名の出したデータと、実際の録音内容との決定係数は、R^2=0.63およびR^2=0.64だった。

（※=2020年9月14日現在、アクセス不能）

料理（23分）

http://www.youtube.com/watch?v=6s_hRrQZ3E　(9:29) ※
http://www.youtube.com/watch?v=Y36zlNLIdyQ　(3:49) ※
http://www.youtube.com/watch?v=Enytl9Epfcs&feature=related　(9:50)

組み立てかたの説明（17分）

http://www.youtube.com/watch?v=fOofJFyu9s8　(1:38)
http://www.youtube.com/watch?v=Y-oPmSCIQPw　(0:48) ※
http://www.youtube.com/watch?v=Z_8otugkqxM　(2:31) ※
http://www.youtube.com/watch?v=hsd7vne65nA　(4:55)
http://www.youtube.com/watch?v=Dd8Y5prcCos　(7:39)

おもちゃで遊ぶ子ども（7分）

http://www.youtube.com/watch?v=yRPoBXZcx_o　（1:56）
http://www.youtube.com/watch?v=_1-TbrU8W0M　（1:17）
http://www.youtube.com/watch?v=4gYMerbfYpM　（1:10）
http://www.youtube.com/watch?v=O28i03T82EE&NR=1（0:46）
http://www.youtube.com/watch?v=BSbV4U62Mg0&feature=related（1:45）

エアロビクス（8分）

http://www.youtube.com/watch?v=RKoKtHzrTEw　（2:23）
http://www.youtube.com/watch?v=KXpbCQ6kIVQ&feature=related（1:59）※
http://www.youtube.com/watch?v=VY9g7koP8yQ　（3:41）※

家族の団らん（11分）

http://www.youtube.com/watch?v=H11dO6tr3v4　（2:43）
http://www.youtube.com/watch?v=m_q6QRD4hLU　（8:16）

本書は二〇一三年八月に講談社より『〈脳と文明〉の暗号——言語・音楽・サルからヒトへ』として刊行された作品を改題、新規に解説を付して文庫化したものです。

音楽嗜好症《ミュージコフィリア》

――脳神経科医と音楽に憑かれた人々

MUSICOPHILIA

オリヴァー・サックス
大田直子訳

ハヤカワ文庫NF

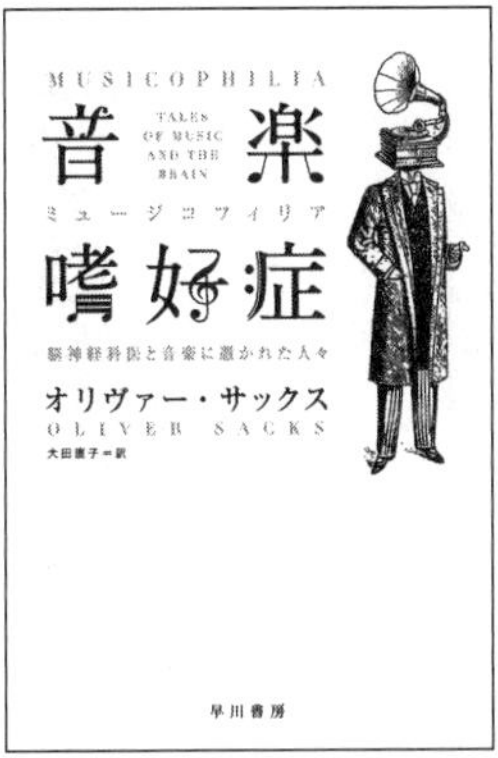

音楽と人間の不思議なハーモニー

落雷による臨死状態から回復するやピアノ演奏にのめり込んだ医師、ナポリ民謡を聴くと必ず、痙攣と意識喪失を伴う発作に襲われる女性、指揮や歌うことはできても物事を数秒しか覚えていられない音楽家など、音楽に「憑かれた」患者を温かく見守る医学エッセイ。

幻覚の脳科学

——見てしまう人びと

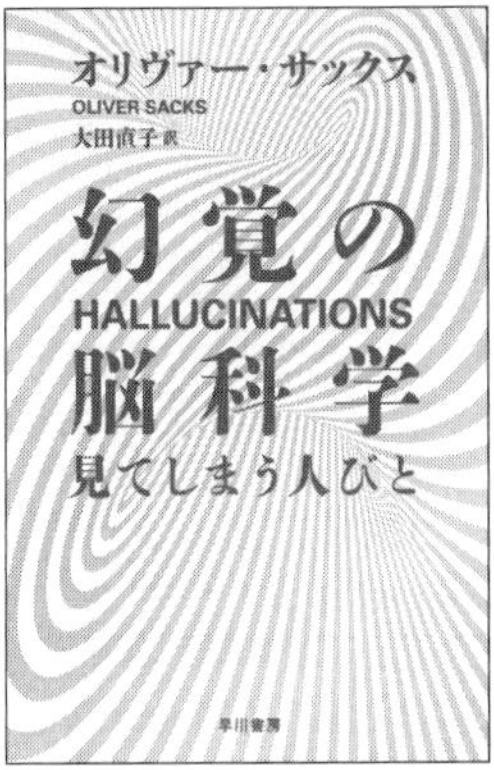

Hallucinations

オリヴァー・サックス

大田直子訳

ハヤカワ文庫ＮＦ

宙を舞うハンカチ、十五センチの小人、失った手足の感覚。現実には存在しないものを知覚する「幻覚」。多くは狂気の兆候などではなく、脳機能解明の貴重な手がかりになるという。多様な実例を挙げながら、幻覚が精神世界や文化に与えてきた影響を綴る医学エッセイ。『見てしまう人びと』改題。　解説／春日武彦

訳者略歴　翻訳家　1964年生　訳書にルイス『マネー・ボール〔完全版〕』，馬『14億人のデジタル・エコノミー』（以上早川書房刊），デフォー『新訳　ペスト』，ウィンズロウ『失踪』など多数

HM=Hayakawa Mystery
SF=Science Fiction
JA=Japanese Author
NV=Novel
NF=Nonfiction
FT=Fantasy

〈脳《のう》と文明《ぶんめい》〉の暗号《あんごう》
言語と音楽、驚異の起源

〈NF566〉

二〇二〇年十二月十日　印刷
二〇二〇年十二月十五日　発行
（定価はカバーに表示してあります）

著者　マーク・チャンギージー
訳者　中《なか》山《やま》宥《ゆう》
発行者　早川浩
発行所　株式会社　早川書房
郵便番号　一〇一 - 〇〇四六
東京都千代田区神田多町二ノ二
電話　〇三 - 三二五二 - 三一一一
振替　〇〇一六〇 - 三 - 四七七九九
https://www.hayakawa-online.co.jp

乱丁・落丁本は小社制作部宛お送り下さい。
送料小社負担にてお取りかえいたします。

印刷・三松堂株式会社　製本・株式会社フォーネット社
Printed and bound in Japan
ISBN978-4-15-050566-0 C0140

本書は活字が大きく読みやすい〈トールサイズ〉です。